Kareen Dannhauer

Schwanger werden

*Meinen Eltern, die mich im jugendlichen
Leichtsinn einfach so gekriegt haben.*

Kareen Dannhauer

Schwanger werden

DER GANZHEITLICHE WEG
ZUM WUNSCHKIND

Mit neuen
Erkenntnissen
aus der Eizell-
Forschung

Kösel

INHALT

VORWORT 10

Wie geht Schwangerwerden?   15

Stimmt denn alles bei mir? 18

Baby-Timing 24

BACHBLÜTE Walnut *Die Lebensveränderungsblüte* 26

Das »Premester« – wenn man schon plant 27

BACHBLÜTE Scleranthus *Die Balanceblüte* 29

Der weibliche Zyklus   30

Wie gut kennst du deinen Körper? 32

Zyklus und Lebensphasen 32

Den Zyklus beobachten 34

Die Phasen des weiblichen Zyklus 35

28 Tage? 36

Die Follikelphase 36

Der Eisprung 37

Die Lutealphase 38

Die Menstruation 39

Die Einnistung (Nidation): Du wirst schwanger! 40

HEILPFLANZE Die Himbeere *Rubi idaei folium* 42

Dein Zyklus unter dem Licht von Fruchtbarkeit 43

Fruchtbare Körperzeichen 44

Basaltemperatur 45

Schleim 46

Mittelschmerz 47

Gebärmutterhals und Muttermund 48

BACHBLÜTE Impatiens *Die Geduldsblüte* 49

Modern Style: Eisprung-Teststreifen 50

HEILPFLANZE Maca *Lepidium meyenii* 52

Zyklusschwankungen – oder Zyklusstörungen? 53

Ursachen von Zyklusschwankungen oder Zyklusstörungen 53

HEILPFLANZE Zyklustees *Das Ritual* 55

Abzuklären bei auffälligen Zyklusschwankungen 56

BACHBLÜTE Gentian *Die Vertrauensblüte* 59

Kein Eisprung: Anovulatorische Zyklen 60

HEILPFLANZE Traubensilberkerze *Cimicifuga racemosa* 62

Was weiß das Labor? Hormonwerte und Co. 63

Gelbkörperschwäche 65

HEILPFLANZE Mönchspfeffer *Vitex agnus-castus* 67

Deine Eizellen 69

Deine Eierstöcke 70

FSH 70

Ovarielle Reserve 71

Das Anti-Müller-Hormon (AMH) 72

Die Reifung deiner Eizellen 74

Mitochondriale Gesundheit 77

Was deinen Mitochondrien hilft 79

Oxidativer Stress 79

Antioxidantien 81

Resveratrol 81

Coenzym Q10 82

Alpha-Liponsäure 85

Männliche Fruchtbarkeit 87

Selbstverständnis im Kinderzeugen 91

Was in den Hoden passiert: Spermienreifung 91

Der Weg zum Ei 92

Spermienqualität 94

Das Spermiogramm 95

Das erweiterte Spermiogramm 96

DNA-Fragmentationsindex (DFI) 98

Home-Testing 99

Was schrottet die Spermien? 100

Oxidativer Stress 100

Modernes Leben 101

Spermienfutter 104

Nahrungsergänzung für schnelle Spermien 105

Ernährung und Vitalstoffe 107

Mittelmeerkost 110

Fett 111

   Omega 3 112

   Gute Fette 114

   Minderwertige Fette 116

   Böse Fette 116

Eiweiß 116

Kohlenhydrate 117

   Glykämischer Index und glykämische Last 118

Übergewicht und Insulinresistenz 120

   Oraler Glukosetoleranz-Test (oGTT) 123

Tierische Produkte 125

   Verzicht auf tierische Produkte 126

Dein Darm 128

   Leaky-Gut-Syndrom 129

Deine Darmflora 130

   Präbiotika: Futter für deine Darmflora 131

   Probiotika: Lebendige Bakterien 132

Deine Mundflora und Parodontitis 133

   Xylit 134

Unverträglichkeiten und Antistoffe 135

   Autoimmunes Geschehen 135

BACHBLÜTE Mimulus *Die Beschützerblüte* 136

   Gluten 137

   Milcheiweiß 138

   Neu5Gc 140

Antientzündlich essen 141

HEILPFLANZE Kurkuma *Curcuma longa* 144

Vitalstoffe für die Fruchtbarkeit –

Orthomolekulare Medizin 145

   Labortests – wer checkt da was? 147

   Dosierungen von Vitalstoffen und gesetzliche Regelungen 148

   Folsäure 150

   Homocystein 152

   Weitere wichtige Vitalstoffe, Spurenelemente, Mineralien 155

   Vitamin A 155

   Weitere wichtige B-Vitamine neben der Folsäure: B6 und B12 156

Vitamin D 157

Vitamin E 159

Zink 160

Jod 161

Selen 162

Magnesium 162

L-Arginin und L-Carnitin 163

L-Arginin 163

L-Carnitin 164

Modernes Leben   167

Belastungen aus der Umwelt 168

Wie gelangen hormonelle Störfaktoren

in unseren Körper? 169

Im Detail: Bisphenol A 172

Schwermetalle 175

Was die Pille in deinem Körper tut 176

Die Pille in jungen Jahren 177

Deine Leber 178

Detoxen 179

Eine Schwangerschaft vorbereiten 181

Rituale 182

HEILPFLANZE Nest-Tees 183

Schlaf 184

BACHBLÜTE White Chestnut *Das Gedankenkarussell* 186

Melatonin 187

Melatonin als Medikament 187

HEILPFLANZE Zitronenmelisse *Melissa officinalis* 190

Kaffee 191

Kaffee im Zusammenhang mit Stress und Schlaf 192

Kaffee und Schwangerschaft 193

Stress 193

Cortisol und Adrenalin 194

HEILPFLANZE Rosenwurz *Rhodiola rosea* 196

Dein Pensum – never not working? 197

Mut zur Veränderung 198

BACHBLÜTE Holly *Die Herzöffnerblüte* 199

Mehr Medizin 201

Das polyzystische Ovar-Syndrom (PCOS) 202

Auswirkungen eines PCOS 203

Insulinresistenz 204

Therapie des PCOS – oldschool 204

Therapieansatz mit Antioxidantien 208

BACHBLÜTE Agrimony *Die Authentizitätsblüte* 209

Autoimmunerkrankungen 210

Deine Schilddrüse 210

Andere Stoffwechselabweichungen: HPU, MTHFR-Mutation,
Homocysteinämie 212

Endometriose 213

Fehlgeburten 215

Wenn du schon mal eine Fehlgeburt erlebt hast 216

Häufigkeiten, Gründe: Was weiß die Medizin? 218

Chromosomale Störungen 218

Habitueller Abort – wiederholte Fehlgeburten 219

Gerinnungsstörungen 220

Immunologische Faktoren 221

Frühe Manifestationen von Gestosen 222

Blutungen in der frühen Schwangerschaft – eine drohende
Fehlgeburt 222

HEILPFLANZE Bryophyllum *Brutblatt* 224

Was bringt Bettruhe bei einer drohenden Fehlgeburt? 225

Progesteron zur Vermeidung von Fehlgeburten 226

HEILPFLANZE Frauenmantel *Alchemilla* 228

Die missed abortion: eine Fehlgeburt wurde diagnostiziert 231

Dein Baby loslassen 234

Schulmedizin: Ohne Curettage 235

Was passiert bei einer natürlichen Fehlgeburt 236

Curettage 237

HEILPFLANZE Gundelrebe *Glechoma hederacea* 239

BACHBLÜTE Star of Bethlehem *Die Trostblüte* 240

Schwanger werden nach einer Risikoschwangerschaft 241

Schwanger werden nach einer Frühgeburt oder einer
drohenden Frühgeburt 241

Vaginale Flora 242

Vaginalstatus 243

Schwanger werden nach einer Gestose oder Plazentainsuffizienz 246

Plazentainsuffizienz 247

Homocystein 247

Gestationsdiabetes 249

Neue Ansätze der Fertilitätsmedizin – ein (kurzer) Überblick 250

Pregnenolon 251

DHEA 252

BACHBLÜTE Gorse *Die Hoffnungsblüte* 253

Risiken und Nebenwirkungen der hormonellen Unterstützung 254

Nachwort 255

Anhang 256

Nützliche Infos 256

Woran erkennst du ein gutes Nahrungsergänzungsmittel? 261

Verzeichnis der Abkürzungen 263

Quellen 265

Pflanzenexkurse 296

Stichwortregister 298

Kinderwunsch ist ein Riesenthema. Riesig gemessen an den Zahlen – in Deutschland ist jedes zehnte Paar zwischen 25 und 59 von ungewollter Kinderlosigkeit betroffen. Und es ist riesig in seinem Einzelschicksal für jedes Einzelne dieser Paare. Ihr seid vermutlich eines davon. Hinter jedem einzelnen dieser Paare verbergen sich existenzielle Lebenswünsche und biografische Meilensteine, die wir vielleicht lange für selbstverständlich gehalten haben. Kinder? Klar! Irgendwann ...

Dies ist kein Buch mit Zaubertricks. Oder *dem* entscheidenden, bisher geheimen Superhack. Mit einer Garantie dafür, dass du ganz sicher schwanger wirst.

Aber dieses Buch stattet euch mit Wissen aus. Wissen, damit ihr genau versteht, wie Fruchtbarkeit und Kinderkriegen überhaupt funktioniert, welchen biologischen Grundlagen es folgt und was eure Körper dafür benötigen. Und Wissen darüber, welche ganz einfachen Dinge ihr umsetzen könnt, um die Wahrscheinlichkeit deutlich zu erhöhen, dass ihr wirklich ein Baby bekommt. Dinge, die ihr anders machen könnt als bisher – alles wissenschaftlich und mit Evidenzen belegt.

Durch meine langjährige Begleitung von Paaren mit Kinderwunsch weiß ich, dass es oft genau an diesem Wissen fehlt, und dass den Paaren offenbar einige etwas komplexere Zusammenhänge nicht zugänglich gemacht oder zugetraut werden. Und ich weiß, dass das allein sehr, sehr oft ausreicht, weil es so viele Ansätze liefert, die ihr auch wirklich umsetzen könnt.

Das liegt oft nicht einmal daran, dass die niedergelassenen Frauenärztinnen (hier findet Fertilitätsberatung fast ausschließlich statt) »keine Lust« hätten, ihren Patientinnen die Komplexität von Fertilität im Allgemeinen und im Speziellen zu erklären. Es ist nur in der 10-Minuten-Medizin unseres Gesundheitssystems schlicht nicht vorgesehen und es wird auch nicht entsprechend vergütet. Weil es enorm zeitintensiv ist. Weil es eben wirklich komplex ist und viele Lebensbereiche betrifft: die Ernährung, die Mikronährstoffversorgung, den Schlaf, die Stressbelastung, individuelle Faktoren aus der Umwelt. Vielerorts geschieht die Beratung dann über im Wartezimmer ausgelegte Broschüren und den Überweisungsschein zum Spezialisten, der dann wiederum ohne großes Federlesen das ganz große Besteck auffährt.

Und damit scheint es dann, als gäbe es zwei Wege: Sich entweder mit dem Schicksal anzufreunden, zu warten und zu hoffen – oder sich in die Behandlung der High-End-Fertilitätsmedizin in einem schicken Kinderwunschzentrum zu begeben, möglicherweise gleich besser im Ausland, wo möglicherweise aufgrund weniger straffer gesetzlicher Grundlagen »noch mehr geht«, etwa eine Eizellspende oder gewisse Formen der Präimplantationsdiagnostik bei Familien mit schweren erblichen Dispositionen.

Meist findet man sich dann, ob auf dem Weg in die eine oder in die andere Richtung, des Nachts in den Weiten des Internets wieder, um sich dort notwendiges Wissen anzueignen. Allein.

Meiner Erfahrung nach wollen die Paare aber genau das: Verstehen. Um auf dieser Grundlage eine eigene informierte Entscheidung zu treffen. Und sie wollen sich gesehen fühlen. Auch in allen anderen Aspekten, die das Kinderkriegen, das Wünschen, das Zweifeln eben noch so hat. Weil es natürlich um mehr geht als nur darum, ein Defizit oder einen Defekt zu ermitteln, der einem ausschließlich mechanistischen Weltbild folgend proaktiv behoben werden soll. Diese Paare wollen nicht, wie es landauf, landab geschieht, intensives Zyklusmonitoring mit zig Blutentnahmen betreiben, den Eizellen beim Reifen zugucken und Sex auf Ansage verordnet bekommen. Nein, sie wollen, dass ihnen das notwendige Wissen selbst an die Hand gegeben wird.

Fertilitätsmedizin mit allem Schnickschnack kann manchmal ausgesprochen segensreich sein! Es gibt Situationen und Diagnosen, bei denen weder Kräutertees noch geduldiges Abwarten weiterbringen oder zielführend sind. In vielen Fällen braucht man die moderne Medizin aber auch (zunächst) nicht. Und in diesen Grenzbereichen ist es wichtig, genau zu schauen, was notwendig und sinnvoll ist, damit Körper und Seele im Rahmen der Selbstregulation gesund auf die vorgeschlagenen Maßnahmen reagieren können.

Wenn ihr diesen Weg einschlagen wollt, seid ihr genau richtig hier in diesem Buch. Es ist für »Anfänger«, die noch ganz am Anfang stehen und gerade die *Pille* abgesetzt haben und wissen möchten, wie es »richtig« geht. Es ist für »Fortgeschrittene«, die nach einer gewissen Weile (wie lang die sein kann – dazu findest du Konkreteres im Buch) eigentlich noch nicht so weit sind, dass sie invasivere Methoden in Anspruch nehmen möchten, sondern gern alles das tun würden, was die Chancen spontan schwanger zu werden noch mal erhöhen kann. Und für Paare, deren Kinderwunsch erst ab Mitte 30 konkret wird und die ahnen, dass die Biologie ihnen vorhält, damit hätten sie vielleicht doch lieber zehn Jahre früher anfangen können.

Es ist für die, die die Hintergründe kennen wollen: Warum genau Vitaminpillen gut sind (und welche). Wie der Stoffwechsel in ganz unterschiedlichen Bereichen miteinander verknüpft ist. Welche Lebensbereiche einen wirklichen Einfluss haben auf unsere Fruchtbarkeitsorgane.

Und natürlich ist dieses Buch auch für jene, die schon einen Schritt weiter sind und sich bereits im Rahmen einer notwendigen Fertilitätsbehandlung befinden. Und die wissen möchten, was die Chancen erhöht, damit sich aus kostbaren und aufwendig gewonnenen Spermien und Eizellen widerstandsfähige Embryonen entwickeln können.

Auf etliche der ganz großen Fragen habe ich übrigens auch keinen *Quick-Fix*. Weil dieses Leben in seinen Fragen und Antworten eben manchmal zu groß für uns wird. Gern hätte ich über einiges davon auch noch mehr geschrieben: Wie es gelingen kann, über diesem so lebensbestimmenden Thema nicht verrückt zu werden. Wie man es schafft, das Warten auszuhalten. Über die physischen und psychischen Auswirkungen der natürlich in Kauf genommenen hormonellen und emotionalen Bombardierungen im Kinderwunschzentrum. Wie man die Rückschläge aushält, wenn es schon wieder nicht geklappt hat. Aber das wäre dann ein weiteres Buch ...

Wenn wir Hebammen eines können, ist es das: Frauen in ihrer Kompetenz, für sich, für ihren Körper stärken. In all seinen Bedürfnissen und Fähigkeiten: zu empfangen, zu gebären, zu stillen, all das, wofür unser Körper ausgestattet ist. Fruchtbarkeit ist dankbar, da es zu den so hochrangig evolutionsbiologischen Konzepten gehört. Möge dieses Buch einen Teil dazu beitragen.

Wenn wir übers Kinderkriegen sprechen, bekommen wir es auch mit biologischen Archetypen zu tun, mit Eizellen und Spermien, mit Mann und Frau. Ich bin mir dessen bewusst, dass so manche Formulierung hier ein ziemlich heteronormatives Bild zeichnet, das nicht alle Leserinnen und Leser in ihrer eigenen Lebenswelt anspricht (und auch nicht mein persönliches Bild von »Familie« abbildet). Wenn also hier oder dort vom »Sperma deines Mannes« die Rede ist, meine ich damit alle Menschen, in welchen Konstellationen oder Geschlechteridentifikationen auch immer sie mit ihrem Kinderwunsch leben und ihn verwirklichen möchten. Es kann das Sperma aus einer Samenbank sein, um das es hier geht, es kann »deine Frau« sein, und auch du bist gemeint, die sich vielleicht allein und ohne Paarbeziehung auf den Weg in dieses Abenteuer macht. Bitte fühlt euch alle willkommen und angesprochen! Um des guten Leseflusses willen war es mir kaum besser möglich, diese Vielfältigkeit sprachlich umzusetzen.

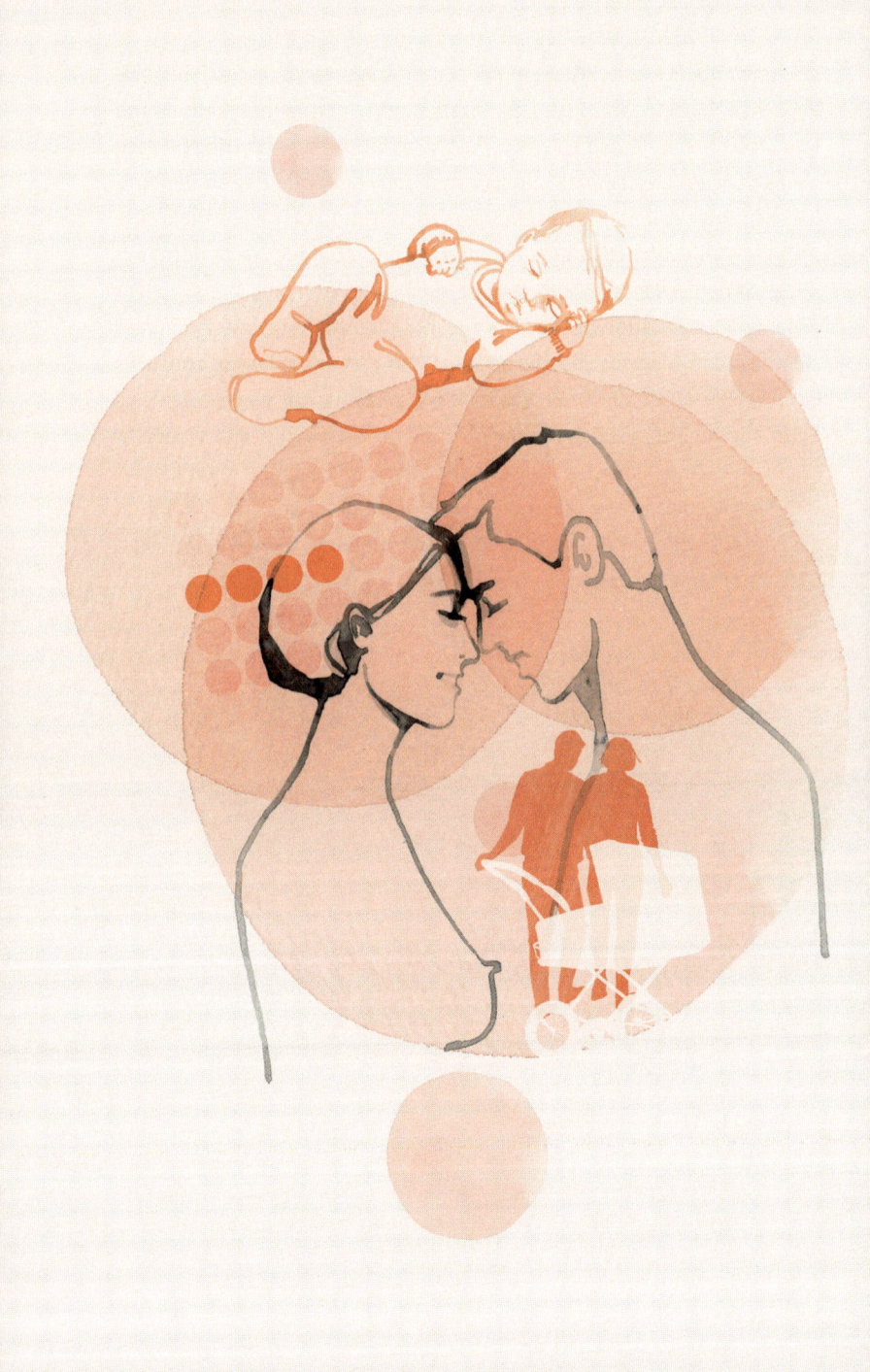

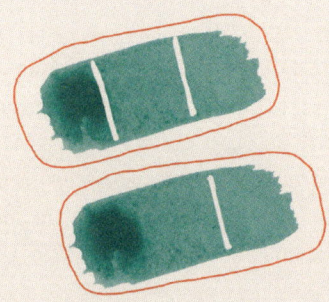

Wie geht Schwangerwerden?

Es ist schon komplett verrückt. Wenn man sich auch nur etwas genauer dem Ablauf einer Empfängnis widmet, kommt man an dem Gedanken gar nicht vorbei: Wow, ist das alles komplex. Es muss sehr vieles stimmen, damit so ein Baby überhaupt erst entsteht, ein Wunder. Seit Jahrmillionen sorgt unsere Biologie dafür, dass wir uns fortpflanzen. Sie stattet dazu den profanen Akt des Befruchtens mit reichlich Brimborium aus: Begehren, Orgasmus, Dopaminausschüttung und damit: Suchtgefahr. Im besten Fall sogar mit Liebe.

Gleichzeitig ist die Biologie nicht romantisch. Sie ist auch nicht gerecht. Spätestens seit *Bambi* wissen wir das alle. Der Natur reicht es, wenn genügend Kinder nachproduziert werden und genügend »durchkommen«. Fruchtbarkeit ist in unserem Körper ein fein tarierter Marker. Wenn etwas nicht stimmt bei unserer körperlichen oder emotionalen Gesundheit, wenn wir mit Nährstoffen unterversorgt sind oder mit schädlichen Stoffen aus der Umwelt belastet, reagiert der Körper sehr schnell. Fortpflanzung ist ein richtig aufwendiges Luxuskonzept. Andersherum reagiert der Körper auch sehr dankbar, wenn du dich um diese Baustellen kümmerst. Sobald solcherlei Störfaktoren erkannt sind und du deinem Körper das gibst, was ihm fehlt, wird er in sehr vielen Fällen schnell gesunden, um das zu tun, wofür wir gemacht sind: uns fortzupflanzen.

12 Dinge, die du über das Kinderkriegen wissen solltest ...

• **Rauchen und Alkoholkonsum sind der Fruchtbarkeit von Männern und Frauen gleichermaßen abträglich.** Und zwar wirklich messbar und hochsignifikant. Bevor du also an irgendetwas zweifelst, viel Geld in teure Zykluscomputer investierst oder über folgenreiche Hormoninjektionen auch nur nachdenkst: Höre mit dem Rauchen auf und trinke keinen oder nur wenig Alkohol.

• **Habe häufig Sex.** Nicht an irgendwelchen von deinem Arzt oder irgendeiner App verordneten Tagen, sondern in erster Linie: oft. Untersuchungen zur optimalen Sexfrequenz bei Kinderwunsch sagen »mindestens zwei- bis dreimal pro Woche«. Von allen Paaren, die schwanger werden wollen, haben diejenigen die höchste Quote, die täglich miteinander schlafen (beruhigenderweise sind es lediglich 3 % aller Paare, die das angeben). Spermien, Energie oder Lust auf »zweckdienlichen Sex« rund um den Eisprung aufzusparen ist weder sinnvoll, noch macht es Spaß. Abgesehen von der reduzierten, freudlosen Zweckdienlichkeit macht regelmäßiger Sex Frauen fruchtbarer. Das weibliche Immunsystem wird durch den regelmäßigen Kontakt mit dem Sperma deines Mannes offenbar positiv stimuliert, das erhöht die Empfängnisbereitschaft.

• **Dein Eisprung ist mit sehr hoher Wahrscheinlichkeit nicht am 14. Zyklustag,** so wie du es im Biologieunterricht in der 5. Klasse gelernt hast. Lerne also mehr über den weiblichen Zyklus und wie man die Körperzeichen deutet. 56 % aller Paare, die zuvor erfolglos versucht hatten, schwanger zu werden, wurden allein durch Anwendung der → *symptothermalen Methode* schwanger. Diese wird im nächsten Kapitel *Der weibliche Zyklus* erklärt.

• Wenn du an den letzten fünf Tagen jeweils **fünf Portionen (eine Handvoll) Gemüse vom Markt** verzehrt hast und zwei Mal Seefisch: super. Wenn nicht: Kümmere dich ernsthafter um eine Umstellung deiner Ernährung. Das ganze wichtige Ernährungsthema in einer Formel zusammengefasst: **Iss Mittelmeerkost minus Pasta** (mehr findest du im Kapitel *Ernährung und Vitalstoffe).*

• **Wenn du über 30 bist:** Du fühlst dich in der Blüte deiner Jahre, deine Eizellen fragen sich allerdings erschütternderweise schon jetzt ernsthaft, ob dieser Aufwand jetzt wirklich noch sein muss. Überzeuge sie und kümmere dich um ein paar Aspekte besonders, das heißt zusätzlich zu diesen Punkten auf der Liste unter anderem: **spezielle Nahrungsergänzungen.** Welche genau das sind und welche Dosierungen sinnvoll sind, findest du ganz ausführlich im Kapitel *Deine Eizellen* und im Unterkapitel *Vitalstoffe für die Fruchtbarkeit* im Kapitel *Ernährung und Vitalstoffe.*

- **Reduziere deine Belastung mit Stress und tue es wirklich.** Ziehe ernsthaft in Erwägung, deine wöchentliche Arbeitszeit um fünf Stunden zu reduzieren. Wie genau Cortisol in deinen Hormonhaushalt hineingrätscht – auch das ist hier im Buch näher erklärt (im Kapitel *Modernes Leben).*

- **Vermeide Giftstoffe und fremdartige Östrogene aus der Umwelt.** Heißt: Iss keine tierischen Nahrungsmittel aus konventioneller Tierhaltung mehr (auch nicht in der Kantine), schmeiße alles an Weichmachern, etwa → *BPA und Phthalate* aus deinem Leben, was geht. Das sind die wichtigsten Punkte. Worin diese Stoffe enthalten sind und wie du belastende Quellen identifizierst, findest du im Kapitel *Modernes Leben.*

- **Körpergewicht ist auch beim Kinderkriegen ein Thema** – das gilt vor allem für Untergewicht und deutliches Übergewicht. Ich spreche hier einfach über den nackten medizinischen Ansatz und nicht über ein fragwürdiges, mediengetriggertes Frauenbild, dem wir gefälligst genügen sollen. Dazu später noch mehr.

- Ein **Hormoneller Check-up** ist, obwohl so unendlich beliebt, möglicherweise gar nicht so aussagekräftig, wie du denkst, aber natürlich sind die Hormone eine wichtige Baustelle. Kümmere dich gut um deine Schilddrüse und um dein Insulin. Diese Werte sind fast genauso wichtig wie dein *AMH*. Was das alles bedeutet, findest du in den entsprechenden Kapiteln und unter *Was weiß das Labor?* im Kapitel *Der weibliche Zyklus.*

- Ob du dich **nach dem Sex** mit erhöhtem Becken auf den Rücken oder auf den Bauch legst, eine yogische Umkehrposition bevorzugst oder einfach 5 Minuten später Pipi musst und aufstehst, ist viel weniger relevant als manche sich ausmalen. Einen Moment lang liegen bleiben ist sicher eine gute Idee. Spezielles »Babymoon-Gleitgel« bringt keine verbesserte Empfängnis. Was ist Schnickschnack und was sind die Big Points? Auch dazu mehr in den nächsten Kapiteln.

- Nicht unter die ersten 10 geschafft (aber dennoch auf diese Liste) haben es die etwas exotischeren Dinge wie Zöliakie-Screening, HPU-Test und andere eher seltene Erkrankungen, die durchaus im Kontext Fruchtbarkeit eine Rolle spielen können. Komplexere und radikalere Nahrungsumstellungen wie der vollständige Verzicht auf Gluten, Histamin, sämtliche Milcheiweiße auf Verdacht sind selten notwendig, manchmal aber dennoch eine Idee. Was das alles ist und in welchen Fällen das tatsächlich sinnvoll sein kann: Auch das findest du in diesem Buch.
- Alle bisherigen Punkte gelten exakt genauso für die zweite Hälfte des Himmels, also auch für deinen Mann. Richte ihm schöne Grüße aus, mehr dazu natürlich ausführlich im Kapitel *Männliche Fruchtbarkeit.*

STIMMT DENN ALLES BEI MIR?

Wenn der Wunsch nach einem Baby sich nicht automatisch und nach sehr kurzer Zeit erfüllt, schleicht sich über kurz oder lang immer irgendwann der Gedanke ein: Stimmt denn alles bei mir? Kann ich denn überhaupt schwanger werden? An diesen Punkt kommen Paare zu sehr unterschiedlichen Zeitpunkten. Es werden die ganz großen Themen des Lebens und dessen Kreisläufe berührt, es macht so viel mit uns, wenn sich hier ein Herzenswunsch (zunächst) nicht erfüllt. Wie gehen wir damit um, welchen Weg wollen wir gehen?

Dazu hilft es enorm, ein paar Daten zu wissen – von mir aus Statistiken –, was denn so »normal« ist. Wenn man versteht, wie komplex dieses Schwangerwerden ist oder sein kann, kann auch wieder Raum sein für Geduld – denn sie ist ein wichtiger Begleiter auf diesem Weg.

Es ist natürlich immer leichter, geduldig zu sein, wenn man weiß, dass am Ende alles gut wird, eure Geduld also belohnt wird und ihr ein Baby im Arm halten werdet. Aber an manchen Stationen des Weges weiß man schlicht noch nicht, wie lang dieser Weg sein wird, welche Gabelungen er bereithält und an welchem Ort man ankommt. Und dann können ein halbes oder auch ein ganzes Jahr eine verdammt lange Zeit sein, wenn man geduldig und cool bleiben soll. Weil: Was ist, wenn nicht ...

Wann kommt man an den Punkt, sich in die Hände der High-End-Fertilitätsmedizin zu begeben? Beginnt man sich damit zu beschäftigen, wird ziemlich schnell klar, dass das ein körperlich, emotional und auch finanziell ziemlich »großes Ding« ist. Ein Ding auch, das sehr schnell in eine Spirale münden kann. Wie weit wollen wir gehen? Welche Methoden kommen für uns infrage? Kann man es dann, trotz eines möglicherweise enttäuschenden Ausgangs, überhaupt einfach wieder lassen? Wir kriegen es also ziemlich schnell mit der vollen Wucht ganz grundsätzlicher Fragen zu tun.

Mach dich darauf gefasst, mit intensiven Gefühlen konfrontiert zu werden. Nicht alle sind »nett«. Es wird neben Traurigkeit und Enttäuschung auch Wut dabei sein, Neid, Selbstzweifel. Es »klappt« etwas nicht, das immer als selbstverständlich angenommen wurde, etwas, das vielleicht seit eh und je zu deinem Lebensplan dazugehörte. Bei anderen dagegen, auch bei den doofen Nachbarn, klappt es schon; alle kriegen Kinder, nur ihr nicht – manchmal scheint es fast so. Wie fühlt es sich an, selbst deiner besten Freundin, deiner Schwägerin, deiner coolsten Arbeitskollegin eben nicht mehr leichtmütig und selbstverständlich um den Hals fallen und dich mitfreuen zu können?

Auch Hadern mit Entscheidungen in deiner Vergangenheit kann dazugehören: Da hast du nun alle feministischen Errungenschaften der letzten 100 Jahre in dein Leben hineingebastelt, hast erfolgreich studiert, verdienst gutes und eigenes Geld, hast die Welt gesehen und mindestens drei Männern den Laufpass gegeben, die zwar eine gute Partie abgegeben hätten, aber die im tiefsten Winkel deines Herzens dann doch nicht passten. Und bei alledem hast du immer schön akribisch verhütet – und nun? Fliegt dir das ganze Konstrukt vom perfekt durchgeplanten Leben um die Ohren und du ertappst dich bei reaktionären Gedanken, dass deine eigentliche weibliche Bestimmung eben doch eine andere ist und dass dir das niemand rechtzeitig gesagt hat. Und für all diese Gedanken schämst du dich ein bisschen.

Bachblüten

Bachblüten betrachten in diesem Buch die weibliche, weiche und zutiefst emotionale Seite des Kinderwunsches.

In meiner Arbeit schätze und nutze ich neben aller auf Evidenz basierender Wissenschaftlichkeit aus voller Überzeugung auch Methoden jenseits des rationalen Verstandes und der wissenschaftlichen Nachweisbarkeit. Das gilt vor allem für Themenfelder, die im psychoemotionalen Bereich liegen. Wir tun gut daran, nicht nur die körperliche Ebene zu betrachten – das geschieht Frauen und Paaren in der Kinderwunschbehandlung schon zu Genüge. Ich habe in den vielen Jahren in meiner Arbeit als Hebamme gelernt, dass es wichtig ist, den Dingen zwischen Himmel und Erde mit Demut zu begegnen, auf welchem Weg das auch immer geschieht.

Bachblüten eignen sich wunderbar, um typische emotionale Zustände zunächst zu beschreiben und zu benennen. Oft tut schon das Nachspüren gut und ist enorm entlastend: Ja, es brodelt unter der Oberfläche. Da ist Trauer. Und Wut. Und Hoffnungslosigkeit. Im Rahmen der Fertilitätsbehandlung legen sich manche Frauen ein so dickes Fell zu, dass sie das Gefühl für diese Ebenen und sich selbst vollkommen verlieren. Mit Tapferkeit und inneren Durchhalteparolen geht das schon irgendwie! Dass das auf Dauer nicht gut ist, ahnt man. Und manchmal treffen dich all diese emotionalen Abgründe auch mit voller Wucht. Auf der emotionalen Ebene fühlen sich Frauen auf dem Weg zum Wunschbaby oft nicht gesehen und nicht gut begleitet. Ich kann nur alle Paare ermuntern: Sorgt auch hier gut für euch! Sucht euch professionelle Begleitung, es ist auch paardynamisch einiges los. Nennt es Coaching, wenn euch das Wort Therapie zu groß ist, aber sucht euch jemanden.

Bachblüten beschreiben Emotionszustände und das »Dahinter«. Bei der Auswahl infrage kommender Blüten ist es fast nie nur eine, die deinen Zustand treffend beschreibt. Denn in deinem emotionalen Befinden mischen sich im Moment mehrere Seelenzustände. Deshalb kannst du verschiedene Bachblüten kombinieren. Wähle ganz einfach und ohne allzu langes Herumdenken diejenigen aus, die am besten passen.

Ich habe für dieses Buch zehn von insgesamt 34 Blüten ausgewählt. Sie sind in diesem Buch verteilt, du findest sie an Stellen, an denen eine Blüte möglicherweise häufiger thematisch aufpoppt. Natürlich gäbe es noch weitere, die infrage kommen können. Wenn du tieferes Interesse an Bachblüten hast, besorge dir entsprechende Literatur.
Und wenn dir diese Passagen zu »esoterisch« sind, lies einfach über sie hinweg.

Du bekommst die einzelnen Blüten in Apotheken oder im Internetversand in sogenannten *Stockbottles*. Mische von jeder der ausgewählten Blüten 3 Tropfen in einem Pipettenfläschchen mit Wasser – und schüttle alles gut. Klassischerweise werden die Tropfen zusätzlich mit einem Quäntchen Schnaps (Brandy, Wodka, Gin, was auch immer du hast) gemischt und dadurch konserviert. Von dieser Mischung kannst du regelmäßig und bei Bedarf einige Tropfen nehmen. Wenn die Flasche aufgebraucht ist, schaue, ob du eine neue Mischung anfertigen möchtest, und ob es noch die gleichen Blüten sind.

Agrimony	– Danke, es geht mir blendend!
Gentian	– Das klappt bestimmt eh nicht mit dem Baby. Und sowieso: Glas halb leer.
Gorse	– Nach diesen Rückschlägen hat alles keinen Sinn mehr. Wo ist mein Silberstreif?
Holly	– Ich kotze, wenn noch jemand schwanger wird – Neid und Eifersucht.
Impatiens	– Wann endlich werde ich bitte mal schwanger?
Mimulus	– Zarte Nerven und Empfindsamkeit.
Scleranthus	– Ambivalenz: Ohne Kind ist doch auch alles ganz super – oder?
Star of Bethlehem	– Nach einem Schock: eine Blüte als Seelentröster.
Walnut	– Vielleicht fordern wir es heraus und es soll gar nicht sein.
White Chestnut	– Das Gedankenkarussell in der Nacht ...

Diagnostische Maßnahmen – wonach schaut deine Ärztin (und die deines Mannes)

Auf der Suche nach Gründen für die Kinderlosigkeit findet man manchmal konkrete körperliche Ursachen. In der überwiegenden Mehrheit – etwa in 75 % – aber auch nicht. Wichtig ist nicht, *alles, was geht, durchzuchecken*, bloß weil man es kann, sondern in einer sinnvollen Reihenfolge vorzugehen, die sowohl die häufigsten Probleme identifiziert, als auch die »einfachen Dinge« an den Anfang stellt. Wie immer in der Diagnostik also: Widerstehe der Versuchung von blindem Aktionismus. Vom vielen Untersuchen wirst du nicht zwangsläufig schneller schwanger. Aber der Reihe nach.

- **Gynäkologische Basisuntersuchung.** Deine Gynäkologin tastet Form und Größe deiner Gebärmutter und auch deine Eierstöcke ab. Mit einer Ultraschalluntersuchung wird sie sich die Fruchtbarkeitsorgane einmal genauer anschauen: Man sieht die Eierstöcke, und ob in ihnen eine ordentliche Anzahl heranreifender → *Follikel* (die Eibläschen, in denen deine Eizellen heranreifen) zu erkennen ist. Man kann die Gebärmutter in ihrer Form und Größe genau ansehen, Myome, Polypen, manchmal auch Endometrioseherde erkennen, in der zweiten Zyklushälfte auch die Dicke der aufgebauten Gebärmutterschleimhaut.

- Allerdings ist es immer wichtig zu wissen, dass ein »Befund« nicht immer eine Ursache für ungewünschte Kinderlosigkeit ist. Rechne damit, dass bei genauem Hingucken auch eine Reihe von Zufallsbefunden auf dich warten. Dein Körper ist originell und nichts an uns ist symmetrisch. Lass dich also nicht allzu sehr irritieren, falls deine Gebärmutter etwas nach hinten gekippt ist oder herzförmig aussieht. Die Wahrscheinlichkeit ist extrem hoch, dass das nichts, wirklich gar nichts mit deinem (bislang unerfüllten) Kinderwunsch zu tun hat. Viele Frauen haben das und kriegen ein Baby nach dem anderen, es hat nur noch nie jemand danach geschaut. Dennoch bleiben so im Nebensatz gefallene Sätze an uns hängen und wir reimen uns dazu Ursache-Wirkungs-Beziehungen zusammen. Früher, als Mediziner noch wenig über das

Mysterium Fruchtbarkeit wussten, waren sie sicher selbst hin und wieder froh, zumindest irgendetwas Eindrucksvolles auf ihrem verwackelten Ultraschallbild zeigen zu können, das schlauer aussah, als bloß ratlos mit den Achseln zu zucken. Unterschätze diesen Aspekt nicht!

- **Hormoneller Check-up.** Im Rahmen der Fruchtbarkeitsdiagnose bestimmt man bei Frauen auch gewisse Hormone, die aber tatsächlich eine eingeschränktere Aussagekraft haben, als man gemeinhin annimmt. Eine gut geführte Temperaturkurve lässt Schlüsse zu, die manchmal tatsächlich relevanter sind als schicke Laborwerte (s. das Kapitel *Was weiß das Labor?*). Diese gehören aber auf der Suche nach Mosaiksteinchen (und damit Therapieansätzen) auch absolut dazu. Ebenso andere Laborparameter, etwa eine sinnvolle Blutgerinnungs-, Schilddrüsen- und Vitalstoffdiagnostik.

- Parallel zu den frauenärztlichen Tätigkeitsfeldern: **Dein Mann bekommt eine Auswertung seiner Zeugungsfähigkeit per → *Spermiogramm.*** Dass die »männlichen« und »weiblichen« Hintergründe eures gemeinsamen Kinderwunsches absolut gleich verteilt sind, hat sich mittlerweile herumgesprochen. Es wird also nicht erst die Frau von Kopf bis Fuß und A bis Z durchgecheckt, bis auch wirklich ganz klar ist, dass es nicht »an ihr liegt«, bevor dann irgendwann der Mann auch sein Becherchen über den Tresen reicht. Alles ganz ausführlich im Kapitel *Männliche Fruchtbarkeit*.

- **Organe genauer angucken.** Wenn du mindestens ein halbes Jahr trotz eines halbwegs regelmäßigen Zyklus (s. Kapitel *Der weibliche Zyklus*) nicht schwanger geworden bist oder es Anlass gibt zur Vermutung, dass du in den zurückliegenden Jahren eine Infektion der Eileiter erlebt oder Vernarbungen nach einer Eileiterschwangerschaft davongetragen hast, kann man mit modernen bildgebenden Verfahren die Eileiter untersuchen. Früher hat man das per Bauchspiegelung gemacht, heute kann man dazu einen feinporigen Schaum während einer 3-D-Ultraschalluntersuchung über den Muttermund in die Gebärmutter und dann weiter in die Eileiter hineinspülen, HyCoSy (Hysterosalpingo-Kontrastsonografie) genannt. Meist gibt es dazu eine kurze Schlummernarkose, da das Einspritzen des Schaumes von vielen Frauen als ziemlich unangenehm empfunden wird.

- **Auch mit einem Eierstock** kannst du schwanger werden, gleichfalls auch mit nur einem Eileiter. Sogar Schwangerschaften mit einem erhaltenen rechten Ovar und einem linken Eileiter sind theoretisch möglich: Der Fimbrientrichter besitzt chemotaktische Sensoren und »erschnuppert« den Eisprung und ist enorm beweglich, Seeanemonen-artig fängt er sich eine gesprungene Eizelle.

BABY-TIMING

Gegen eine der wichtigsten dieser Regeln zum Kinderkriegen verstoßen wir mittlerweile regelmäßig – meistens, ohne dass es uns wirklich bewusst ist. Sie heißt: Nutze das optimale Zeitfenster. Die Biologie will, dass wir in der Zeit des Kinderkriegens selbst voll im Saft stehen, in der Blüte unserer Jahre, gemessen an der Blüte unserer Zellkerne, nicht an dem Ausmaß unserer Lebensweisheit, unserer Reife oder dem, was uns im Laufe der Jahre zu einem wahrhaft schönen und edlen Menschen formt. Konkret heißt das: Der Höhepunkt unserer Fruchtbarkeit liegt in den frühen 20ern. In diesen Jahren hat man den gedankenlosesten Sex, der dann – so will es die Natur – auch noch häufig belohnt wird.

Haben wir unser Studium abgeschlossen, den ersten Juniorposten hinter uns und unser Partnerbeuteschema vernünftigeren Kriterien angepasst, kriegen wir schon die Fakten zu diesem Thema um die Ohren gehauen, unbarmherzig und wenig charmant: **Ab 30 sinkt die Fruchtbarkeitsrate drastisch. Der Weg vom zaghaften Kinderwunsch bis zum Baby im Arm ist – statistisch gesehen – nun vermutlich tatsächlich ein Stückchen länger. Und wahrscheinlich liest du dieses Buch nicht ohne Grund.**

Diese klischeebeladene tickende Uhr lässt sich nicht einfach beliebig zurückdrehen. Aber es gibt Dinge, die tatsächlich deine »zelluläre Knackigkeit« ein wenig auffrischen können und die dafür sorgen, dass du einige dieser biologischen Prozesse bis zu einem gewissen Grad umkehren kannst. Vieles von diesem neuen Wissen habe ich hier in diesem Buch gesammelt. Es bietet tatsächlich einen neuen, bisher ungeahnten Ansatz, der einen Paradigmenwechsel darstellt: **Du kannst deinen Eierstöcken** und Eizellen helfen, sich fruchtbar zu verhalten, und du kannst ein zunächst ernüchterndes Spermiogramm optimieren.

Wichtig dafür ist ein Verständnis dafür, was in deinem Körper passiert.

Fruchtbarkeit ist nie ein feststehender Begriff. Du bist nicht »entweder fruchtbar oder nicht«. Sowohl bei Männern als auch bei Frauen wird Fruchtbarkeit eher in Wahrscheinlichkeiten gemessen, und selbst »schwarz-auf-weiß-Aussagen« wie Laborwerte oder ein Spermiogramm sind zu einem gewissen Grad sozusagen »Tagesform« und in einem fluiden System namens Körper variabel. Der medizinische Begriff für Paare, die einen vorerst unerfüllten Kinderwunsch hegen, beschreibt das auch ganz gut: Man redet nicht von »unfruchtbar«, sondern von »subfertil«. Ein Teil der Paare ist eben mehr, andere weniger fruchtbar als der durchschnittliche Rest.

Walnut

Die Lebensveränderungsblüte

Im Walnut-Zustand erlebst du plötzlich Zweifel und entwickelst echte Panik, weil sich mit einer Schwangerschaft deine Lebensperspektive komplett und unverrückbar verändert. Eigentlich wolltest du immer Kinder. Aber alle sagen, du sollst dich nicht so sehr darauf versteifen – vielleicht klappt es ja auch gar nicht. Was ist, wenn sie recht haben? Für Walnut stehen Umbrüche bevor, und obwohl du dir diese Schritte eigentlich alle genauso gewünscht hast, ist nun alles doch nicht so einfach und selbsterfüllend. Vielleicht ist das auch ein Hinweis? Wer weiß, ob das wirklich eine so gute Idee war, ob du dich jetzt wirklich für ein Kind bereit fühlst. Oder ob der nächste Therapieschritt in der Kinderwunschklinik eine gute Idee ist. Wer weiß, vielleicht hast du dich nur in diese Spirale verstiegen und in Wirklichkeit alles gar nicht richtig überdacht? Walnut macht den Weg frei und verleiht dir Mut für den Aufbruch zu neuen Horizonten und eine klare, eigene Entscheidung.

Typische Zitate im Walnut-Zustand:

»Was, wenn wir es einfach zu sehr wollen? Und die Signale des ›Es-soll-nicht-Sein‹ nicht verstehen?«

»Ich habe Schiss vor dieser großen Entscheidung.«

»Meine Tante hat auch keine Kinder. Sie sagt, mit Kindern hätte sie dieses coole Leben nie führen können. Auch wahr.«

Dein Kraftsatz:

»Ich bin mir sicher und gehe diesen Weg.«

Anwendung: *Nimm 3-mal täglich einen Pipettenspritzer unter die Zunge und lasse die Blüte oder die Bachblütenmischung im Mund zergehen. Bei akuten Ereignissen (Angst, Schock, körperlichen Akutsituationen) auch öfter: Du kannst alle zehn Minuten einige Tropfen unter die Zunge geben.*

DAS »PREMESTER« – WENN MAN SCHON PLANT ...

Wenn du geplant schwanger werden möchtest, können sogar ein paar Maßnahmen sinnvoll sein, die üblicherweise routinemäßig erst in der frühen Schwangerschaft vorgenommen werden. Einige Untersuchungen haben bereits für die frühe Schwangerschaft Konsequenzen, sodass man sich durchaus schon in den Monaten davor damit beschäftigen und sie abhaken könnte – neben allem anderen, was deine Ärztin sowieso checkt:

- **Den Röteln-Titer abnehmen.** Wenn du beispielsweise keinen Immunschutz gegen Röteln hast, sollte man eine Impfung erwägen, damit du vor einer Infektion in der frühen Schwangerschaft (mit großem Fehlbildungsrisiko für dein Baby) geschützt bist. Normalerweise checkt man den Röteln-Titer erst bei der allerersten Schwangerschaftsvorsorgeuntersuchung – kann dann aber nicht mehr impfen.
- **Test auf eine Chlamydien-Infektion.** Ein Chlamydien-Test gehört ebenfalls zu den allerersten Untersuchungen in einer Schwangerschaft – und den kann man ebenfalls schon vor einer Schwangerschaft machen, es wäre sogar denkbar, dass eine Chlamydien-Infektion die Durchgängigkeit deiner Eileiter beeinträchtigt, vermutlich haben deine Ärzte auch bereits danach gefahndet. Immerhin können bei etwa 4 Prozent aller sexuell aktiven Frauen zwischen 20 und 40 Jahren Chlamydien nachgewiesen werden. Chlamydien werden ausschließlich über Sex übertragen. Eine Infektion wird immer antibiotisch behandelt. Eine Diagnostik vor der Schwangerschaft hätte den Vorteil, dass man im Infektionsfall nicht deine empfindlichen Mikrobiota von Vagina und Darm und dein Baby belasten müsste, indem man gleich mit einer Antibiotikatherapie in die Schwangerschaft startet → *Darmflora*, → *vaginale Flora*.
- **Nährstoffversorgung.** Man kann nach der Versorgung mit einigen spezifischen Nährstoffen schauen. Hier wäre vor allem dein Vitamin-D-Spiegel zu nennen und die Verwertbarkeit von Folsäure. Ein sehr niedriger Vitamin-D-Spiegel, wie er etwa am Ende des Winters hierzulande regelmäßig anzutreffen ist, kann außerhalb einer Schwanger-

schaft recht zügig und zuverlässig aufgefüllt werden. In der Schwangerschaft sollten zumindest laut vorsichtigen offiziellen Empfehlungen keine Hochdosen gegeben werden, sodass es langwieriger ist, aus diesem Defizit herauszukommen.

- → *Folsäure* sollte zur Vermeidung von Neuralrohrdefekten ebenfalls schon in der Kinderwunschphase mit 800 µg/Tag eingenommen werden; im Kapitel *Ernährung und Vitalstoffe* findest du mehr dazu. Manche Menschen können Folsäure und andere B-Vitamine genetisch bedingt nicht gut umbauen. Wenn du zu ihnen gehörst, steigt der → *Homocysteinwert* in deinem Blut an. **Ein hohes Homocystein ist ein deutlicher Risikofaktor** für Einnistungsstörungen und frühe Fehlgeburten. Wenn man darum weiß, kann man mit gezielten Hochdosisgaben von B-Vitaminen diesen Wert ganz einfach und unspektakulär senken.

- Möglicherweise wird im Rahmen anderer Untersuchungen auch bereits eine → *Insulinresistenz* abgeklärt, sinnvollerweise mit einer Nüchternbestimmung des → *HOMA-Index*. Solch ein **Diabetes-Screening** ist heute routinemäßiger Bestandteil in der Schwangerschaft, und auch hier gilt: Je früher die Diagnose, umso besser. So kann man schon frühen und latenten Entgleisungen auf die Spur kommen.

- Auch deine **Mundgesundheit** ist in der Schwangerschaft von Bedeutung und kann die Fruchtbarkeit beeinträchtigen. Mache also auch einen Zahnarzttermin aus (s. das Unterkapitel *Deine Mundflora und Parodontitis* im Kapitel *Ernährung und Vitalstoffe).*

Die Balanceblüte

Du stehst vor wichtigen Lebensentscheidungen und kannst dich – wie auch vor jeder Speisekarte – nicht entscheiden. Kaum hast du dich für eine Option entschieden, kriegst du Schiss und denkst daran, was du mit dieser Entscheidung etwas anderes möglicherweise ganz aufgibst. Du findest einfach so vieles super, was das Leben parat hält. Und vorsichtshalber hast du dich, was das Kinderkriegen angeht, jetzt zehn Jahre lang erst mal gar nicht entschieden, halbherzig verhütet, eine Entscheidung auf »irgendwann später« verschoben und gehofft, dass das Leben sie dir irgendwann abnimmt. Aber jetzt läuft die Zeit ein bisschen weg und du merkst: Ein klares Ja wäre jetzt zumindest schon der entscheidende Schritt weiter.

Typische Zitate im Scleranthus-Zustand:
»Eigentlich wollten wir ja nächstes Jahr nach Kambodscha, da kommen wir ja sonst nie wieder hin. Und nach New York.«
»Wir bestellen Pizza und Pasta und teilen uns beides, o. k.?«
»Kann man wirklich »Eltern werden und Paar bleiben?«

Dein Kraftsatz:

»O. k., dann springe ich mal. Und entscheide mich – jetzt.«

Anwendung:
Nimm 3-mal täglich einen Pipettenspritzer unter die Zunge und lasse die Blüte oder die Bachblütenmischung im Mund zergehen. Bei akuten Ereignissen (Angst, Schock, körperlichen Akutsituationen) auch öfter: Du kannst alle zehn Minuten einige Tropfen unter die Zunge geben.

29

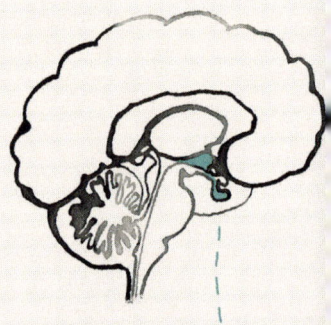

KAPITEL 1

Der weibliche Zyklus

Die weibliche Fruchtbarkeit ist ein wenig komplexer als die männliche. Frauen sind innerhalb ihres Zyklus nur wenige Stunden fruchtbar, Männer theoretisch immer.

Es ist bei alldem nicht wirklich kompliziert, aber enorm hilfreich herauszufinden, wann genau du innerhalb des Zyklus fruchtbar bist. Man muss nur bestimmte Dinge wissen. Lerne deinen Körper besser kennen, lerne wichtige Signale wahrzunehmen, die dir sagen, wann sich dieses kleine fruchtbare Zeitfenster für dich öffnet. Lerne vor allem, dass du kompetent bist für deinen Körper. Dass du ihm die Dinge geben kannst, die er braucht, um ein Baby zu bekommen.

Du brauchst zum Schwangerwerden niemanden, der dir qua Weißkittel sagt, ob Sex nun ausgerechnet heute besonders zielführend sein könnte. Du brauchst noch nicht mal besonders spektakuläre moderne technische Hilfsmittel oder Apps (aber natürlich gibt es die auch). Wenn du um deine fruchtbaren Tage weißt und woran du sie erkennst, ist das messbar effektiv. In Zahlen: Die Quote eingetretener Schwangerschaften steigt bei zyklusbeobachtenden Paaren, die das optimale Zeitfenster für eine Befruchtung kennen, von etwa 60 % auf 81 % nach sechs Zyklen und von 85 % auf 92 % nach zwölf Zyklen an.

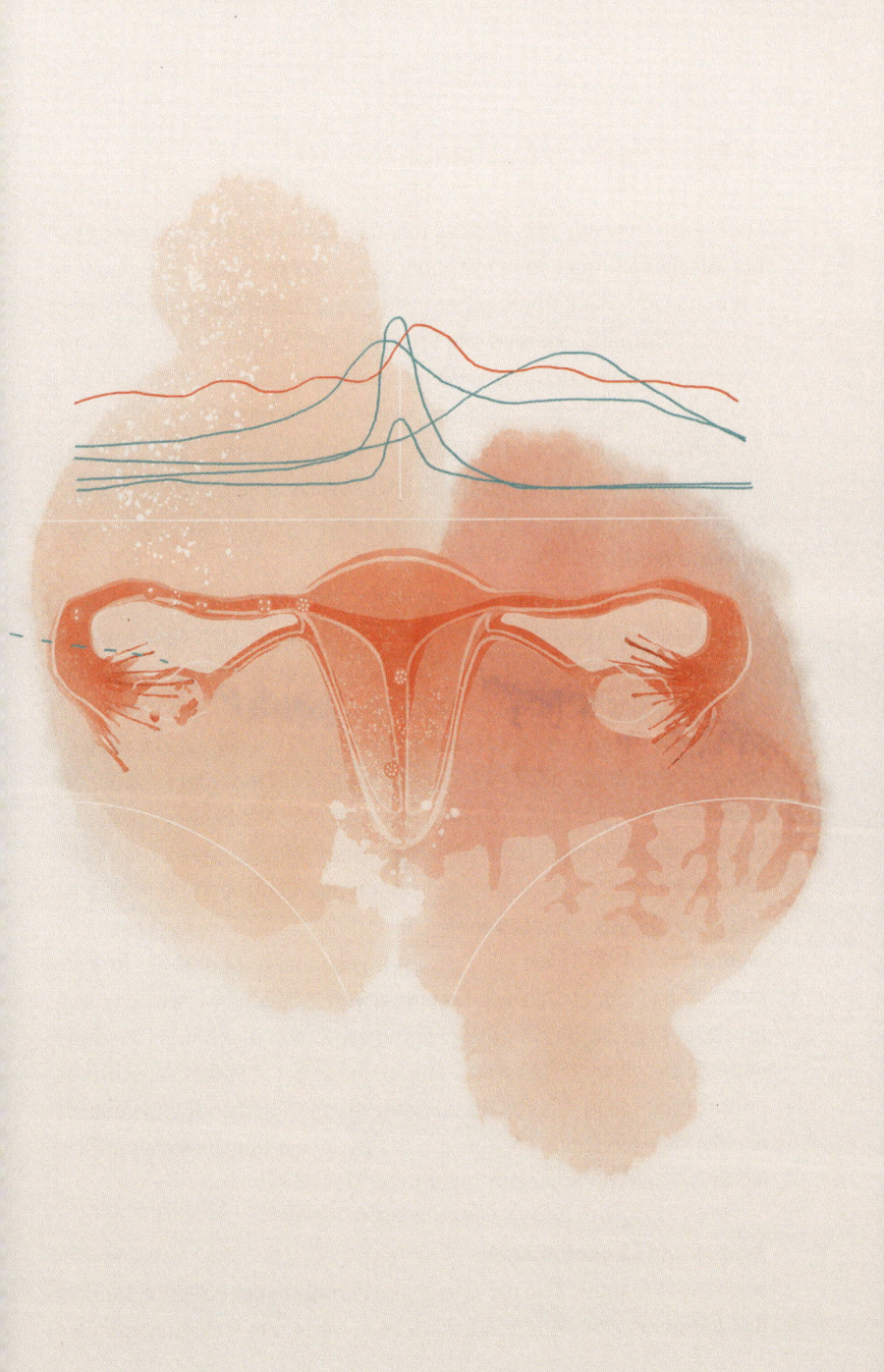

WIE GUT KENNST DU DEINEN KÖRPER?

Lust, Partnerwahl, PMS – alles das mit Haut und Haar: Unser Zyklus mischt sich ins Leben ein. Oder gibt sogar den Takt an. Da mag es auf den ersten Blick überraschen, wie wenig Barbara und Markus über so basale Körperfunktionen wie Fruchtbarkeit, Fortpflanzung, Schwangerwerden wissen. In unserem Heranwachsen als Frau werden wir meist noch viel zu wenig neugierig gemacht auf den Mythos Körper und unsere Fruchtbarkeit und Sexualität. Wir werden kaum ermutigt, uns kennenzulernen und dadurch überhaupt auf die Idee zu kommen, dass wir kompetent sein könnten für diese evolutionsbiologisch ganz tief verwurzelten Körperfunktionen.

Fruchtbarkeit wird in der Schule in erster Linie als etwas »zu Verhütendes« betrachtet (gut, das ist bei Teenies durchaus auch eine wichtige Message). Es werden Wirksamkeit und Zuverlässigkeit von Kondom und *Pille* verglichen (und meist ausschließlich über deren Pearl-Indizes bewertet), aber keines der Mädchen erfährt, woran man einen Eisprung erkennen könnte. Für alles Weitere geht man eben zum Arzt. Flächendeckend wird jungen Mädchen dort dann die *Pille* für bessere Haut oder gegen Menstruations-Bauchweh verschrieben. Mit regionalen und soziotypischen Unterschieden sind es in Deutschland etwa 60 bis 70 % aller Mädchen unter 20, die sie nehmen.

Wenn dann eines Tages der Zeitpunkt gekommen ist und wir uns ein Baby wünschen, stellen wir fest, dass wir gar nicht wissen, wie sich Fruchtbarkeit anfühlt, was dieser komplexe Zyklus überhaupt ist – unter der *Pille* hatten wir de facto gar keinen. Und selbst in Frauenzeitschriften erfährt frau noch immer mehr zu »zentralen weiblichen Kompetenzen« wie der fachgerechten Ausführung des perfekten Blowjobs als darüber, woran sie den fruchtbarsten Tag ihres Zyklus erkennt.

Zyklus und Lebensphasen

Nach der Menarche, also der allerersten Periode in der Pubertät, braucht das hormonelle System mindestens zwei Jahre, um sich einigermaßen stabil einzupendeln. Fast immer ist der Zyklus in dieser Zeit unregelmäßig, nicht immer gibt es einen Eisprung. Das ist völlig normal, die Hirnanhangsdrüse und die Eierstöcke üben sozusagen die Kommunikation miteinander erst einmal ein. Es handelt sich also definitionsgemäß nicht um eine »Zyklusstörung«, wenn junge Mädchen in dieser Phase eben einen unregelmäßigen Zyklus haben. Ein Kritikpunkt an der → *Pille* mit ihren längerfristigen Auswirkungen ist, dass sie oft genau in dieser fragilen Phase des Sich-Einspielens verschrieben wird, sodass es oft noch gar keinen stabilen Zyklus gibt, bevor man sich durch die Gabe zweier zentraler Geschlechtshormone – Progesteron und Östrogen – maßgeblich einmischt. Und nur mal nebenbei: Die *Pille* ist nur an erwachsenen Frauen getestet worden. Alles andere würde auch keine Ethik-Kommission erlauben. Es gibt also keinerlei gesicherte wissenschaftliche Daten darüber, was die frühe Pillengabe mit dem jungen, frischen Hormonsystem eines heranwachsenden Mädchens langfristig anstellt.

Wenn der Zyklus von medikamentösen Hormonen unbeeinflusst bleibt, pendelt sich die Zykluslänge bei den meisten Frauen langsam ein. Die Zykluslänge bleibt jedoch variabel und individuell sehr unterschiedlich, Zykluslängen von 23 bis 35 Tagen sind vollkommen normal. Laut Untersuchungen haben nur etwa 3 % aller Frauen einen »Uhrwerk-Zyklus« von 28 Tagen über ein Jahr hinweg.

Diese jugendliche Eingroove-Phase dauert etwa bis zu einem Alter von 25 Jahren, bis zur Blüte unserer Fruchtbarkeit. Die stabilsten Zyklen haben 30- bis 35-jährige Frauen. Danach – auch wenn sich das uncharmant anhört und die wirklichen Wechseljahre noch mindestens etwa weitere zehn Jahre entfernt sind – ist der Großteil unseres Eizellenvorrats bereits aufgebraucht und unsere Fruchtbarkeit sinkt dramatisch.

In dieser Lebensphase, etwa ab dem 35. Lebensjahr, bedient sich der Körper eines Kunstgriffes: Weil nun insgesamt weniger Follikel zur Verfügung stehen, in denen eine Eizelle heranreift, reifen diese umso schneller. Daher verkürzen sich die Zyklen in dieser Lebensphase oft, auch die Anzahl mehrerer reifer Eizellen pro Zyklus (und damit die Chance auf zweieiige Zwillinge) steigt statistisch. Deine Eierstöcke geben also noch mal alles auf den letzten fruchtbaren Metern. Noch etwas später – etwa zwischen dem 42. und 48. Lebensjahr – wird der Anteil *anovulatorischer*

Zyklen (Zyklen ohne Eisprung) höher, die einzelnen Zyklen werden damit oft wieder länger (oder werden durch kurze Zwischenblutungen unterbrochen) und die beiden Zyklusphasen verschieben sich häufiger.

Wie bei allen Dingen rund um Biologie und Körper kommen wir alle mit einer unterschiedlichen genetischen Ausstattung auf die Welt, an der wir in einigen Teilen gar nichts ändern können. Wie schnell unsere Eierstöcke altern, wie kurz oder lang das fertile Fenster ist: Manches ist in unseren Genen verankert. Es gibt Frauen, die topfit sind und zehn Jahre jünger aussehen – und wir alle fühlen uns ab einem bestimmten Alter jünger, als wir tatsächlich sind – und dennoch mit 42 in ihre Wechseljahre rasseln. Und umgekehrt. Das Leben ist an dieser Stelle kein Ponyhof, wirklich nicht.

DEN ZYKLUS BEOBACHTEN

Es gibt mehrere Zeichen, mit denen dein Körper dir sagt, in welcher fruchtbaren oder unfruchtbaren Zeit deines Zyklus du dich gerade befindest, einige sind deutlich, andere subtil. Wenn du noch niemals zuvor auf diese Zeichen geachtet hast, wird es dir vermutlich so vorkommen, als würdest du eine neue Sprache lernen wollen: kompliziert. Du hörst Muttersprachler plaudern und verstehst zuerst nur Bahnhof. Mehr und mehr allerdings kannst du einzelne Worte und Wendungen verstehen, du horchst genauer hin, es stellen sich Aha-Effekte ein. Genauso wird es dir gehen, wenn du damit beginnst, auf die leisen Töne, die zarteren Zeichen deines Körpers zu lauschen und hinzuspüren. Dein Gefühl wird sich verfeinern, du wirst Dinge merken oder sehen, die dir vorher noch nie aufgefallen sind. Es ist eine spannende Reise, die voller wichtiger Erfahrungen für dich sein wird.

In den neueren Strömungen von *female health* gibt es in den letzten Jahren einen bemerkenswerten Trend: Frauen suchen nach hormonfreier Verhütung, setzen sich aktiv und positiv mit ihrer Menstruation auseinander, leeren Mens-Cups ins heimische Waschbecken oder waschen Perioden-Pantys aus und sehen oft das erste Mal ihr eigenes Blut »so richtig«. Blut und Zervixschleim sind nicht mehr »nur eklig«, sondern Teile abgefahrener Körperperfektion.

Der Frauenkörper scheint derzeit mit seinen ganzen Eigenheiten und Mirakeln eine neue Bedeutung und eine große Wertschätzung zu erfahren. Als Hebamme finde ich diese Entwicklung nicht nur grundsätzlich hochspannend und grandios, sondern freue mich auch über deren Auswirkung auf das Schwanger- und Mutterwerden. Hinspüren, Wahrnehmen, Schätzen – welch wunderbare Vorbereitung auf das Gebären (und alles Drumherum)!

DIE PHASEN DES WEIBLICHEN ZYKLUS

Es gibt unterschiedliche Benennungen und Einteilungen des weiblichen Zyklus. Verbreitet ist zum einen das »Zweiphasen-Modell«, bei dem man den Zyklus in die beiden Phasen *follikular* und *luteal* einteilen kann, oder zum anderen ein »Vierphasen-Modell« mit Menstruation, Follikelphase, Eisprungphase, Lutealphase. Immer jedoch ist es ein Kreislauf, in dem die Übergänge von Phase zu Phase fließend sind. Das Vierphasenmodell wird auch gern mit dem Vierjahreszeiten-Bild in Einklang gebracht, was weitere vielschichtige Aspekte in den banalen biochemischen Hintergrund einbringt.

Manchmal wird immer noch missverständlich von Zyklus*hälften* gesprochen. In diesem Bild handelt es sich um zwei Hälften, die – bei einem relativ willkürlich angenommenen 28-Tage-Zyklus – in der Mitte, also am 14. Zyklustag, einen Eisprung in ihre Mitte nehmen. So haben es viele von uns im Biounterricht gelernt. Dass die Zykluslänge keineswegs wie ein Uhrwerk funktioniert, hast du zuvor schon gelesen. Es sind darüber hinaus sehr oft keine Hälften, die gleich lang sind. Es geht um *Phasen*, nicht um *Hälften*. Wenn du dein Empfängnis-Optimum herausfinden möchtest, um schnell schwanger zu werden, ist es von ganz zentraler Bedeutung, ob dein Eisprung schon am zwölften oder vielleicht erst am 18. Zyklustag stattfindet.

Unser Startpunkt, ein willkürlicher, aber gut bestimmbarer Fixpunkt, ist der erste Tag der Menstruation, er ist definiert als der erste Tag in deinem Zyklus. Gleichzeitig ist dieser erste Zyklustag der letzte Tag des vorigen Zyklus, der biologisch gesehen auch bedeutet: Es hat in diesem Zyklus keine Einnistung stattgefunden, du bist nicht schwanger geworden.

28 Tage?

Ein normaler, ganz und gar gesunder Zyklus ist zwischen 25 und 35 Tage lang. Dabei ist sowohl die durchschnittliche Zykluslänge als auch eine vollkommen übliche Schwankung um einige Tage sehr variabel. Nur 3 % aller Frauen haben eine Schwankungsbreite von nur drei Tagen innerhalb eines Jahres, bei etwas über 30 % schwankt die Zykluslänge um eine Woche, 20 % liegen immerhin bei zwei Wochen Schwankungsbreite. Ein in diesem Rahmen »unregelmäßiger« Zyklus ist also keine Zyklusstörung, sondern gesund und normal. Tatsächlich sind diese scheinbar in Stein gemeißelten *28 Tage* eine relativ willkürliche Festlegung, ausgedacht und etabliert in einem Labor, und zwar 1961 bei der Erfindung der *Pille*. Die ersten Pillenfirmen hätten schlichtweg auch 27 (das wäre übrigens mit 14 % der Häufigkeitsgipfel aller pillenlosen Zykluslängen) oder 30 Pillen in eine Packung füllen können.

Die Follikelphase

Mit deiner Menstruation beginnt die Follikelphase. In dieser ersten Phase deines Zyklus wird alles in deinem Körper gut auf eine mögliche Schwangerschaft vorbereitet.

Der *Hypothalamus*, eine hormonproduzierende Drüse im Gehirn, schickt *FSH*, das *follikelstimulierende Hormon* an deine Eierstöcke. Im Inneren der Eierstöcke werden nun bis zu 20 Follikel stimuliert und diese beginnen zu reifen. Diese Follikel nennt man *Antralfollikel* (von lat. *antrum*, Höhle), man kann sie zu Beginn des Zyklus auch im Ultraschall sehen. Das Vorhandensein von mehreren Antralfollikeln ist immer ein gutes Zeichen für eine gute Eierstocktätigkeit. Der medizinische Parameter dazu heißt AFC, *Antral Follicle Count* – mindestens acht bis zehn Antralfollikel sollten es optimalerweise sein. Am Ende kann es nur eine geben: Im Zuge der Eizellreifung kristallisiert sich die Queen unter deinen Follikeln heraus, die das Rennen machen wird und zur Sprungreife heranwächst. Sie ist der Follikel mit der höchsten Östradiol-Produktion und der höchsten FSH-Bindungsfähigkeit.

Deine Follikel produzieren Östrogene, das zentrale weibliche Hormon in dieser ersten Zyklusphase. Es gilt als Wohlfühl- und Gesundheitshormon und beeinflusst auf vielschichtige Art unseren Körper und unsere Seele.

Eine besondere Wirkung entfaltet es an den Geschlechtsorganen. Dort hat es die wichtige Aufgabe, die Gebärmutterschleimhaut aufzubauen. Diese wird frisch, saftig und weich, sodass sich eine Eizelle gut darin einnisten kann; es wird quasi das Nest bereitet. Am Gebärmutterhals führt die Östrogenwirkung dazu, dass dein Muttermund im Zyklusverlauf zunehmend weicher wird und sich ganz leicht öffnet.

Im Inneren deines Gebärmutterhalses wird von den Zervixzellen ein spezifischer Schleim gebildet. Eine seiner wichtigen Funktionen ist es, für einen guten Verschluss deiner empfindsamen Gebärmutter vor der »Welt da draußen« zu sorgen, dein Schleim stellt damit beispielsweise eine wichtige Keimbarriere dar. Dieser Zervixschleim verflüssigt sich unter Östrogeneinfluss, seine mikroskopische Struktur verändert sich und der pH-Wert wird spermienfreundlicher, sodass es Spermien in der fruchtbaren Phase einfacher haben, an ihren Zielort, zu den Eileitern, zu schwimmen. Der Schleim rutscht am Ende der Follikelphase in die Scheide hinein und lässt sich am Scheideneingang als »glitschiges Phänomen« wahrnehmen. Er ist das deutlichste einzelne Körperzeichen für eine optimale Fruchtbarkeit – dazu gleich mehr im Kapitel *Fruchtbare Körperzeichen.*

Interessanterweise gibt es in der späten Follikularphase, kurz vor deinem Eisprung, übrigens auch einen Testosteronanstieg, Testosteron ist ein vorwiegend männliches Geschlechtshormon. Möglicherweise ist dieser kurze Peak verantwortlich für die gesteigerte Lust auf Sex in der fruchtbaren Zeit, die viele (aber nicht alle) Frauen bestätigen können. Es gibt auch die These, dass umgekehrt große sexuelle Lust sogar die *LH-Pulsation* (LH ist das Hormon, das den Eisprung auslöst) stimulieren kann, sodass möglicherweise also durch gesteigertes körperliches Lustempfinden ein Eisprung stimuliert werden kann. Die Studienlage hierzu ist zwar einigermaßen dünn, aber es ist ein interessantes Phänomen.

Der Eisprung

Je nach Länge des Zyklus liegt bei den meisten Frauen etwa zwischen dem zehnten und 20. Zyklustag eingebettet die Eisprungphase. Das Östrogenmaximum sorgt für eine Reduzierung des FSH und löst mit dem klassischen *LH-Peak* (*luteinisierendes Hormon,* ebenfalls in der Hypophyse ausgeschüttet) den Eisprung aus.

Es ist nur ein kurzer Zeitraum – etwa zwölf bis 18 Stunden lang –, innerhalb dessen deine Eizelle befruchtungsbereit ist. Das gesamte fruchtbare Zeitfenster wird allerdings dankenswerterweise auf einige Tage nach vorne verlängert, da die männlichen Spermien deutlich mehr Durchhaltevermögen haben. Sie können bis zu einer Woche, in Einzelfällen sogar noch etwas länger, in deinem Eileiter ausharren und auf die einzige Chance ihres Lebens, nämlich die frisch geschlüpfte Eizelle, warten. Die fruchtbare Zeit verlängert sich also – das ist wichtig – auf die Tage *vor* deinem Eisprung. Du kannst also nach Sex eine Woche *vor* dem Eisprung schwanger werden, wenige Stunden *nach* dem Eisprung allerdings schon nicht mehr.

Das erklärt auch, dass Frauen, die einen eher kurzen Zyklus haben, durchaus während ihrer Periode schwanger werden können. Bei einem Eisprung beispielsweise am eher frühen elften Zyklustag reicht das fruchtbare Zeitfenster bis auf den dritten Zyklustag zurück.

Dein Eisprung läutet die dritte Zyklusphase ein:

Die Lutealphase

Der Follikel wandelt sich nun nach dem Eisprung in den sogenannten Gelbkörper (lat. *Corpus luteum,* gelber Körper) um und produziert neben dem Östrogen nun zusätzlich das Gelbkörperhormon *Progesteron.*

Das Progesteron ist das zentrale Hormon für diese zweite Zyklusphase. Es stattet die hoch aufgebaute Gebärmutterschleimhaut (→ *Endometrium*) mit Glukose und anderen Nährstoffen aus und macht diese nun besonders nahrhaft und »saftig«. Dein Muttermund verschließt sich wieder, der Zervixschleim verfestigt sich.

Das Progesteron ist verantwortlich für den Anstieg der Körpertemperatur um 0,2 bis 0,5 Grad, die in dieser Zyklusphase typische sogenannte »Temperatur-Hochlage«. Deine Brüste spannen möglicherweise etwas, die Durchblutung in den Brüsten steigt, sie bereiten sich schon jetzt vorsichtshalber auf eine mögliche Stillzeit vor. Das Progesteron signalisiert dem Hypothalamus darüber hinaus: Bitte kein FSH mehr bilden für einen weiteren Eisprung (diese ovulationsunterdrückende Funktion des Progesterons ist im Übrigen der zentrale Wirkmechanismus der *Pille).*

Wenn du in diesem Zyklus schwanger geworden sein solltest, bildet dein winziger Embryo ß-HCG, das zentrale Hormon einer frühen Schwangerschaft. In diesem Fall signalisiert das ß-HCG dem Gelbkörper: »Hallo Houston, Baby gelandet! Bitte Weiterversorgung sicherstellen!« Bevor dann also ab etwa dem dritten Schwangerschaftsmonat die Plazenta für die Progesteronproduktion zuständig sein wird, wird die Progesteronversorgung als sogenanntes *Gelbkörperhormon* vom *Corpus luteum* im Ovar übernommen.

Im Falle einer Nicht-Schwangerschaft, also ohne das Signal des ß-HCG, realisiert der Körper: »O. k. – dieses Mal nicht«, und zehn bis 16 Tage nach dem Eisprung sinkt der Progesteronspiegel wieder. Die hochaufgebaute Gebärmutterschleimhaut kann in dieser aufwendigen, nährstoff- und hormonbedürftigen Form nicht aufrechterhalten werden, sie wird abgelöst und deine Menstruation beginnt. Dadurch wird nun auch die Progesteron-Blockade des FSH zur neuen Eireifung aufgelöst, neue Follikel beginnen zu reifen, die Brüste werden wieder weich.

Die Menstruation

Auch die Menstruation, deine Periode, ist ein Fruchtbarkeitszeichen. Sie definiert sozusagen Anfang und Ende deines Zyklus. Allein die Tatsache, dass du menstruierst, ist ein Zeichen dafür, dass es einen Zyklus gibt. Und das wiederum ist in Sachen Fruchtbarkeit prinzipiell positiv zu bewerten.

Die durchschnittliche Menstruation dauert drei bis sechs Tage, manchmal startet es fulminant und frischrot. Andere Frauen bemerken zuerst einen Tag lang eine Schmierblutung, die dann in die »richtige« Menstruation mündet. Auch die Wahl deiner Verhütung beeinflusst die Periode: Bei einer herkömmlichen Kupfer- oder Gold-Spirale kann die Menstruation – vor allem in den ersten Zyklen – länger und stärker sein, die Zweiphasenpille verringert die Blutung oft etwas (unter der *Pille* hast du keinen Zyklus), die Hormonspirale bringt deine Periode oft gänzlich zum Versiegen.

Insgesamt fließen während der gesamten Menstruation etwa 50 bis 80 ml Blut und Gebärmutterschleimhaut aus dir heraus – das ist etwa eine Kappe Flüssigwaschmittel voll. Wie spektakulär du das erlebst – sprich:

ob es dir Schmerzen bereitet oder nicht, ob du ganze Taschentuchboxen vollheulst und dein Leben nur mit dem Kopf unter der Bettdecke erträgst, oder *business as usual* ohne weitere Beeinträchtigung weitermachst –, ist mal wieder von Frau zu Frau verschieden.

Irritierenderweise gibt es zum Thema Regelschmerzen tatsächlich relativ wenig Forschung. Warum tut es einigen Frauen so sehr weh, anderen nicht? Offenbar ist das in etwa so wie bei Geburten: ungerecht verteilt. Man weiß, dass bestimmte hormonelle Faktoren, körperliche Reaktionen und Botenstoffe für den Menstruationsschmerz verantwortlich sind: Das Progesteron sinkt, der Spiegel von Vasopressin, Catecholaminen, Prostaglandinen steigt. Die Kontraktionen deiner Gebärmutter werden mehr. Zehn bis 20 % aller Frauen leiden (etliche durchaus unwissentlich) unter → *Endometriose*, Wucherungen von Gewebe der Gebärmutterschleimhaut außerhalb der Gebärmutter, die ebenfalls bei der Menstruation abbluten. Frauen mit Endometriose haben oft stärkere Beschwerden während ihrer Periode. Was das möglicherweise mit deiner Fruchtbarkeit zu tun haben könnte, erfährst du im Kapitel *Mehr Medizin* unter *Endometriose*).

Die Einnistung (Nidation): Du wirst schwanger!

Manchmal geschieht ein kleines verrücktes Wunder: Wenn eine deiner Eizellen im Eileiter von dem allerschnellsten Spermium befruchtet wird, macht sich dieser kleine Menschenfunken auf den Weg in deine Gebärmutter. Bis er dort ankommt, vergehen etwa vier bis fünf Tage. Aus einer gemeinsamen Urzelle werden auf dieser Reise etwa 100 Zellen, die nun beginnen, sich auszudifferenzieren. Die äußeren Zellen dieses sogenannten *Trophoblasten* sondern bei der Ankunft in der Gebärmutter bestimmte Enzyme ab, die die Schleimhaut ein wenig aufweichen, sodass sich die Eizelle gut niederlassen und in das Endometrium einkuscheln kann. Manchmal löst dieser Vorgang eine kleine *Einnistungsblutung* aus. Diese aufgelöste Schleimhaut dient als Powernahrung für dein winziges Baby, der Embryo verdoppelt seine Größe innerhalb weniger Tage und beginnt mit der Produktion des ß-HCG, das den Gelbkörper weiterhin zur Progesteronproduktion anregt. Einzelne Trophoblastenzellen lösen sich nun auf und ermöglichen eine Verbin-

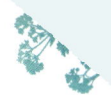

dung mit dem mütterlichen Blutstrom. Ungefähr zwei Wochen na
Befruchtung ist diese Verbindung zum mütterlichen Körper herge
es differenzieren sich Embryo, Plazenta und dazwischen die Nabel-
schnur.

Die Einnistung unterstützen

Ein wichtiger Meilenstein des Schwangerwerdens ist die *Konzeption*, also
die Vereinigung von Eizelle und Spermium, der andere ist die *Nidation*,
die Einnistung der befruchteten Eizelle. Auch um diese Phase kannst du
dich kümmern und für gute Bedingungen sorgen. Das Endometrium
sollte idealerweise mindestens 9 bis 10 mm dick sein. Um die Einnistung
zu unterstützen und für den Aufbau einer nahrhaften, saftigen und gut
durchbluteten Gebärmutterschleimhaut zu sorgen, kannst du Folgendes
tun:

- **Trinke 2 Tassen Himbeerblättertee** ab dem Eisprung oder mische ihn
  1:1 mit *Frauenmantel*.
- → *Vitamin E* **verbessert die Endometrium-Qualität;** nimm davon
  100 mg täglich.
- → *Omega-3* **verbessert die Durchblutung** und Nährstoffversorgung in
  feinen Geweben; nimm ein Nahrungsergänzungsmittel mit mindestens
  400–1000 mg DHA/EPA täglich.

Wenn du bereits einmal (oder mehrfach) eine → *Fehlgeburt* oder in einer
vorangegangenen Schwangerschaft irgendeine Form von → *Präeklampsie* erlebt hast, können zusätzlich die folgenden Nahrungsergänzungen
für dich eine gute Idee sein (mehr dazu findest du im Kapitel *Mehr
Medizin):*

- → *L-Arginin,* vor allem bei Frauen, die schon Fehlgeburten hatten:
  Ergänze 4–6 g täglich, beginne nach dem Eisprung mit der Einnahme.
- → *ASS (Aspirin®)* 150 mg täglich – eine verbreitete Off-Label-Empfeh-
  lung zur Verhinderung von Mikrothromben während der Nidation und
  den allerersten Schwangerschaftswochen. Dazu findest du mehr im
  Unterkapitel *Fehlgeburten* im Kapitel *Mehr Medizin.*

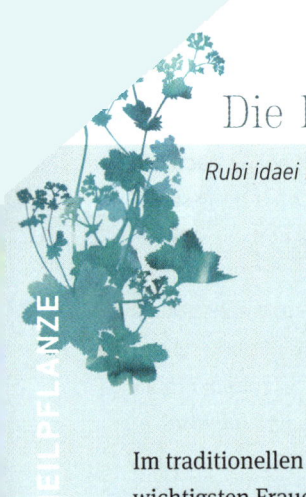

Die Himbeere

Rubi idaei folium

Im traditionellen Hebammenwissen gehören Himbeerblätter zu den wichtigsten Frauen- und Fruchtbarkeitskräutern. Sie fördern die Durchblutung im kleinen Becken, lockern den Muttermund und kräftigen die Gebärmuttermuskulatur.

Wegen dieser Wirkung sind sie später für die Geburtsvorbereitung in den letzten Wochen der Schwangerschaft kaum wegzudenken, aber auch beim Schwangerwerden leisten sie einen wertvollen Beitrag. Himbeerblätter können die »Durchsaftung« – so wird es in alten geburtshilflichen Büchern genannt – gut unterstützen. Diese Aufgabe erfüllen sie auch schon zur Vorbereitung und ganz zu Beginn einer Schwangerschaft. Deshalb sind sie ein ganz wichtiger Bestandteil von Kinderwunschtees. Mit Himbeerblättern kommen die Kinder gut in deine Gebärmutter hinein und auch gut wieder heraus.

Anwendung:

In Kinderwunschtees finden sich Himbeerblätter vor allem für die erste Zyklusphase. Sie unterstützen die Einnistung, indem sie die Gebärmutterschleimhaut schön weich, gut durchblutet und hoch aufbauen. Trinke sie in einem → Zyklustee als Mischung, pur oder im Wechsel – ganz wie du magst.

DEIN ZYKLUS UNTER DEM LICHT VON FRUCHTBARKEIT

Üblicherweise bestimmen wir den Zyklus über das deutlichste und außen sichtbare Zeichen, nämlich die Menstruation. Es ist ein einfaches Zeichen, es ist leicht erkennbar, jede kann es in ihren Kalender (oder ihre App) eintragen. Für das Schwangerwerden ist aber ein anderer Fixpunkt viel wichtiger, nämlich der Eisprung.

Wenn wir herausfinden wollen, wann dieser stattfindet, sollten wir das genau nicht auf der Basis von »28-Tage-Zyklus-14-Tage-bis-zum-Eisprung« versuchen. »Tage zählen« ist viel zu ungenau, sowohl für die Verhütung – dort heißt es *Kalendermethode* oder *Verhütung nach Knaus-Ogino*, eine sehr unsichere Methode mit einem Pearl-Index von neun bis 30 – als auch in Sachen Kinderwunsch. Gleiches gilt für Apps, die zwar deinen Zyklus tracken, aber keine weiteren individuellen Körperzeichen nutzen, wie etwa die fürs Zyklustracken sehr gute und mittlerweile sehr verbreitete App *Clue*. Zyklustracking basiert auf gewissen Wahrscheinlichkeiten aus der Vergangenheit. Für deine Empfängnis sind aber Informationen aus der Gegenwart deines jetzigen Zyklus entscheidend.

Ein paar kalendarische Grundregeln gibt es dennoch – mit der üblichen Schwankungsbreite. Wenn du einen Eisprung hattest, findet *immer* zehn bis 16 Tage danach eine Menstruation statt, wenn du nicht schwanger geworden bist. Die zweite Zyklusphase, die → *Lutealphase,* ist also die stabilere Zyklusphase mit einer geringeren Schwankungsbreite.

Die größere Variabilität hat die Eireifungsphase, die → *Follikelphase*. Eisprünge können zu sehr unterschiedlichen Zeitpunkten eintreffen, es gibt sie am achten oder am 38. Tag eines Zyklus. Je jünger Frauen sind, umso später im Zyklus ist tendenziell der Eisprung, ältere Frauen haben oft kürzere Follikelphasen.

Du musst natürlich keinen top-regelmäßigen Zyklus haben, um schwanger zu werden. Umgekehrt ist ein regelmäßiger Zyklus gleichzeitig ein Zeichen für eine wahrscheinliche Fruchtbarkeit, und es ist vermutlich etwas einfacher, die fruchtbaren Phasen zu identifizieren.

Die gängige Abkürzung für das Sammeln und Auswerten der fruchtbarkeitsweisenden Körperzeichen heißt *NFP, natürliche Familienplanung.* Sie beschreibt die sogenannte *symptothermale Methode* zum Identifizieren der fruchtbaren und nicht-fruchtbaren Phasen im weiblichen Zyklus und kann demnach gleichermaßen für die Empfängnisverhütung als auch für die Umsetzung eines Kinderwunsches genutzt werden. Die Methode *Sensiplan*® wurde von der Arbeitsgruppe NFP in Zusammenarbeit mit dem Forschungsprojekt NFP am Universitätsklinikum Heidelberg entwickelt. *Sensiplan*® ist ein Markenname, um die Kombination der beiden wissenschaftlich abgesicherten, erwiesenermaßen aussagefähigen Symptome, nämlich des Messens der Basaltemperatur und der Identifizierung des fruchtbaren Muttermundschleims, von ebenfalls erwiesenermaßen unsicheren Methoden wie der Kalendermethode abzugrenzen. Mit dem Wort »natürlich« ist hier ausdrücklich keine Bewertung – mit der impliziten Möglichkeit, es gäbe ein Gegenteil, ein »unnatürlich« – gemeint. Stattdessen beschreibt »natürlich«, dass man Zeichen nutzt, die die Körperbiologie zur Verfügung stellt, dass man also gewissermaßen »angewandte Biologie« betreibt.

Als Empfängnisverhütung angewandt ist NFP tatsächlich ziemlich sicher. Der etablierte Pearl-Index beschreibt, wie viele von 100 Frauen, die eine Verhütungsmethode für ein Jahr anwenden, schwanger werden. Für NFP wird die *Methodensicherheit* mit 0,4 angegeben, etwas unsicherer ist NFP bei langen Zyklen (zum Vergleich: Die *Pille* liegt zwischen 0,1 und 0,9). Die Methodensicherheit setzt die »perfekte Anwendung« voraus, also tatsächlich konsequentes Nicht-miteinander-Schlafen, wenn man sich in der identifiziert fruchtbaren Phase befindet. Deshalb steht der Methodensicherheit demnach die *Gebrauchssicherheit* gegenüber. Diese beschreibt, was im Leben eben dabei herauskommt, wenn Hormone, Lust und Unvernunft im Spiel sind: Sie liegt für NFP bei 1,8 – noch immer sehr sicher. Unter anderem liegt das daran, dass NFP in der fruchtbaren Zeit häufig mit dem Kondom kombiniert wird, einer – gemessen am Pearl-Index von 1 bis 12, je nach Methodenerfahrung des männlichen Partners – relativ unsicheren Verhütungsmethode.

Basaltemperatur

Das Messen der Basaltemperatur, also der Temperatur beim morgendlichen Aufwachen, identifiziert innerhalb des Zyklus zwei Temperaturniveaus, ein niedrigeres *vor* dem Eisprung und ein höheres *danach,* denn das Progesteron deiner zweiten Zyklusphase lässt deine Temperatur nach dem Eisprung ansteigen. Die Basaltemperatur kann einen Eisprung also erst im Nachhinein identifizieren, das heißt, für die prospektive Auswertung beim Kinderwunsch ist sie weniger geeignet, weil du ja, wie du bereits erfahren hast, vor allem *vor* dem Eisprung fruchtbar bist.

Wie »hoch« oder »niedrig« die beiden Temperaturniveaus sind, ist mal wieder individuell unterschiedlich. Meistens liegen etwa 0,2 bis 0,5 Grad dazwischen, sie sind also grafisch aufbereitet in den typischen Kurven gut voneinander zu unterscheiden. Eine Basaltemperatur unter 36,5 Grad kann übrigens auch auf eine → *Schilddrüsenunterfunktion* hinweisen, und eine solche ist ein wirklicher »Fertilitätsdowner«.

Vielleicht wirkt es auf den ersten Blick etwas fummelig oder umständlich. Es ist aber enorm nützlich, einige Zyklen lang die Basaltemperatur zu messen, wenn du dir ein Baby wünschst und nicht sofort schwanger wirst. Es hilft dir erstens, deinen Zyklus besser kennenzulernen. Zweitens kann die Temperaturkurve auch Hinweise liefern, ob eine Zyklusstörung vorliegt und ob du tatsächlich auch Eisprünge hast. Oder ob etwa die Gelbkörperphase nach dem Eisprung kürzer ist, als es für das Heranreifen eines Babys günstig wäre → *Gelbkörperschwäche.* Vor jeder Kinderwunschbehandlung mit allem Schnickschnack sind einige getrackte Zyklen zur Diagnosestellung enorm hilfreich und für einige Hinweise viel aussagekräftiger als schicke Laborwerte (s. das Kapitel *Was weiß das Labor?).* Last, but not least ist die Temperaturkurve auch ein früher, sehr sicherer und kostenloser Schwangerschaftstest – nach 18 Tagen Hochlage ist eine Schwangerschaft sehr wahrscheinlich. Natürlich kannst du auch zur endgültigen Bestätigung noch mal auf einen Teststreifen pinkeln – ich persönlich habe tatsächlich bei keiner meiner Schwangerschaften einen gebraucht.

Das Temperaturmessen und die Auswertung folgen bestimmten einfachen Regeln. Das erfordert etwas Know-how und auch etwas Übung, ist dann aber wirklich leicht zu verstehen und zu lesen. Fancy Gerätschaften brauchst du dafür nicht, lediglich ein Basalthermometer, das über zwei Nachkommastellen verfügt und ein Temperaturblatt (analog oder digital). Aber natürlich gibt es sie mittlerweile, schlaue Thermometer, die über eine Bluetooth-Schnittstelle verfügen, im Schlaf automatisch vaginal messen und die gemessene Temperatur zusammen mit anderen individuellen Fruchtbarkeitsparametern direkt in eine App übertragen. Oder auch komplette Zykluscomputer, die über große Datensätze und wissenschaftliche Algorithmen verfügen – einige Infos dazu findest du im Anhang.

Ich persönlich finde es nicht wirklich praktischer, die ganze Nacht ein Thermometer in meiner Vagina zu beherbergen, als mir morgens schnell ein herkömmliches Thermometer für eine halbe Minute unter die Zunge zu legen, bis es piepst. Ich muss abends genauso dran denken (und mich kurz überwinden) wie morgens. Genauer macht es das nicht. Einige von den modernen Alleskönnern sind auch wirklich nicht billig. Aber vielleicht ist das genau auch der Clou daran: Es wirkt smart, top-wissenschaftlich, und was seinen Preis hat, ist sicher auch richtig gut. Wie so vieles: Geschmackssache.

Vor allem suggerieren diese kleinen technischen Teilchen auch einen gewissen Zugewinn an Kontrolle im erlebten Zustand von vollständigem Kontrollverlust – was ja manchmal auch ein Pluspunkt sein kann. Nur sollte man sich dessen bewusst sein, dass es manchmal nicht mehr und nicht weniger genau darum geht.

Buchtipp: *Natürliche Familienplanung heute, Elisabeth Raith-Paula, Petra Frank-Herrmann, Günter Freundl, Thomas Strowitzki, Springer Verlag*

Schleim

Das wichtigste hochfruchtbare Körperzeichen, das du konkret nutzen kannst, ist das spezielle Zervixschleim-Zeichen, das durch das Östrogenhoch kurz vor dem Eisprung ausgelöst wird, wie es im vorigen Kapitel am Ende der Follikelphase schon beschrieben wurde.

Das Sicht- und Fühlbarwerden des Zervixschleims am Scheideneingang ist ein hochfruchtbares Zeichen. Frauen, bei denen dieser Zervixschleim besonders deutlich ist, kann dieses Zeichen allein tatsächlich ausreichen, um die fruchtbarsten Tage des Zyklus zu bestimmen. Ultra-schalluntersuchungen, mit denen man die Eisprungphase sonografisch eingrenzen kann, bestätigen das: Das Schleim-Maximum ist das wichtigste Zeichen, auf das man achten sollte, wenn man schwanger werden möchte – habe also Sex an diesem Tag!

Frauen beschreiben das Schleimphänomen ganz unterschiedlich: Meist ist dieser Schleim klar und glasig, dabei zwischen den Fingern elastisch – man nennt das *spinnbar*. Er wird verglichen mit Hühnereiweiß, mit »Uhu« oder profan mit »Schnodder«. Meist ist er am Scheideneingang auch gut spürbar: »Es flutscht« beim Abputzen oder fühlt sich einfach sehr feucht an, »so wie eingeölt«.

Nur wenige Frauen – es sind nur etwa 3% – können das Schleimsignal nicht gut verwerten. Nach einer Operation am Gebärmutterhals (etwa nach einer Konisation) kann der Schleim weniger sein. Sperma kann sich auch ähnlich anfühlen, verschwindet aber schneller und riecht charakteristisch. Auch Medikamente können einen Einfluss haben: Husten- oder Schleimlöser (auch »Banalmedikamente« wie etwa Sinupret®) können den Schleimpfropf schon innerhalb der ersten Zyklusphase verflüssigen, Antihistaminika, die ja bei Allergien dazu gemacht sind, die Schleimbildung der empfindlichen Schleimhäute zu bremsen, können möglicherweise auch die Schleimbildung des Zervixschleims behindern.

Das Fehlen des fruchtbaren Zervixschleims kann – last but not least – aber eben auch ein Hinweis dafür sein, dass ein Eisprung nicht stattfindet.

Mittelschmerz

Manche Frauen nehmen in der Mitte ihres Zyklus den sogenannten *Mittelschmerz* wahr. Dabei ist es nicht unbedingt der Eisprung selbst, den du da spürst. Den »Sprung« merkt man nicht oder eher selten.

Was frau da aber genau spürt, darüber gibt es unterschiedliche Theorien. Es gibt sogar – besonders verwertbar: männliche – Stimmen, die behaupten, es gäbe das gar nicht und es handele sich um Einbildung oder um Blähungen. Meine Beobachtung ist eher: Entweder du gehörst zu den Frauen, die das spüren – und dann *weißt* du es, weil es wirklich deutlich und charakteristisch ist und anders als alles andere –, oder nicht.

Oft ist es ein charakteristisches »Gefühl« tief innen im sogenannten Douglasraum, einer Umschlagfalte des Bauchfells hinter deiner Gebärmutter, das über zwei bis drei Tage in wechselnder Intensität auf eine sehr typische Art spürbar ist. Unser Bauchfell ist sehr empfindlich, da es ein körpereigenes Alarmsystem darstellt: Es ist evolutionsbiologisch ausgesprochen sinnvoll, dass man einen durchgebrochenen Blinddarm oder eine Eileiterschwangerschaft auf dramatische Weise spürt, um sich in die Hände kundiger Menschen zu begeben. Man spürt das als deutlichen *peritonealen Reiz*, wie Mediziner das nennen. Wenn beim Eisprung ein paar Tropfen Flüssigkeit aus dem Follikel auf das Bauchfell tropfen, kann das einen solchen peritonealen Reiz auslösen. Man merkt diesen Mittelschmerz oft klassischerweise beim Hinsetzen oder gar beim Auftreten, wenn nämlich der Douglasraum von unten leicht erschüttert wird. Ebenso kann ein sogenannter »Portioschiebeschmerz« ausgelöst werden, wenn der Gebärmutterhals durch deinen Finger oder einen Penis angestupst wird. Parallel fühlt sich der gesamte Unterleib oft gespannt, prall und empfindlich an.

Es ist also meist nicht das Platzen des Eibläschens selbst, welches diesen Mittelschmerz auslöst. Weitere vermutete Ursachen sind unter anderem ein Kapselschmerz am prallen Eierstock, der auch schon vor dem Eisprung spürbar sein kann, und auch ein Ziehen, das durch Kontraktionen der Eileiter ausgelöst werden kann, die – bedingt durch das Östrogenhoch vor dem Eisprung – für eine gewisse Sogwirkung in die Gebärmutter hinein sorgen.

Gebärmutterhals und Muttermund

Auch der Muttermund verändert sich in Form und Konsistenz rund um dein fruchtbares Zeitfenster. Dein Gebärmutterhals wird weicher, der Muttermund öffnet sich leicht und rückt etwas schambeinwärts nach vorn. Mit etwas Übung kannst du auch diese Veränderung ertasten und zusammen mit den anderen Körperzeichen in deine Fruchtbarkeitsbeobachtung aufnehmen.

Die englische Bezeichnung des Springkrautes trifft es mit einem Wort: Ungeduld! Warum werden alle schwanger, nur ich nicht? Jetzt bist du schon ganze eineinhalb Tage überfällig und pinkelst dreimal am Tag auf einen Früh-ß-HCG-Test. Und wieder: nichts. Dieser Gemütszustand von berstender Ungeduld ist dir auch sonst im Leben nur zu vertraut. Warten macht dich kirre. Jetzt kommst du schon zehn Minuten zu spät (dringender Anruf, klar) – und deine Verabredung ist immer noch nicht da! Impatiens hilft, die Gelassenheit zu finden, um anzunehmen, dass du Dinge nicht immer steuern kannst, und dass es vom vielen »Wollen« auch nicht schneller geht. Es hilft dir, aktives Tun zurückzunehmen und deinen Aktionismus zu besänftigen.

Typische Zitate im Impatiens-Zustand:

»Ein halbes Jahr warten auf eine Schwangerschaft soll normal sein? Wozu habe ich denn 20 Jahre lang verhütet? Ich würde ehrlich gesagt doch gern noch mal Hormone checken.«

»50er Pack LH-Teststreifen? Sorry, aber der hält bei mir drei Tage.«

»Sag bitte noch mal, ich hab's nicht aufgeschrieben: Welche Vitaminpillen sind das? Ich brauche hier jetzt mal 'ne vernünftige To-Do-Liste.«

Dein Kraftsatz:

»Ich genieße die Vorfreude und zelebriere alle Phasen.«

Anwendung:

Nimm 3-mal täglich einen Pipettenspritzer unter die Zunge und lasse die Blüte oder die Bachblütenmischung im Mund zergehen. Bei akuten Ereignissen (Angst, Schock, körperlichen Akutsituationen) auch öfter: Du kannst alle zehn Minuten einige Tropfen unter die Zunge geben.

Modern Style: Eisprung-Teststreifen

Das zentrale Hormon aus der Hypophyse, welches die sprungreife Eizelle über die Klippe schubst, ist das *luteinisierende Hormon*, das LH. Es wird in Form eines klassischen steilen Gipfels und ausschließlich rund um den Eisprung ausgeschüttet und ist ein unbestechlicher Marker. Schlauerweise kann man das LH nachweisen, und zwar nicht nur umständlich per Blutentnahme im Labor, sondern per Pipi-Test zu Hause. In den letzten zehn Jahren hat sich, wie bei den Schwangerschaftstests auch, einiges getan. Sowohl in Sachen laborchemischer Nachweisgrenze (bereits ganz geringe Hormonmengen lassen sich aufspüren), als auch in preislicher Hinsicht. Mittlerweile kann man LH-Tests im Internet im 50er-Pack für unter 20 Euro bestellen.

Auf den ersten Blick klingt das ziemlich smart: Wozu umständlich und *oldschool* merkwürdigen Schleim begutachten oder in der Tiefe deiner Vagina nach Muttermündern fahnden, wenn man den Eisprung auch elegant clean-laborchemisch nachweisen kann? In der Praxis ist es wie so oft nicht ganz so einfach, es gibt ein paar Haken:

Erstens muss man mit diesen LH-Teststreifen wirklich oft testen, damit man das kleine Zeitfenster des LH-Anstieges auch erwischt. Der LH-Peak ist kurz, deine Eizelle ist nach dem Sprung nur 12 bis 18 Stunden befruchtbar, und die Spermien müssen erst einmal zur Eizelle hinschwimmen. Für diesen Weg brauchen sie etwa 8 bis 12 Stunden. Dein fruchtbarstes Zeitfenster für Sex ist am Tag *vor* deinem Eisprung. Ein positiver LH-Test auf dem Streifen kann also definitiv zu spät sein, wenn du deinen Mann nicht aus einem Meeting heraustelefonieren möchtest.

Zweitens wird das LH typischerweise pulsatil, also in Form von kleinen »Spikes« ausgeschüttet, etwa einen Tag lang, alle drei bis fünf Stunden einer. Je nach Testzeitpunkt könnte möglicherweise der morgendliche Test negativ sein, am Mittag wieder positiv und abends wieder negativ.

Beides bedeutet, dass eine Messung am Tag sehr wahrscheinlich zu wenig ist, um den LH-Anstieg überhaupt oder ausreichend früh zu erwischen. Wenn du nun also an den infrage kommenden Tagen bei jedem Pinkeln testest, wird auch das »Konzept 50er-Pack« klar. Der reicht bei einigen Frauen nämlich gerade mal zwei Zyklen lang.

Wahrscheinlich überflüssig zu erwähnen: Es gibt auch LH-Peaks ohne folgenden Eisprung, es gibt Eisprünge ohne LH-Peak (oder ohne per Teststreifen erwischte LH-Peaks), und es gibt Frauen, bei denen die Sensitivität dieser Tests nicht ausreicht.

Solltest du das **Schleimsignal** gut auswerten können, ist es nach wissenschaftlicher Datenlage das beste und aussagefähigste Symptom von allen Fruchtbarkeitszeichen! Vor allem ist die »Schleimphase« zwei bis drei Tage länger als die »LH-Peak-Phase«, sodass ihr mehrfach miteinander schlafen könnt (und solltet).

Wenn das Schleimsignal allerdings nicht gut verwertbar ausfällt, können LH-Tests eine Ergänzung oder gar einen Ersatz darstellen, Vieles ist ja durchaus letztlich Geschmackssache. Beim Anwenden wirst du Erfahrungen sammeln und vermutlich in die zahlreichen »Hibbelforen« schauen. Und auch dafür langsam ein Gefühl bekommen.

Bestes Sex-Timing fürs Schwangerwerden

Schwanger werden ist am wahrscheinlichsten ein bis zwei Tage *vor* der Ovulation. Für die Praxis heißt das:

- ab Beginn des fruchtbaren Zervixschleims (ein bis zwei Tage *vor* dem fruchtbaren Schleim-Höhepunkt und am Tag des Schleimhöhepunktes),
- zwei bis vier Tage *vor* dem 1. Temperaturanstieg,
- am Tag des LH-Peaks per Teststreifen.

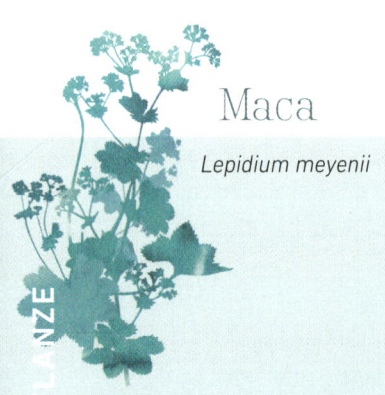

Maca

Lepidium meyenii

Maca wächst in großen Höhen der südamerikanischen Zentralanden. Ihre Wurzel gilt traditionell schon seit Jahrtausenden als Potenz- und Fruchtbarkeitsmittel. Sie wirkt aktivierend, stimmungsaufhellend und gibt das Gefühl von Kraft und Lebendigkeit. Wegen all dieser Aspekte wird Maca mittlerweile auch von Sportlern oder Kopfarbeitern geschätzt, auch eine antidepressive Wirkung wird beschrieben. Ihre traditionell fruchtbarkeitssteigernde Wirkung gilt für Frauen wie für Männer gleichermaßen. Viel und lustvoller Sex ist sowieso die Basis und Voraussetzung fürs Kinderkriegen, schon deshalb gehören Libido und Fruchtbarkeit immer zusammen.

Manche traditionellen Kräuter wurden auch wissenschaftlich bereits ganz gut untersucht, Maca gehört dazu. In einigen Arbeiten zeigte sich tatsächlich eine fertilitätsunterstützende Wirkung, und zwar auf männlicher und weiblicher Seite. Bei Männern gibt es demnach Hinweise auf eine Unterstützung der Spermienbildung durch Maca, weibliche Mäuse kriegen pro Wurf mehr Babys, wenn sie mit Maca gefüttert wurden.

Anwendung: *Maca kann man in Pulverform gut als Getränk zubereiten. Dazu etwa 1–2 TL pro Becher in Milch oder Pflanzenmilch auflösen, es schmeckt ein bisschen wie Caro-Kaffee. Alternativ als NEM per Kapsel oder Pressling, in einer Dosierung von etwa 3 g/Tag.*

ZYKLUSSCHWANKUNGEN – ODER ZYKLUSSTÖRUNGEN?

Wir Frauen verfügen mit unserem Menstruationszyklus über ein fein austariertes Messinstrument für unsere Gesundheit. Es ist eng verbunden mit unserem körperlichen, emotionalen und seelischen Wohlgefühl. Biologisch betrachtet ist das Prinzip »Fortpflanzung« besonders hochrangig. Unsere Evolution sorgte seit Jahrtausenden dafür, dass sich vor allem gesunde Männer und Frauen fortpflanzten. Nur ihnen wurde dieser immense biologische Aufwand zugemutet und eine Schwangerschaft, eine Geburt und die langwierige Jungenaufzucht zugetraut. Wenn also eine Frau einen gesunden und regelmäßigen Zyklus hat, ist das zunächst mal ein Zeichen von Gesundheit, Vitalität und Kraft. Andersherum: Wenn uns irgendetwas Wesentliches im System fehlt oder grundlegende Stoffwechselprozesse nicht in Ordnung sind, zeigt sich das oft auch sehr bald im Menstruationszyklus.

Der Übergang von Schwankung zu Störung ist nicht scharf trennbar. Es ist von unterschiedlichen Faktoren abhängig, wie er in Hinblick auf die Fruchtbarkeit zu bewerten ist. Es gibt verzögerte Eireifungszyklen und es gibt eine verkürzte Lutealphase. Und die Kombination aus beidem. Gerade junge Frauen haben öfter kürzere Gelbkörperphasen, dafür längere Eireifungsphasen, da sie etwas weniger FSH produzieren. Um mehr über diese Phasen herauszufinden als nur den Takt deiner Periode, ist ein Zyklustracking per Temperaturmessung ein einfaches und sehr zuverlässiges Mittel.

Ursachen von Zyklusschwankungen oder Zyklusstörungen

Nicht alle Zyklusschwankungen sind ungewöhnlich oder gar pathologisch. In manchen Lebensphasen gibt es erklärbare Auf und Abs, bei denen du meist nichts weiter tun musst als geduldig abzuwarten. Geduld, Spucke, gute Ernährung, vielleicht ein paar mild-unterstützende Kräuter, etwa → *Zyklustee,* – dann kommt das vermutlich ganz von allein wieder ins Lot!

Ganz und gar normale Zyklusschwankungen

- **Alter.** Sehr junge Frauen haben oft noch keinen ausgereiften Zyklus, ab dem Lebensalter von 25 bis 30 reguliert sich das dann zunehmend und von allein. Dorothee Struck zitiert dazu die australischen Leitlinien und plädiert dafür, jede »Zyklusstörung« innerhalb der ersten 3 Jahre nach der Menarche per definitionem nicht als solche zu benennen (oder gar hormonell zu »therapieren«).

- **Die *Pille*.** Vor allem dann, wenn du on-off immer mal einige Monate pausiert und beim nächsten Mr. Right ein halbes Jahr später wieder mit hormoneller Verhütung begonnen hast. Nach dem Absetzen der *Pille* muss die körpereigene Hormonproduktion in Hypophyse und Eierstöcken erst mal wieder anspringen. Schließlich wurde ihnen eine Weile glaubhaft mitgeteilt, dass keine Eireifung von ihnen erwartet wird. Du solltest dich gut um deine Leber → *Ausleitung* und deine Versorgung mit → *Vitalstoffen* kümmern, es wird sich sehr wahrscheinlich bald ein regelmäßiger und fruchtbarer Zyklus einstellen. Mehr dazu im Kapitel *Was die Pille in deinem Körper tut.*

- **Nach Geburten.** Evolutionsbiologisch betrachtet ist es ausgesprochen sinnvoll, dass uns Frauen nach einer Schwangerschaft, einer Geburt und einer Stillzeit erst einmal eine Regenerationsphase zugebilligt wird. Schließlich hast du aus deiner Substanz heraus ein Baby hervorgebracht, es geboren und genährt. Diese drei Dinge stellen sicherlich die körperlich forderndsten und zehrendsten Momente in unserem Leben dar. Frauen fühlen sich nicht nur oft ausgelutscht nach dieser entbehrungsreichen Zeit, sie sind es auch im wahrsten Sinne des Wortes. Gib deinem Körper Zeit und verstehe es als Signal, wenn dein Zyklus noch nicht wieder zurückgekehrt ist. Vermutlich braucht er noch eine Weile Pause, auch wenn du von weizenblonden Orgelpfeifen träumst.

- **Nach Fehlgeburten.** Auch hier benötigt der Körper (und die Seele sowieso) meistens ein kurzes Innehalten. Bei frühen → *Fehlgeburten* setzt der Zyklus meist sehr schnell und regelmäßig wieder ein. Es ist nach neuen Studien übrigens nicht notwendig, eine (Verhütungs-) Pause einzulegen, bevor du wieder schwanger werden solltest, so wie es früher oft geraten wurde.

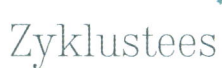

Zyklustees

Das Ritual

Der weibliche Zyklus – Rhythmus des Lebens. Dieses Auf und Ab, Ebbe und Flut, Yin und Yang, kannst du unterstützen: Tees aus Kräutern, die mit der ersten (östrogenbetonten) oder der zweiten (gestagenbetonten) Zyklusphase jeweils mitschwingen, können eine sanfte Zyklusregulierung bewirken, wenn keine grundlegenden körperlichen Probleme vorhanden sind, um die du dich vordergründig kümmern solltest.

Himbeerblätter,
Storchenschnabel,
Frauenmantel,
Muskatellersalbei,
Rotklee,
Rosmarin,
Taubnesselblüten,

Teemischung: **Wunschbaby 1** *(into life)*
Im ersten Teil des Zyklus, der Östrogenphase, baut sich deine Gebärmutterschleimhaut auf, bereitet also den fruchtbaren Boden, damit sich eine befruchtete Eizelle gut einnisten kann. Diese Teemischung unterstützt dabei den empfangenden Aspekt.

Frauenmantel,
Storchenschnabel,
Zitronenmelisse,
Lemongras,
Rosenblütenblätter,
Himbeerblätter

Alle Zutaten in Bio-
Qualität.

Teemischung: **Wunschbaby 2** *(into life)*
In der zweiten Zyklusphase sorgt der Progesteron produzierende Gelbkörper dafür, dass die Gebärmutterschleimhaut so hoch aufgebaut bleibt, wie sie ist, damit sich die Schwangerschaft schön entwickeln und wachsen kann. Der hohe Frauenmantelanteil dieser Mischung kann im Falle einer eingetretenen Schwangerschaft deren Stabilität unterstützen. Du kannst ihn dann auch als frühen Schwangerschaftstee weitertrinken, solange du magst.

Anwendung: *2 TL Kräuter pro Tasse mit kochendem Wasser übergießen und 10 Minuten ziehen lassen. 2 Tassen täglich trinken.*

Abzuklären bei auffälligen Zyklusschwankungen

Neben den im vorhergehenden Kapitel genannten »natürlichen Ursachen« gibt es weitere Gründe für einen unregelmäßigen oder ausbleibenden Zyklus. Bei folgenden Themen oder Situationen solltest du aktiv werden:

- **Untergewicht.** Deine Fortpflanzungsbiologie will kein Sixpack. Sichtbare Bauchmuskeln treten erst dann zutage, wenn dein Körperfettgehalt unter etwa 20 % gesunken ist – in einen für Frauen vollkommen unphysiologischen Bereich. Der ideale Körperfettgehalt einer gesunden Frau liegt bei 30 bis 35 %, auch wenn dir deine Lieblingsfitness-Youtuberin unter dem Hashtag *#skinnyfat* etwas anderes erzählen will.

- **Übergewicht** ist ein Faktor, der deine Fruchtbarkeit messbar beeinträchtigt, vor allem dann, wenn du dadurch Einschränkungen deiner Insulinresistenz hast. Vermutlich ist es nicht erst seit gestern ein Thema für dich und vermutlich ist es nicht das erste Mal, dass du es probierst, Gewicht zu reduzieren, und ich rede hier explizit nicht von den 5 kg, die dich von deiner perfekten Bikini-Figur trennen. Wenn du deutlich übergewichtig bist, kannst du deine Chancen, schwanger zu werden tatsächlich ernsthaft erhöhen, wenn es dir gelingt, einige Kilo abzunehmen. Für Männer gilt das im Übrigen genauso → *Übergewicht und Insulinresistenz.*

- **Orthorexie.** Dieses Wort beschreibt eine Diagnose, die für uns überspannte Großstädterinnen erfunden wurde: Einige Menschen werden überhysterisch mit ihrer Ernährung, die bisweilen fundamentalistischen pseudoreligiösen Regeln folgt. Kein Essen ist *clean* genug! No Carb, vegan, raw – dieses strenge Regime kann bisweilen Formen einer Essstörung annehmen. Diäten sind körperlicher Stress, das erhöht deinen Cortisolspiegel und dein Prolaktin. Beides ist nicht gut für deine Eierstöcke. Fortpflanzung ist Luxus, und nicht nur der Fall der Lifestyle-Influencerin Yovana Mendoza zeigte deutlich, was geschieht, wenn man dem Körper Dinge vorenthält, die unser evolutionäres Fortpflanzungssystem braucht: Man rutscht mit seiner beneidenswerten Figur am Strand von Bali in die vorzeitigen Wechseljahre – mit Mitte zwanzig.

- **Fettarme Ernährung.** Die für deine Fortpflanzung und deinen Zyklus so wichtigen Steroidhormone werden aus Cholesterin gebildet, deshalb brauchst du Fett in deiner Nahrung. → *Pregnenolon*, die Urmutter der Hormone, wird in der Nebenniere gebildet – ebenfalls aus Fett. Gib deinem Körper genug davon! Iss gute Fette. Welche das sind, findest du im Kapitel *Ernährung und Vitalstoffe.*
- **Physische und psychische Belastungssituationen.** Ausgeprägter Stress im Privatleben oder am Arbeitsplatz, Kummer und existenzielle Sorgen können die Follikelphase, die Eireifung, verlängern. Stress ist massiv anstrengend für deine Seele und deinen Körper. Auf der biochemischen Ebene liegt das am Zusammenhang der Steroidhormone. Pregnenolon, der Vorläufer der Steroidhormone Progesteron und Östrogen, wird in der Nebenniere gebildet, genau wie das Stresshormon Cortisol. Bei »viel Stress« entscheidet der Körper: Überleben ist wichtiger als Fortpflanzen – und spart an den Sexualhormonen zuerst. Mehr unter → *Cortisol und Adrenalin* im Kapitel *Modernes Leben.*
- **Endokrine Erkrankungen.** Störungen deiner → *Schilddrüse,* → *PCOS* oder → *Diabetes* sind komplexe Ungleichgewichte oder Erkrankungen Hormon produzierender Organe, die auf andere endokrine Systeme (hier: deine Fortpflanzungshormone) Einfluss nehmen. Alle drei Störungen sind komplex und werden deshalb in eigenen Kapiteln im Kapitel *Mehr Medizin* beschrieben.
- **Verminderte ovarielle Reserve** ist die Bezeichnung für eine Unterfunktion deiner Eierstöcke, viel seltener ist die *Primäre ovarielle Insuffizienz (POI).* Gemeint ist damit eine Störung in der Eireifung, die wiederum unterschiedliche Ursachen haben kann, oft ist es ganz banal das Alter im Sinne von »vorzeitigen Wechseljahren«. Bei der POI findet man eher schädigende Einflüsse von außen, etwa nach einer Chemotherapie oder bei Raucherinnen. Auch andere hormonelle Störungen wie etwa eine → *Nebenniereninsuffizienz* können dazu führen. Einige Autoimmunerkrankungen wie Hashimoto, Rheuma, Lupus erythematodes und einige mehr weisen einen gewissen statistischen Zusammenhang mit einer verminderten ovariellen Reserve auf. Mehr dazu findest du nachfolgend unter → *ovarielle Reserve* und im Unterkapitel *Autoimmunes Geschehen* im Kapitel *Ernährung und Vitalstoffe.*

Neben allem, was wir über Fruchtbarkeit wissen, sollten wir uns dennoch davor hüten, uns als defizitäre Wesen zu betrachten, an denen irgendetwas nicht richtig ist, sodass wir daran herumschrauben müssten – wir Frauen mal wieder: zu dünn, zu dick, zu alt. Du bist fürs Kinderkriegen gemacht (zu einigem anderen auch)! Deine Biologie will das und kann das. Wahrhaftige Selbstliebe ist etwas enorm Kostbares, und viele von uns Frauen (und Männern vermutlich auch) laufen lebenslang verletzt durch Urteile anderer oder gegängelt von eigenen, sehr unfreundlichen Glaubenssätzen herum. Und gleichzeitig sollte uns alle *#bodypositivity* nicht dazu verleiten, dass wir immer alles an uns toll finden sollen. An manchen medizinisch benennbaren Punkten ist es hilfreich, nicht die Augen vor ihnen zu verschließen: offene Augen mit einem liebevollen Blick.

Kennzeichnend für den Gentian-Zustand ist Mutlosigkeit und ein grundlegender Mangel an Urvertrauen, dass letztlich irgendwie alles gut wird. Auch in anderen Lebensbereichen ist das Glas für dich halb leer, auch dann, wenn es tatsächlich gerade bergauf geht und berechtigte Hoffnung am Horizont aufscheint. Etwas in dir möchte unbedingt an das Positive glauben, aber irgendwie bekommst du die Kurve nicht und haftest am Schwarzsehen fest. Jeder Rückfall lässt deine Welt zusammenbrechen. Doch wieder kein Eisprung. War ja klar. Manchmal möchtest du einfach alles hinwerfen. In jeder neuen Situation findest du sofort die entsprechenden Gründe, warum es auch diesmal nicht klappen wird. Lieber gehst du vom Schlimmsten aus, um dich vor erneuter Enttäuschung zu schützen – und fühlst dich gleichzeitig auch wieder bestätigt.

Typische Zitate im Gentian-Zustand:

»Ja, ich bin jetzt schwanger geworden. Aber wahrscheinlich wird es eh eine Fehlgeburt.«

»Ich bin jetzt immerhin schon 36!«

»Meine Ärztin hat auch gesagt, dass es wahrscheinlich schwierig wird.«

Dein Kraftsatz:

»Es wird sich alles fügen und gut sein.«

Anwendung: *Nimm 3-mal täglich einen Pipettenspritzer unter die Zunge und lasse die Blüte oder die Bachblütenmischung im Mund zergehen. Bei akuten Ereignissen (Angst, Schock, körperlichen Akutsituationen) auch öfter: Du kannst alle zehn Minuten einige Tropfen unter die Zunge geben.*

KEIN EISPRUNG: ANOVULATORISCHE ZYKLEN

Bei sogenannten *anovulatorischen Zyklen* hakt es meist an der Reifung der Eizellen. Dein Eisprung kommt dadurch einfach nicht »in die Puschen«. Die Menstruation bleibt deshalb zunächst aus, du hast einen langen – manchmal gefühlt auch gar keinen – Zyklus oder merkwürdige Zwischenblutungen, die du nicht zuordnen kannst. Wenn es hin und wieder Eisprung-Aussetzer gibt, ist das weder ungewöhnlich noch schlimm. Bei einem Dauerthema und totalem Zyklus-Chaos ist es aber natürlich sinnvoll, genau hinzuschauen. Der häufigste Grund für ausbleibende Eisprünge ist das → *PCOS (Polyzystisches Ovar-Syndrom)* und – vor allem bei Frauen über Mitte 30 – die → *verminderte ovarielle Reserve*. Bei beiden funken die zentralen hormonellen Regulationsthermostaten von Hypothalamus und Hypophyse nicht richtig, sodass die FSH/LH Produktion nicht so erfolgt, wie sie gebraucht wird. Im folgenden Kapitel *Deine Eizellen* erfährst du genau, was du tun kannst, um die Eizellproduktion selbst zu unterstützen.

Ein Faktor ist für ein abwartendes und naturheilkundlich begleitetes Prozedere unerlässlich: Zeit und Geduld. Es wird mehrere Monate brauchen, bis du absehen kannst, ob sich mit den komplementären Methoden und einer eventuellen Ernährungsumstellung etwas tut. Wenn diese Zeit nicht da ist, weil du 39 bist, miese Hormonwerte hast und dein Partner obendrein nicht so besonders willige Spermien, kann »ein Jahr Zykluspflege mit begleitendem Kräutertee« mit ungewissem Ausgang allerdings auch nicht unbedingt der beste Rat sein, weil darüber eben auch kostbare Zeit ins Land geht. Es kommt immer auf viele, viele Faktoren an. Aber lass dir eines nicht erzählen: Dass eine reduzierte ovarielle Reserve hinzunehmen ist, weil man da nichts dran drehen kann. Das ist erwiesenermaßen überholt, die neuen, bahnbrechenden Erkenntnisse aus der Eizellenforschung sprechen eine ganz deutliche und mutmachende Sprache. Nimm deine Fruchtbarkeit selbst in die Hand!

Die schulmedizinische Behandlung geschieht bei solcherlei Eireifungsstörungen und anovulatorischen Zyklen oft mit dem Wirkstoff *Clomifen*.

Dieses Medikament blockiert die Hormonrezeptoren an der Hypophyse, sodass deinem Körper ein Mangel vorgetäuscht wird, auf den du dann mit einer eigenen, gesteigerten Bildung von FSH und LH reagierst. Clomifen ist – im Vergleich zu den assistierten Kinderwunschbehandlungen – relativ nebenwirkungsarm, es kann oral verabreicht werden, sodass der Lebensalltag kaum beeinträchtigt wird und du ein viel weniger aufwendiges Zyklusmonitoring bei deiner Ärztin erfährst. Und das ist wichtiger, als du vielleicht anfangs denkst. Andere Maßnahmen bedeuten einen viel größeren Eingriff in die normalen Abläufe und bringen so auch viel mehr »Psychostress« mit sich.

In zwei neueren Untersuchungen wurde die Clomifen-oldschool-Variante mit den »modernen« (in dem Fall: jüngeren) Methoden verglichen. Clomifen schnitt dabei »bemerkenswert« – wie Prof. Kentenich vom Fertility Center Berlin es nennt – gut ab. Von den Autoren dieser neuen Studien wird explizit empfohlen, eher noch mal sechs weitere Clomifenzyklen dranzuhängen, als zu früh auf die invasiveren Maßnahmen (etwa IVF oder ICSI) zu wechseln, bloß weil man es kann. Sinn dieses Buches ist es zudem, dir Dinge an die Hand zu geben, damit du möglicherweise die assistierten Methoden gar nicht erst brauchst oder diese gut unterstützt werden können, sodass du schneller schwanger wirst.

Eine typische Nebenwirkung von Clomifen ist die Überstimulation. Gemeinsam mit deiner Frauenärztin wirst du ein gutes individuelles Protokoll ermitteln, damit deine Eierstöcke anspringen, aber nicht komplett durchdrehen.

Traubensilberkerze

Cimicifuga racemosa

HEILPFLANZE

Die Traubensilberkerze, in Nordamerika *Squaw Root* genannt, ist eine wertvolle Frauenpflanze mit ganz unterschiedlichen hormonausgleichenden Wirkungen. Seit einigen Jahren werden viele traditionelle Frauenkräuter auch mit wissenschaftlichem Interesse erforscht. Interessanterweise sieht man dabei unter anderem, dass sich etliche dieser Kräuter gar nicht in die Schubladen »östrogenartig« oder »progesteronartig« stecken lassen. Nahm man lange an, eine Pflanze wirke eindimensional als »Phytoöstrogen«, so weiß man heute, dass man besser von Östrogen- und Progesteronmodulation spricht. Es wird also die Interaktion mit den Hormonrezeptoren *moduliert*. Das meint hier: diese wird ausgeglichen – je nach Zielorgan in ganz unterschiedlichen Facetten.

Die Traubensilberkerze etwa wirkt gleichzeitig SHBG-erhöhend (*Sexualhormon-bindendes Globulin,* das für die Regulation von Testosteron und Östrogen sorgt) als auch eireifungsstimulierend. Das Endometrium wird in seinem Aufbau unterstützt und das LH wird angeregt. Zudem interagiert Cimicifuga auch mit Rezeptoren des zentralen Nervensystems, etwa Dopamin-, Serotonin- und GABA-Rezeptoren, was vermutlich zu dieser weitreichend regulierenden Wirkung beiträgt.

Die Silberkerze ist vor allem dafür bekannt, dass sie die Wechseljahre gut begleitet. Sie ist aber auch in der Kinderwunschzeit wunderbar für Frauen mit zögerlicher Eireifung, unregelmäßigen oder ausbleibenden Eisprüngen und bei → *PCOS*. In Untersuchungen wurde sie als effektive Ergänzung in Clomifenzyklen gesehen, vor allem bei den Low-Responderinnen, also Frauen, die weniger gut auf Clomifen ansprechen.

Anwendung: *Wegen der potenziell Leber belastenden Wirkung ist es sinnvoll, hier auf standardisierte, kontrollierte Produkte zurückzugreifen und nicht »irgendetwas« im Internet zu bestellen. Nur so ist eine wirklich sichere Einnahme gewährleistet. Nimm etwa Remifemin® (2,5 mg/Tablette), 2-mal täglich 1 Tablette über mehrere Wochen. Bei Eintreten einer Schwangerschaft solltest du Cimicifuga absetzen.*

WAS WEISS DAS LABOR? HORMONWERTE UND CO.

Im Rahmen der Kinderwunschbehandlung nimmt man natürlich auch Blut ab und misst gewisse Hormonwerte. Denn, ja, es gibt viele Hormone, die einen fruchtbaren Zyklus bestimmen, und ja, das Zusammenspiel ist komplex, und ebenfalls ja: Wenn es an einer Stelle hakt, hakt manchmal das ganze »Konzept Fruchtbarkeit«.

Allerdings ist nur dann mit einem Erkenntnisgewinn (und damit einem Therapieansatz) zu rechnen, wenn man überhaupt Anhaltspunkte auf eine Hormonstörung hat. Wenn du einen halbwegs regelmäßigen Zyklus im zuvor beschriebenen Sinne hast, bietet eine gut geführte Temperaturkurve über drei, vier Zyklen viel mehr Erkenntnisse (etwa über die Frage nach einer Gelbkörperschwäche) als eine winzige Momentaufnahme aus deinem Blut per Laborschein.

Wenn du nicht schwanger wirst, obwohl du Eisprünge hast, liegt die Antwort eher nicht in den Hormonen, sondern in der »Qualität« (= Befruchtbarkeit) deiner Eizellen oder den Spermien deines Mannes oder an beidem! Wenn du keine oder unregelmäßige Eisprünge hast, ist das etwas anderes. Da geht es dann auch um die Abklärung deiner → *ovariellen Reserve* und die → *ovarielle Response*. Dazu findest du Ausführliches im Kapitel *Deine Eizellen*.

Die meisten medizinisch interessierten Laien sind große Fans von Laborwerten. Wenn also irgendetwas nicht ganz rund läuft, ist der erste Gedanke demnach oft: Man könnte ja mal ein »großes Blutbild« machen. Gemeint ist damit in diesem Kontext meist etwas ganz anderes, nämlich »Hormone checken«.

Um es gleich vorweg zu sagen: Im Allgemeinen dürfte in der Bevölkerung klar überschätzt werden, was unspezifische Blutwerte aussagen können. Es gibt Frauen, die bereits nach drei oder vier »Übungs-Zyklen« bei ihren

Frauenärzten auf der Matte stehen und sich pro Zyklus diverse Male Blut abnehmen lassen. Sie erhoffen sich Antworten auf diese Fragen: Ist das FSH nicht zu hoch/hoch genug, wann ist der LH-Peak, ist auch wirklich genug Progesteron da oder handelt es sich um eine Gelbkörperschwäche? Solltest du zu ihnen gehören: Lass! Den! Quatsch! Eine laborchemische Aussage im Sinne eines »Fruchtbarkeitschecks« zu treffen, ob eine Frau demnächst oder später oder überhaupt in der Lage sein wird, ein Baby zu bekommen, funktioniert so nämlich tatsächlich nicht. Gleiches gilt für Speicheltests, die im Internet gerade wie Pilze aus dem Boden schießen und die ebenfalls viel mehr versprechen, als sie wirkliche Erkenntnisse verschaffen. Genauso, wie das schon erwähnte »große Blutbild« eben nicht so etwas wie eine TÜV-Untersuchung zu allem Denkbaren ist, etwas, das einem sagt, ob irgendein chronisches, akutes oder subakutes Ungemach droht. Eine konkrete diagnostische Fragestellung ist immer die Grundlage für ein sinnvolles Kreuz auf dem Laborschein. Was möchte ich wissen und wobei bringt mich das weiter? **Ausgiebige Labordiagnostik ins Blaue hinein provoziert Diagnosen und ist letztlich uferlos ausweitbar. In jedem Bereich der Medizin ist das so.**

Schon einer der Titanen der modernen Inneren Medizin, Prof. Rudolf Gross, der über 700 wissenschaftliche Arbeiten veröffentlichte, wusste: *»Gesund ist, wer nicht hinreichend untersucht wurde.«*

Ich bin überzeugt, dass viele dieser Laborchecks aus einer Mischung von wissensdurstigen und bedürftigen Patientinnen, viel Laiencontent *im Internet,* zu wenig Zeit in der Sprechstunde für komplexe Erklärungen und allseitiger Zufriedenheit bei »schwarz-auf-weiß-Befunden« resultieren. Es führt aber gleichzeitig zu viel Stress, Abgeben des Körpergefühls an Ärztin oder Medizinapparat und nicht selten zu einer daraus folgenden Aktionismusspirale, die sich dann auf das Erleben der frühen Schwangerschaft fortsetzt und die viele Frauen bis zur Geburt nicht mehr loswerden.

Ich habe mittlerweile etliche Frauen begleitet, die unter labordiagnostischen Aspekten nie hätten schwanger werden können – und denen das auch so gesagt wurde –, die aber dennoch *guter Hoffnung* vor mir saßen, als Hebamme komme ich in meiner klassischen Arbeit ja genau dann erst ins Spiel. Sie hielten mir Diagnosen unter die Nase, mit Brief und Siegel.

Diagnostiziertes → *PCOS*, niedriges → *Anti-Müller-Hormon*, eine → *Gelb-körperschwäche*, um nur einige der beliebtesten zu nennen, alle beauf-tragten Experten wiegten bedenkenvoll ihr Haupt.

Absolute Normwerte sind in jedem Feld ausgesprochen schwierig, weil jeder Mensch, jeder Zyklus anders ist und demnach auch die physiolo-gische Spannbreite – also die Werte, die normal sind – enorm hoch ist.

An der Uni in Heidelberg wird pionierhaft an weiblichen Fruchtbarkeits-zyklen geforscht. Dort hat man untersucht, welche Eisprungprognose mehr Gewicht hat: Die von Ärzten mit LH-Werten aus dem Referenzlabor plus sonografischer Follikelbetrachtung oder die von Frauen, die aus-schließlich das fruchtbare Zervixschleim-Zeichen selbst ermittelt hatten, sogar ohne Temperaturmessung. Dreimal darfst du raten – die Frauen mit ihrem Schleim waren besser.

Es gibt noch weitere Laborwerte, die im Kontext von Nährstoffversorgung eine wichtige Rolle spielen. Diese sind im Kapitel *Ernährung und Vital-stoffe* näher erklärt.

GELBKÖRPERSCHWÄCHE

Auch die sogenannte Gelbkörperschwäche (auch: Lutealschwäche) ist eine häufige Diagnose – oder auch manchmal: schwammige Ver-dachtsdiagnose – in der noch unerfüllten Kinderwunschzeit. Wenn sich nach dem Eisprung aus deinem Follikel der Gelbkörper bildet, über-nimmt dieser die Progesteronproduktion für die ganz frühe Schwanger-schaft. Geschieht das nicht ausreichend, »kippt« das System und es fin-det eine Abbruchblutung statt, obwohl eine Empfängnis eingetreten ist, und deine zarte kleine Schwangerschaft endet in einer ganz frühen → *Fehlgeburt*.

Die genauen Gründe dafür kennt man bislang nicht. Möglicherweise steht in diesen Fällen nicht ausreichend Pregnenolon, also Substanz-hormon, zur Verfügung, um daraus Progesteron zu bauen. Das kann an fettarmer Ernährung liegen, an zu viel → *Stress* (weil dann zu viel Preg-nenolon für das Cortisol gebraucht wird) oder an zu wenigen guten Nähr-stoffen generell. Auch ein hoher Prolaktinspiegel kann dafür verantwortlich sein, etwa bei stillenden Frauen oder bei einem lang andauernden hohen Stresslevel. Neuere Forschungen beschäftigen sich auch mit den Progesteronrezeptoren, die möglicherweise in diesen Fällen nicht gut auf das Progesteron ansprechen.

Sehr oft findet man keinen Grund und auch nichts, was eine Frau hätte tun oder lassen können! Das ist wichtig für all die Schuldgefühle, die Frauen erleben, wenn eine frühe Schwangerschaft nicht gehalten hat. Es war nicht der Streit mit deinem Mann (Stress), nicht die eine Tasse Kaffee mehr (Koffein), nicht die Überstunden im Büro (Überlastung).

Ein typisches Symptom für eine Gelbkörperschwäche sind kürzere Zyklen mit verkürzter Lutealphase oder Schmierblutungen, die mehr als einen Tag vor der Regel anhalten. Die zweite Zyklusphase sollte mindestens zehn Tage lang sein, damit sich die befruchtete Eizelle gut einnisten kann. Grundsätzlich sind etwas längere Zyklen (30 bis 31 Tage) im statistischen Mittel eher assoziiert mit einer höheren Geburtenrate als kürzere Zyklen (unter 26 Tagen).

Für die labordiagnostische Bestätigung ist immer eine genaue Eisprung-Ermittlung notwendig (auch hier gilt: Zervixschleim ist das zuverlässigste Zeichen und den LH-Werten überlegen!), damit die gemessenen Progesteronwerte auch zum Zyklustag passen.

Die schulmedizinische (und verschreibungspflichtige) Therapie bei einer nachgewiesenen Lutealschwäche ist die vaginale Gabe von Gelbkörperhormonen (Utrogest® Luteal) per Weichkapsel. In welchen Fällen die Studienlage eine prophylaktische Gestagengabe empfiehlt, findest du im Unterkapitel *Fehlgeburten* im Kapitel *Mehr Medizin*. Phytotherapeutisch kann Mönchspfeffer, → *Vitex agnus-castus*, die zweite Zyklushälfte gut unterstützen.

Mönchspfeffe

Die Beeren der Mönchspfefferpflanze gehören zu den wirkungs-
vollsten und verbreitetsten Frauenheilkräutern überhaupt. Vitex
(oder Agnus Castus – so wird es auch genannt) wird klassischerweise
bei zahlreichen Beschwerden rund um das PMS (prämenstruelles
Syndrom) und in den beginnenden Wechseljahren eingesetzt. Er wirkt
unterstützend auf die Bildung und die Wirkung des Gelbkörperhormons, des Progesterons. Im Kontext Kinderwunsch ist daher eine Einnahme von Vitex eine besonders gute Idee, wenn die zweite Zyklusphase verkürzt ist und eine → *Gelbkörperschwäche* im Raum steht.
Vitex hat zudem eine Prolaktin regulierende Wirkung. Prolaktin ist das
zentrale Hormon der Milchbildung und hat eine biologische Funktion
bei der Eisprungunterdrückung in der Stillzeit, wird aber auch aus
anderen Gründen – etwa bei einem höheren Stresslevel – bei einigen
Frauen vermehrt ausgeschüttet. In ganz niedrigen Dosierungen (oder
tiefen homöopathischen Potenzen) stimuliert Vitex eher die Prolaktin-
bildung und kann zu Beginn der Stillzeit zur Unterstützung der Milchbildung beitragen. Interessanterweise findet sich also auch bei diesem
wichtigen Heilkraut eine selektive und modulierende Wirkung auf das
Hormonsystem.
In den unten genannten Dosen hemmt Mönchspfeffer die Prolaktin-
bildung und unterstützt so den Eisprung, sodass dadurch eines der
Hemmnisse eines ausgewogenen Zyklus reguliert werden kann. Wenn
Vitex ein passendes Kraut ist, nimm es über einige Zyklen hinweg kontinuierlich (also nicht ausschließlich in der zweiten Zyklushälfte!) ein.

Anwendung: *Der Wirkstoff aus den Agnus-castus-Beeren ist fettlöslich,
daher sind alkoholische Auszüge wie Agnolyt® (1-mal täglich 40 Tropfen)
oder alkoholextrahierte Trockenextrakte, etwa Agnucaston® (1-mal täglich
ein Dragee mit 4 mg Trockenextrakt) sinnvoll, keine Tees. Bei Eintreten einer
Schwangerschaft solltest du Mönchspfeffer absetzen.*

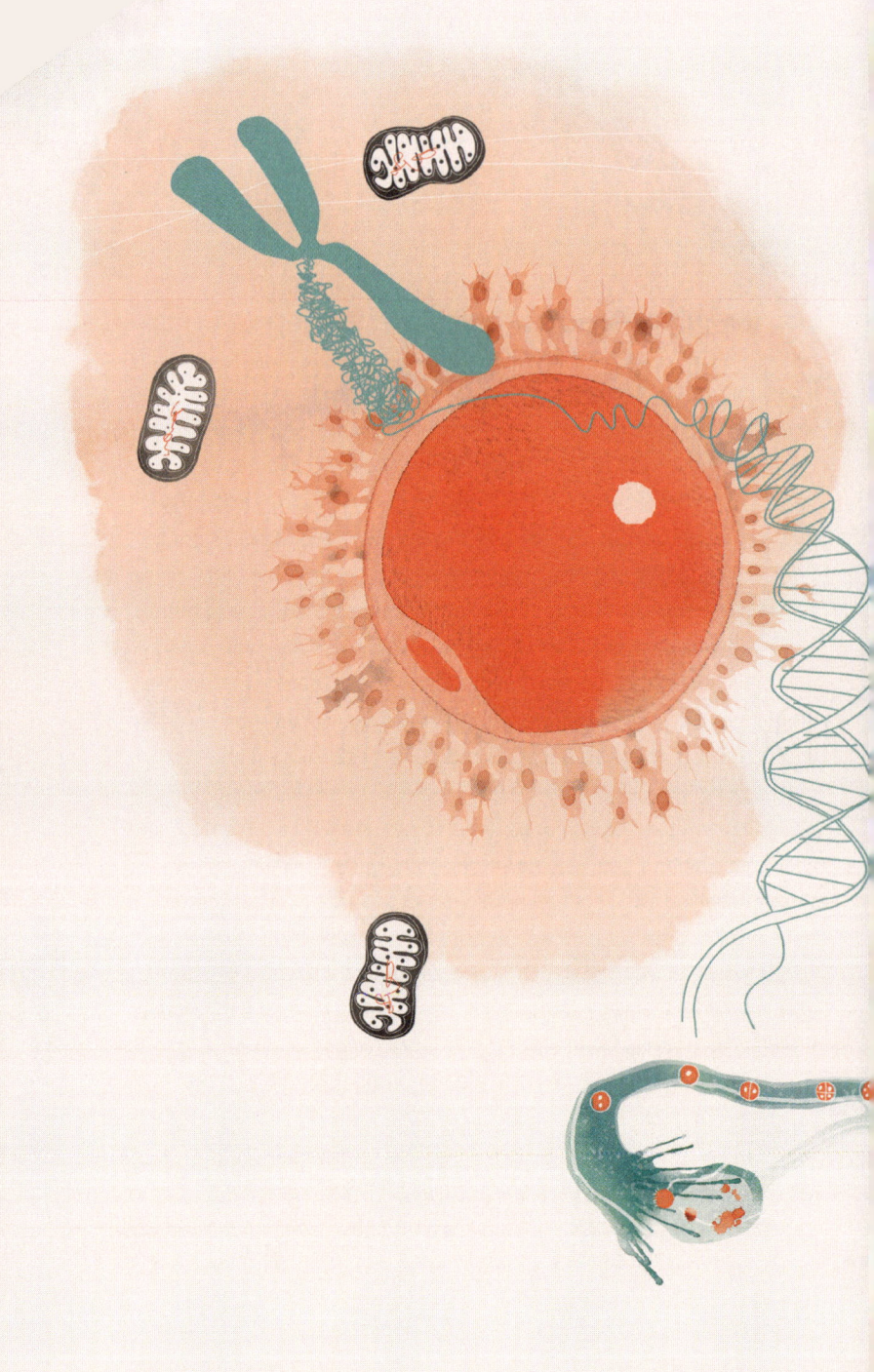

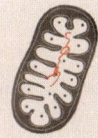

KAPITEL 2

Deine Eizellen

Deine Eizellen sind der Anfang allen Lebens, die Wiege deiner Babys, alles das, was du ihnen mit ins Leben gibst, findet sich bereits in dieser Urzelle. Dein lebenslanger Vorrat an Eizellen wird bereits in deiner eigenen Embryonalzeit gebildet. Er ist also seit je in deinem Körper angelegt. Doch erst in deiner fruchtbaren Lebensphase durchlaufen die einzelnen Eizellen während ihrer Follikelzeit die entscheidenden Entwicklungszyklen, die aus ihnen befruchtungsfähige Eizellen machen. Dies geschieht in der Zeit vor dem Eisprung, nachdem die Zellen etwa drei Monate zuvor durch das FSH und das Östrogen aus ihrem Dornröschenschlaf geweckt wurden. Mit dieser wichtigen Reifungsphase beschäftigen wir uns intensiv in diesem Kapitel, und du erfährst, was du tun kannst, um deine Eierstöcke zu pflegen, die Qualität deiner Eizellen mit einfachen Maßnahmen zu verbessern und somit die Chance auf eine Empfängnis und auf ein Baby deutlich zu erhöhen.

DEINE EIERSTÖCKE

In deinen Eierstöcken geschieht Magie, hier reifen deine Eizellen heran. Für diese Reifezyklen ist deine Hypophyse, die Hirnanhangsdrüse, der entscheidende Taktgeber. Dort wird ab deiner Menstruation in der Follikelphase das *FSH*, das *follikelstimulierende Hormon,* ausgeschüttet, das die Eizellen heranreifen lässt. Am Ende dieser Follikelphase tritt kurz und effizient das *LH*, das *luteinisierende Hormon*, auf den Plan und löst den Eisprung aus. Mit zunehmendem Alter allerdings werden deine Eierstöcke langsam etwas »schwerhörig«. Sie brauchen ein stärkeres Signal, mehr FSH, um Eizellen zu Antralfollikeln und dann später zur sprungreifen Eizelle heranreifen zu lassen. Ein steigendes FSH ist ab Ende 30/Anfang 40 ein erstes Signal, dass die Uhr für deine Fortpflanzung nun lauter zu ticken beginnt.

FSH

Darum reagiert dein Körper in diesem letzten Drittel deiner fruchtbaren Lebensphase – wie so oft – sehr schlau und lässt zunächst das hormonelle Signal aus deinem Gehirn an deine Eierstöcke lauter werden: Deine Hypophyse schüttet mehr FSH aus, damit das entsprechende Eireifungssignal auch wirklich unten ankommt. Das bedeutet: Dein basaler FSH-Spiegel steigt messbar an, sobald die Wechseljahre langsam am Horizont auftauchen. Noch entfernt, aber bei genauem Hinsehen eben schon in Sichtweite. Allerdings ist es, will man die Bedeutung für deinen Körper und deinen Zyklus valide per Laborwert ermitteln, nicht mit einer einzelnen Blutentnahme getan, man braucht schon einige mehr, um deinen individuellen Verlauf sehen zu können. Wie alle Blutwerte in einem vitalen System schwankt dieser Wert, und das teilweise erheblich.
Sinnvollerweise nimmt man in diesen Fällen den FSH-Wert zwischen dem dritten und fünften Zyklustag ab und wiederholt das bei mindestens zwei bis drei weiteren Zyklen, um überhaupt eine aussagekräftige Entwicklung – zusammen mit den anderen Laborwerten – zu sehen.

OVARIELLE RESERVE

Mit diesem sperrigen Begriff beschreiben Mediziner das, was deine Eierstöcke in ihrer Bestimmung noch so draufhaben: Eizellen reifen und sie springen zu lassen. Mit der ovariellen Reserve ist zum einen die Anzahl der noch verfügbaren Follikel gemeint, die im Laufe des Lebens naturgemäß abnimmt, und zweitens die hormonellen Parameter, die ein Indikator für die Aktivität in deinen Eierstöcken sind. Spätestens ab Ende 30 ist die Diagnose »verminderte ovarielle Reserve« nichts, was irgendeinen Mediziner überrascht, und ab Anfang 40 »hat das« jede Frau. Wir werden älter, und das sieht man überall, auch an den Eierstöcken.

Unter vielen Hormonen stellen das FSH und das *Anti-Müller-Hormon (AMH)* die wohl wichtigsten Marker dar. Zusammen werden sie gern als *Tankanzeige der Eierstöcke* bezeichnet. Gemeinsam mit der *AFC*, der Anzahl der pro Zyklus reifenden Antralfollikel, erhält man, wenn man sie bestimmt, zumindest eine richtungsweisende Momentaufnahme. Es werden so alle Mosaiksteine zusammengesammelt, die zu einem besseren Verständnis deines unerfüllten Kinderwunsches beitragen, weil uns das vielleicht einen Therapieansatz aufzeigt.

Neuerdings spielt als weiteres Hormon das *DHEA* (Angeberwissen: *Dehydroepiandrosteron*) eine zunehmende Rolle, ein Hormon, das wie eine Art »Basishormon« die Ausgangssubstanz für weitere wichtige Steroidhormone darstellt. Sehr niedrige DHEA-Werte gelten ebenfalls als Marker für eine verminderte ovarielle Reserve. Neuere Strömungen innerhalb der Fertilitätsmedizin nehmen diesen Punkt ernsthaft in den Blick und empfehlen – zur Unterstützung einer spontanen Empfängnis oder im Rahmen einer IVF (In-vitro-Fertilisation) – gegebenenfalls eine DHEA-Substitution. Dazu findest du weiter hinten im Buch noch einige spannende Dinge und Behandlungsansätze → *DHEA*.

Es gibt natürlich noch weitere Hormone, die eine Rolle spielen, wie etwa das Inhibin B und das Östradiol. Um es nicht unnötig kompliziert zu machen: Deine Ärzte werden wissen, welche Hormonparameter sie dir wann abnehmen und warum. In Gänze ist das endokrine Geschehen so komplex, dass ich es hier bei den wesentlichen Punkten belasse, die zu verstehen wichtig sind, damit du weißt, warum die Vorschläge zu dem, was du selbst tun kannst, hier einen Platz finden.

Das Anti-Müller-Hormon (AMH)

Das Anti-Müller-Hormon (AMH) ist ein Steroidhormon, das von deinen Primärfollikeln, also in deinen Eizellen gebildet wird. Sinkt deren Anzahl und Aktivität, sinkt auch das AMH. Von einem niedrigen AMH spricht man üblicherweise ab einem Wert von unter 1 ng/ml.

Allerdings ist dieser Wert längst nicht so aussagekräftig, wie es mancherorts dargestellt wird, nach dem Motto: »*Spontan schwanger werden mit niedrigem AMH? Vergiss es!*«

Das AMH ist ein Marker von mehreren. Es muss immer zusammen mit weiteren Faktoren angeguckt werden, vor allem zusammen mit deinem Alter. Gerade bei jüngeren Frauen (unter 30) ist dieser Hormonwert nämlich wenig aussagekräftig: In einer Studie mit jüngeren Paaren, die sechs Monate lang nicht verhütet hatten, fand man exakt keinen Unterschied zwischen den Schwangerschaftsraten der Gruppe Frauen mit niedrigen AMH- und der Gruppe Frauen mit normalen AMH-Werten.

Auch das komplexe Themenfeld des → *autoimmunen Geschehens* (etwa → *Hashimoto*, → *Zöliakie*, → *Endometriose* und etliche mehr) beeinflusst die hormonelle Balance, etwa in der Nebenniere, dem zentralen Bildungsort der Geschlechtshormone, aber auch direkt in den Eierstöcken. Frauen, die unter einer der genannten Erkrankungen leiden, sind häufiger von einer verminderten ovariellen Reserve betroffen, auch schon in jüngeren Jahren.

Bei Frauen in der Altersgruppe 35 bis 45 ist ein niedriger AMH-Wert ein stärkerer Hinweis auf eine eingeschränkte Fruchtbarkeit (und prognostisch weit besser geeignet als das basale FSH allein oder auch die weiteren Hormonwerte wie das Inhibin B oder Östradiol). Einen besonders hohen AMH-Wert haben zudem Frauen mit → *PCOS*, deshalb ist nicht automatisch »ein hoher Wert gleich ein guter Wert«.

Da der Wert ebenfalls auch innerhalb des Zyklus schwanken kann, sollte er sinnvollerweise in der frühen Phase des Zyklus (gemeinsam mit dem FSH) abgenommen werden. Unter der *Pille* und einige Zeit nach deren Absetzen ist das AMH ebenfalls reduziert, weil deine Eierstöcke ja gerade

im Winterschlaf sind. Das ist also auch nicht der geeignete Zeitpu.
»schon mal zu gucken« wie es so an der Fruchtbarkeitsfront au
wenn die Kinderplanung Thema wird.

Der Blick auf die hormonelle Situation allein erlaubt tatsächlich keine
Prognose darüber, wann die Fruchtbarkeitsuhr abläuft, ob dir also noch
zwei oder zehn Jahre bleiben, um eine Familie zu gründen.

Was du tun kannst bei verminderter ovarieller Reserve

Lange Zeit hat man angenommen – und einige behaupten das noch
immer –, dass die ovarielle Reserve etwas Feststehendes ist, etwas,
das wie ein Schild um deinen Hals hängt. Als stünde die Tankanzeige
auf »leer«, ohne dass eine Tankstelle auf den nächsten 200 km auf dich
wartet. Neue Untersuchungen sagen, dass das falsch ist und dass sich
die zuvor genannten Faktoren deiner individuellen Reserve messbar
verbessern lassen. Folgendes kannst du tun:

- **Stop smoking,** spätestens jetzt.
- In der neueren Literatur gerade als »Star der Eizellverjüngung«
  gefeiert: Nimm ein gut dosiertes Präparat mit → *Coenzym Q10*
- **Checke deine →** *Insulinresistenz* und nimm ein paar Kilo ab, wenn du
  übergewichtig bist.
- Untersuchungen zeigen, dass es jahreszeitliche Schwankungen im
  AMH-Spiegel gibt. Und es gibt Hinweise darauf, dass ein → *Vitamin-D-*
  Mangel – der auch noch viele weitere ungünstige fruchtbarkeitsasso-
  ziierte Wirkungen hat – das AMH ebenfalls senkt.
- Lasse deine → *Schilddrüse* **checken.**
- Denke über → *DHEA* nach.

Mit diesen Maßnahmen kann sich dein AMH-Wert – je nach Ausgangs-
wert – nach einiger Zeit verbessern. Sehr wahrscheinlich gilt dies gleichfalls auch für weniger gut untersuchte Faktoren wie die grundsätzliche
Qualität deiner Ernährung oder die gezielte Gabe weiterer zellverjüngen-
der Antioxidantien, etwa → *Resveratrol* per Nahrungsergänzung.

Wir Menschen haben insgesamt 23 Chromosomenpaare in unseren Körperzellen, bis auf zwei Ausnahmen: In unseren Keimzellen, also in den Spermien und in den Eizellen, ist jedes Chromosom nur einmal vorhanden. Mit der Verschmelzung von Eizelle und Spermium verdoppelt sich dieser jeweils haploide Chromosomensatz und bildet damit auf DNA-Ebene die erste vollständige Baby-Körperzelle.

Vorher, im Verlauf der Reifung von Ei- und Samenzelle, durchlaufen die Chromosomen unterschiedliche Phasen von Reduktionsteilungen. Innerhalb dieser zwei bis drei Monate werden die Chromosomen – vereinfacht gesagt – mehrfach erst auseinander- und dann wieder zusammengebaut. Dieser komplexe Prozess ist natürlich störanfällig, wie du dir denken kannst. Entstehen hier Fehler, ist deine Eizelle möglicherweise nicht befruchtungsfähig oder sie kann sich nach der Vereinigung mit dem Spermium nicht weiter teilen. Oder aber die DNA im Spermium deines Mannes ist fehlerhaft, dann passiert das Gleiche. Mehr dazu später im Kapitel *Männliche Fruchtbarkeit*.

Bis zu einem Viertel aller Eizellen ist auf diese Weise bereits zum Zeitpunkt des Eisprungs defekt. Dies gilt für Frauen unter 35. Mit zunehmendem Alter steigt diese Quote auf frustrierende 70 % bei 40-jährigen Frauen an (mit großen Schwankungen innerhalb der gleichen Altersgruppe). Das bedeutet: Du wirst möglicherweise gar nicht erst schwanger, ein IVF-Versuch schlägt fehl oder du erleidest eine frühe Fehlgeburt. Das sind krasse und zunächst wirklich ernüchternde Zahlen.

Die gute Nachricht: Du kannst zur Steigerung der »Qualität« deiner Eizellen einen großen Beitrag leisten und sie entscheidend verbessern – seit einigen wenigen Jahren weiß man das, und diese Erkenntnis ist einigermaßen revolutionär. Du kannst deinen Eizellen helfen, damit diese weichenstellenden Reifeteilungen hübsch und ordentlich ablaufen.

Man hat viele Jahre angenommen, dass in den Eierstöcken eine kleine Mini-Uhr tickt, wir also in fortgeschrittenen Jahren mit älteren Eizellen klarkommen müssen. Das ist sicher auch zu einem Teil so richtig, und natürlich lässt sich unsere biologische Uhr nicht beliebig zurückdrehen. Dennoch ist die Phase der Entwicklung zum sprungreifen Follikel, den die Eizelle noch vor sich hat, wenn sie in deinem Eierstock schlummert, weitaus entscheidender als das eigentliche Alter der Eizelle. Man kennt heute einige Faktoren, die die Qualität deiner Eizellen, gemessen an der *Baby-take-home-Rate* (die heißt wirklich so), ganz deutlich verbessern können. Es gibt klar benennbare Dinge, die du tun kannst und andere, die du lassen solltest.

Tatsache ist auch, dass diese bahnbrechenden und neuen Erkenntnisse eine ganz unterschiedliche Verbreitung finden. Es kann sein, dass du, wenn du dich bereits in einer Kinderwunschbehandlung befindest, bei deinen Ärztinnen mit all diesen Ideen offene Türen einrennst und verschiedene Möglichkeiten moderner Eizell-Boosterings angeboten bekommst, auch ohne, dass du selbst nachhaken müsstest. Wenn das *nicht* der Fall sein sollte, empfehle ich dir, dich um diesen Teil selbst zu kümmern. Lies die Studien, die in den letzten Jahren dazu erschienen sind, viele von ihnen findest du im Anhang. Die Ergebnisse sind teilweise bahnbrechend und dürfen keinem Paar, das sich bislang vergeblich ein Baby wünscht, vorenthalten werden. Auch dafür ist dieses Buch da!

Wenn du diese Dinge weißt, kannst du selbst wesentliche Entscheidungen bestens informiert mittragen. Lass dich nicht mit »*Ach, das glaube ich nicht, das ist neumodischer Kram!*« abspeisen. Vermutlich hat der- oder diejenige, der/die das sagt, die neuen Arbeiten dazu nicht wirklich studiert und hält lieber daran fest, wie er oder sie es »immer schon gemacht hat«. Du aber hast keine Zeit zu verlieren.

Was sind »hochwertige Eizellen«?

An etlichen Stellen ist hier im Buch von »guter Eizellqualität« (oder auch: »guter Spermaqualität«) die Rede. Beim Dabei stockte mein Schreibfluss jedes Mal ein wenig, weil sich das selbst für mich (um deren Eizellen es noch nicht mal geht) in der Begrifflichkeit sehr technisch und bewertend anfühlt. Ähnliches erzählen mir Frauen von ihren Kinderwunschbehandlungen. Ganzheitlich gesehen fühlt sich da wohl kaum jemand. Es ist bei der assistierten Kinderwunschbehandlung von »Eizellgewinnung« oder »-ernte« die Rede (in den englischsprachigen Studien heißt es häufig »yield«, also »Ausbeute«), ganz als sei dein Eierstock eine Diamantenmine und koloniale Investoren säßen am Tisch, um sich über die Maximierung des Ertrages zu unterhalten. Schrecklich.

Viele Untersuchungen, die ich in diesem Buch zitiere und die uns neue Erkenntnisse über die Mysterien der Fruchtbarkeit rund um die Befruchtungsphase liefern, fanden unter → *IVF*-Bedingungen *(In-vitro-Fertilisation)* statt, weil nur diese ein wissenschaftliches Setting und genaues Zugucken unter dem Mikroskop ermöglichen. Ein zentrales Kriterium ist dabei die Befruchtungsfähigkeit der Eizellen. Bei einer IVF werden nach medikamentöser Stimulation der Ovarien einige Eizellen entnommen, im besten Fall viele, mehr also als im echten Leben, wo meistens eine, viel seltener einmal zwei Eizellen pro Zyklus heranreifen. Diese Eizellen werden dann in der Petrischale mit Spermien befruchtet. Nach fünf Tagen sind einige davon befruchtet und zur Blastozyste herangereift, andere aber eben nicht.

Mit »verbesserter Eizellqualität« ist also diese Quote von befruchteten und heranwachsenden Eizellen gemeint. Natürlich gilt das auch für Zyklen, in denen du spontan schwanger werden möchtest – nur dass dann meist eben nur eine Eizelle zur Verfügung steht und all diese Prozesse im Verborgenen ablaufen. Bei unerfülltem Kinderwunsch »hakt« es oft nicht daran, dass kein Eisprung stattfindet oder die Spermien ihren Weg nicht finden. Sondern daran, dass keine richtigen Zellteilungsprozesse stattfinden, die aus Ei und Spermium erst einen Embryo werden lassen. Und das wiederum liegt häufig an einer weniger guten »Eizellqualität« oder »Spermienqualität«.

Wenn es also in diesem Kapitel genau darum geht, meine ich alle die Aspekte, die die statistische Wahrscheinlichkeit erhöhen können, mit dieser einzelnen kostbaren Eizelle pro Zyklus spontan schwanger zu werden, oder die die Anzahl befruchtungsfähiger Eizellen in einem IVF-Zyklus erhöhen.

MITOCHONDRIALE GESUNDHEIT

Was macht eine besonders fitte und gesunde Eizelle aus? Schauen wir doch zum besseren Verständnis einmal in die Eizellen hinein. Wenn eine gesunde Zelle eines benötigt, dann ist es Energie. Energie ist Leben.

Und das gilt natürlich speziell für deine Eizellen. Du erinnerst dich, damals im Biologieunterricht: Mitochondrien sind winzig kleine Organellen im Inneren der Zelle. Ihre Anzahl pro Zelle variiert im menschlichen Körper sehr. Und zum Babymachen treffen tatsächlich die beiden Zellen mit der niedrigsten und mit der höchsten Mitochondrienanzahl aufeinander. In einer Eizelle gibt es mehrere hunderttausend Mitochondrien – und in einem Spermium vier bis fünf. Daran kann man ziemlich gut ablesen, was für eine herausragende Bedeutung eine gute Mitochondrienfunktion für die Gesundheit und die Funktion deiner Eizellen hat.

Das Schlagwort *Kraftwerke der Zelle* ist dir zum Thema Mitochondrium vielleicht noch in Erinnerung. Es geht also um Energieproduktion, um das ATP. ATP ist quasi der Treibstoff für alle biologischen Prozesse, die in deinem Körper ablaufen. Es sorgt für die Sauerstoffbindungsfähigkeit in den Zellen, für alle denkbaren Enzymreaktionen, für die Reizweiterleitung in den Nervenzellen, für die Bewegung der Muskelzellen, für alles eben, was Lebendigkeit ausmacht. Die Anzahl und auch die Gesundheit deiner Mitochondrien in den Zellen bestimmt darüber, wie viel Energie deinem Körper für alle denkbaren Stoffwechselaktivitäten zur Verfügung steht.

Eine weitere, enorm wichtige Mitochondrienfunktion ist ihr Beitrag zur Bildung und zum »Umbau« von Hormonen. Aus dem mit der Nahrung aufgenommenen Cholesterin etwa wird direkt in deinen Mitochondrien → *Pregnenolon* gebildet, das direkte Vorläuferhormon von Progesteron, dem Gelbkörperhormon.

Mitochondrien sind weiterhin die einzigen Zellorganellen mit einer eigenen DNA. Ein Nachlassen der Mitochondrienfunktion und altersbedingte DNA-Schäden sind Schlüsselmomente, warum unsere Zellen (und damit wir als Ganzes) müde werden und letztlich altern.

Für Eizellen mit ihrer hohen Mitochondriendichte gilt das ganz besonders. Auch die Follikelzellen in deinem Eierstock rund um deine Eizelle enthalten viele Mitochondrien, um deine Eizelle genau in der Lebensphase ordentlich mit Extra-ATP-Kraftstoff zu versorgen, in der sie ordnungsgemäß heranreifen und die komplexen Reife- und Reduktionsteilungen der Chromosomen durchlaufen soll. Dieses Zeitfenster, etwa drei Monate vor dem Eisprung, während deine Eizelle sich auf ihren großen Moment vorbereitet, ist eines der Schlüsselmomente für deine Fruchtbarkeit und deine Chance auf eine geglückte Schwangerschaft und damit das süßeste Baby der Welt.

Je weniger chaotische Mosaike sich aus der Eizellen-DNA entwickeln, umso größer ist die Wahrscheinlichkeit für einen kräftigen, überlebensfähigen Embryo und umso kleiner ist die Gefahr für die häufigste Ursache früher Fehlgeburten: chromosomale Störungen des noch winzigen Babys, die sehr oft nicht mit dem Leben vereinbar sind.

Auch Spermien beinhalten Mitochondrien, allerdings nicht in ihrem Köpfchen, das sich bei der Befruchtung mit der Eizelle vereint, sondern im Treibstoffpaket, das dem Spermienschwanz vorgelagert ist. Spermien brauchen Mitochondrien, um zielstrebig, schnell und geradeaus zum Ziel zu schwimmen.

Diese väterlichen Mitochondrien dringen nicht mit in die Eizelle ein. Ein weiterer Mitochondrien-Funfact – dies bedeutet auch, dass ein Baby ausschließlich Mitochondrien seiner Mutter erhält. Umso besser also, wenn diese fit und zahlreich sind. Eine weitere bestaunenswerte Tatsache ist, dass besonders fitte Eizellen tatsächlich die möglicherweise fragmentierte, also beschädigte DNA des befruchtenden Spermiums reparieren können. Deshalb können sehr alte Männer auch mit sehr jungen Frauen noch Kinder bekommen. Nicht, weil die Jungs noch so potent sind, sondern weil die jugendlichen Eizellen noch richtig was können.

Was deinen Mitochondrien hilft

Das Problem deiner Eizellen in fortgeschritteneren Jahren ist also nicht das Alter als solches, sondern das, was in dieser Lebenszeit in deinen Körperzellen passiert ist. Und weil ein zentraler Alterungsprozess durch deine Mitochondrien gesteuert wird, ist das eben auch der Ansatzpunkt dafür, die Uhr zurückzudrehen. Jugendliche Mitochondrien machen junge, frische Eizellen.

Es gibt etliche bekannte Faktoren, die gut für unsere Mitochondrien sind, die sie vermehren und gesund erhalten. Das sind zum einen Faktoren des Lebensstils: Bewegung im Allgemeinen, Ausdauersport im Speziellen; Fasten, auch periodenhaft, so wie beispielsweise Intervallfasten oder intermittierendes Fasten – für Frauen mit Kinderwunsch allerdings nur bedingt geeignet; nicht Rauchen und ausreichend Schlaf. Zum anderen natürlich eine gesunde Ernährung. Und darüber hinaus die ganz konkreten Möglichkeiten im Rahmen der Nahrungsergänzung.

OXIDATIVER STRESS

Das Leben auf der Erde ist seiner Atmosphäre angepasst, Sauerstoff ist das, worauf unser Zellstoffwechsel ausgelegt ist. Das bedeutet einerseits *Lebendigkeit*, andererseits *Oxidation*. Sauerstoff ist ein sehr reaktionsfreudiges Element, und oxidative Prozesse zerstören Zellen, genauso, wie diese den Sauerstoff zum Leben brauchen.

Oxidierendes Eisen rostet, oxidierendes Öl wird ranzig – und im Inneren unserer Zellen bilden sich durch Oxidation *freie Radikale*, die sich mit anderen Molekülen verbinden und diese dann ebenfalls oxidieren, also »rosten« lassen.

Oxidativer Stress ist ein alltäglicher Prozess, überall in unserem Körper. In jungen Jahren funktionieren die Reparaturprozesse in unserem Körper schneller und besser. Je älter wir werden, desto sichtbarer sind die Effekte des oxidativen Stresses. Bei uns Frauen sieht man das im Kontext Fruchtbarkeit an unseren Eizellen, bei Männern an ihren Spermien.

Beide Urzellen sind dem oxidativen Stress natürlich gleichermaßen ausgesetzt und können Schaden nehmen. Oxidativer Stress hat einen wesentlichen Einfluss auf die Qualität unserer Eizellen, unsere ovarielle Reserve und die allerersten Zellteilungen des winzigen Embryos.

Nicht nur das Alter, auch spezifische Umweltfaktoren tragen zum Stress für deine Eizellen bei, im Kapitel *Modernes Leben* werden einzelne noch umfassender erklärt. Phthalate und BPA (spezielle Gruppen von Weichmachern) gehören dazu, Schwermetallbelastungen und Elektrosmog, aber auch Schlafmangel.

Darüber hinaus erhöht auch ein latent zu hoher Blutzucker, wie er etwa bei einer Insulinresistenz entsteht, den oxidativen Stress für deine Zellen, ein Aspekt, der für Frauen mit PCOS besonders wichtig ist. Eine sinnvolle Unterstützung des Kinderwunsches mit → *PCOS* beinhaltet also neben der wichtigen Ernährungsumstellung sinnvollerweise auch eine

Begleitung mit bestimmten Antioxidantien, die die freien Radikalen in deinen Zellen »fangen«. Dazu gleich mehr im folgenden Kapitel.

Frauen, die unter Unfruchtbarkeit oder damit assoziierten Gesundheitsthemen wie etwa Endometriose leiden, weisen beispielsweise auch höhere Oxidationswerte in der peritonealen Flüssigkeit auf.

Wenn du nicht schwanger wirst, an fertilitätsassoziierten Erkrankungen leidest oder nicht mehr ganz taufrische Eizellen hast, kann das ein Hinweis darauf sein, dass dein antioxidantes Schutzsystem nicht ganz so leistungsfähig ist.

ANTIOXIDANTIEN

Freie Radikale wirken in jedem einzelnen Moment auf unsere Zellen. Neben allem Untergang ist das auch ein wichtiger Stimulus für unsere Abwehr. Allerdings begünstigen anhaltende und hohe Belastungen mit oxidativem Stress *chronisch-inflammatorische Erkrankungen*. Dagegen stehen unserem Körper wirksame Antioxidantien zur Verfügung, die unsere Zellen schützen. Das körpereigene antioxidative System besteht aus verschiedenen Proteinen und Enzymen. Auch das Schlafhormon → *Melatonin* wirkt als körpereigenes Antioxidans, es sorgt für die erholsame Kraft des Schlafes, währenddessen unser Körper sich regeneriert und repariert. Mit der Aufnahme von wichtigen Vitaminen, Spurenelementen und bestimmten sekundären Pflanzenstoffen (etwa den Polyphenolen) stehen uns auch exogene Antioxidantien zur Verfügung. Diese sind wichtige Anti-Aging-Faktoren, die unsere Zellen gesund erhalten.

Vitamin C ist ein wirksames Antioxidans, das du vielleicht aus der Küche kennst: Wenn du Avocado vor dem Braunwerden (also vor Oxidation) schützen möchtest – träufle etwas Zitronensaft darüber. Vitamin E ist ein wichtiges öliges Antioxidans, das Pflanzenölen oder auch Naturkosmetik häufig zugesetzt wird, um diese vor dem Ranzigwerden zu schützen (mehr dazu im Kapitel *Ernährung und Vitalstoffe*). Zwei weitere Antioxidantien haben eine so spezifische, positive Wirkung auf die Eizellen und Spermien, dass sie hier gesondert und ausführlich vorgestellt werden. Das ist zum einen das *Resveratrol*, zum anderen das *Coenzym Q10*.

Resveratrol

Resveratrol ist ein entzündungshemmendes Antioxidans, ein sekundärer Pflanzenstoff aus der Gruppe der Polyphenole. Es kommt besonders reichhaltig in roten Trauben und im japanischen Staudenknöterich vor. Seine Hauptaufgabe ist der Schutz der Früchte vor Pilz- und Bakterienbefall sowie vor schädlichen Umwelteinflüssen wie UV-Strahlung, Ozonbelastung und Toxinen. Es ist also ein wichtiger Teil des »pflanzlichen Immunsystems«.

Resveratrol wirkt direkt an den Mitochondrien und neutralisiert gleichzeitig reaktive Sauerstoffradikale. Es wirkt also antioxidativ und entzündungshemmend, auch besonders gegen die unterschwelligen Prozesse der »silent inflammation«, die auf Dauer ganz unterschiedliche degenerative Prozesse begünstigen – wie zum Beispiel Arteriosklerose, neurodegenerative Erkrankungen oder Krebs. Und letztlich ist auch ein unerfüllter Kinderwunsch ein solches »degeneratives Erkrankungsbild«.

Resveratrol wird mittlerweile in der Anti-Aging-Medizin gefeiert, weil es ein Protein aus der Gruppe der sogenannten Sirtuine, das *Sirt1*, aktiviert. Es ahmt dadurch das nach, was Kalorienrestriktion in den Zellen auslöst. Kalorienrestriktion ist der vergleichsweise banale, in der Wirkung auf sämtliche Zellen aber sensationell wirksame, mittlerweile wasserdicht dokumentierte Therapieansatz im gesamten Anti-Aging-Prozess überhaupt. David Sinclair ist der Forscher, der auf diesem Gebiet bahnbrechend forscht. Und seine spektakulären dicken struppigen Mäuse, die – füttert man sie mit Resveratrol – schlank, gesund und alt werden, sind mittlerweile weltberühmt.

Durch seinen Einfluss auf die Insulinachse wirkt Resveratrol unter anderem auch besonders effektiv bei → *PCOS*.

Seit einiger Zeit kennt man neben den generalisierten Wirkungen auch ganz konkrete Nachweise in Sachen Fruchtbarkeit. Resveratrol wirkt positiv auf die Bildung und die Funktion gesunder Spermien. Eizellen zeigen eine deutlich bessere Befruchtungsfähigkeit.

Dosierung: 100–200 mg Resveratrol/Tag – das entspricht ungefähr 400–600 mg Extrakt des japanischen Staudenknöterichs, je nach Präparat.

Coenzym Q10

Das Coenzym Q10 ist schon lange ein Star in der Anti-Aging-Forschung. Sogar unsere Nachtcreme ist damit angereichert, denn CoQ10 verspricht für all unsere Zellen das Gleiche: jugendliche Frische. Da ein unerfüllter Kinderwunsch oft genau diese Achillesferse betrifft, schauen wir uns das unbedingt einmal genauer an: Was genau bewirkt CoQ10 und was heißt das für deine Ovarien und deine Eizellen?

Coenzym Q10 ist ein wesentlicher Stoff für die Energiebereitstellung in den Zellen. Es wird vom Körper selbst gebildet und in den Mitochondrien gespeichert – eine größere Menge in jungen Jahren und zunehmend weniger, wenn wir älter werden. Gleichzeitig »verbrauchen« wir mit höherem Alter mehr davon für wichtige Reparaturprozesse in unseren Zellen und an unserer DNA. Überall dort, wo viel Energie in den Zellen benötigt wird, hilft CoQ10 dabei, dass die Energiebereitstellung und damit die Funktion der Zellen möglichst reibungslos vonstattengehen – sei es im Gehirn, in der Muskulatur, in Eierstöcken und Hoden oder eben ganz direkt in den Eizellen und Spermien.

Die neuen medizinischen Erkenntnisse über die Alterungsvorgänge in unseren Zellen und das neue Verständnis davon, was genau in unseren Eizellen geschieht, während wir älter werden, bieten gänzlich neue Ansätze. In jüngeren Studien wurde die antioxidative Wirkung des CoQ10 als ein extrem wirkungsvoller, verjüngender Frischekick für die Eizellen identifiziert, der einen entscheidenden Beitrag dazu liefern kann, dass Frauen schneller schwanger werden.

Schon die Flüssigkeit innerhalb deiner Follikel weist natürlicherweise eine hohe CoQ10-Konzentration auf. Eine neuere Untersuchung aus dem Jahr 2017 zeigt, dass ein hoher CoQ10-Gehalt in der Follikelflüssigkeit direkt mit einer Top-Eizellenqualität korreliert und zu einer deutlich höheren Schwangerschaftsrate bei IVF-behandelten Frauen führt.

CoQ10 ist daher neben Vitamin D und Folsäure einer der wichtigsten Vitalstoffe für deine Eizellen und vor allem für Frauen und Paare interessant, die über 30 sind und/oder mit der einschüchternden Prognose der verminderten → *ovariellen Reserve* konfrontiert wurden.

CoQ10 spielt eine wesentliche Rolle für die ATP-Produktion in den Mitochondrien, also die Energieproduktion in unseren Eizellen → *mitochon-*

driale Gesundheit. Wenn eine Eizelle nämlich weniger ATP produziert, bekommt sie Probleme in ihrem Reifungszyklus, sie ist weniger gut befruchtungsfähig, ihre Reparaturfähigkeit für angeschlagene Spermien funktioniert vermutlich bei weitem nicht so gut.

Auch in den komplexen Reduktionsteilungen in den Eizellen, also den Phasen des »richtigen« Auseinander- und Zusammenbauens der Chromosomen, spielen funktionstüchtige Mitochondrien und eine ordentliche Portion ATP eine wichtige Rolle. Eine der wichtigsten Erkenntnisse der Reproduktionsmedizin ist diese: Nur aus Eizellen und Spermien mit hübsch sortierten Chromosomensätzen kann ein widerstandsfähiger Embryo werden, der sich auch in den ersten fragilen Wochen gut entwickelt und zu einem gesunden Baby heranwächst. Chromosomale Störungen in diesen ersten Wochen einer Schwangerschaft sind die häufigsten Ursachen für frühe Fehlgeburten oder einen fehlgeschlagenen IVF- oder ICSI-Versuch.

Die neuere Studienlage gibt gute Hinweise darauf, dass CoQ10 in Form von Ubiquinol (der Unterschied zu Ubiquinon: siehe Kasten) ein ausgesprochen vielversprechendes Mittel ist, um die Alterungsprozesse in den Eizellen zu reduzieren oder gar umzukehren.

Es kann tatsächlich dazu beitragen, dass ihr – sowohl bei einer spontanen Schwangerschaft als auch bei assistierten Kinderwunschbehandlungen wie IVF oder ICSI – mit fitteren Eizellen in die Umsetzung eures Kinderwunsches starten könnt. Auch die Ansprechbarkeit der Eierstöcke, die → *ovarielle Response,* kann durch CoQ10 verbessert werden.

Offenbar ist CoQ10 tatsächlich in der Lage, aus älteren Eizellen von Frauen ab 30 jugendlichere Eizellen zu machen. Damit verbessert es einen großen Teil der Fruchtbarkeitsprobleme im Hinblick auf das gesunde Heranreifen der Eizellen, die erfolgreiche Befruchtung und die Zellteilungen mit einem bauplangerechten Chromosomensatz.

Ich habe während der vielen langen Nächte, in denen ich alles an Studien las, was ich in die Finger bekommen konnte, nichts gefunden, das für dieses Themenfeld vergleichbar bahnbrechend, effektiv, einfach und vollkommen nebenwirkungsfrei ist und das direkt an der Ursache ansetzt wie die Gabe des Coenzyms Q10. Umso weniger kann ich glauben, dass es oft noch immer den Frauen und Paaren selbst überlassen ist, mehr oder weniger zufällig darauf zu stoßen.

Du kannst die CoQ10-Versorgung deiner Eizellen ganz einfach verbessern, indem du das Coenzym als Nahrungsergänzungsmittel einnimmst. Konkret haben neuere Untersuchungen gezeigt, dass die Einnahme von CoQ10 in den Wochen vor einer IVF-Behandlung zu einer signifikanten Verbesserung entscheidender Parameter führt: Den Frauen, die CoQ10 zu sich nahmen, konnten mehr Eizellen entnommen werden, die Fertilisierungsquote war höher und die »Embryoqualität« besser, sodass mehr Embryonen kryokonserviert werden konnten.

Dosierung für Frauen: 100–200 mg Ubiquinol täglich, ab Beginn des Kinderwunsches. Kinderwunschzentren (und die Studien-Dosierungen) empfehlen teilweise deutlich mehr, etwa 400–600 mg, vereinzelt bis zu 800 mg pro Tag.
Nach einem positiven Schwangerschaftstest wird empfohlen, diese Hochdosis-Einnahme zu beenden, das Deutsche Institut für Risikobewertung empfiehlt keine CoQ10-Gaben in der Schwangerschaft. Wie so oft ist die »mangelnde Datenlage« der Grund dafür, lieber vorsichtig zu sein.

Dosierung für Männer: 100–200 mg Ubiquinol täglich.
CoQ10 ist im jugendlichen Sperma reichlich enthalten. Es ist quasi das zentrale Fruchtbarkeitsantioxidans, denn es wirkt direkt in den Keimzellen und systemisch auch auf das antioxidative Enzymsystem. Die Menge der Spermien, ihre Beweglichkeit und auch die Qualität der DNA verbessern sich durch CoQ10 deutlich.

Ubiquinon oder Ubiquinol?

Auch beim CoQ10 gibt es, wie bei vielen Nahrungsergänzungsmitteln, unterschiedliche Formen, die sich unter anderem auf die Bioverfügbarkeit auswirken. Die »reduzierten« Formen können generell meist leichter und vollständiger in den Körper aufgenommen werden. Während zum Beispiel bei der → *Folsäure* die »herkömmliche Form« von einigen Menschen (von denjenigen mit einer → *MTHFR-Mutation*) gar nicht oder sehr schlecht aufgenommen werden kann, gibt es auch beim CoQ10 zwei gängige Formen, die in Nahrungsergänzungsmitteln Verwendung finden. *Ubiquinol* heißt die reduzierte Form, *Ubiquinon* die »herkömmliche«. Ubiquinol ist komplizierter herzustellen und damit deutlich teurer, dafür muss es nicht so hoch dosiert werden. Eine sehr gute Ubiquinol-Qualität ist derzeit unter dem Handelsnamen *Kaneka* erhältlich. Um den gleichen Spiegel im Serum zu erzielen, brauchst du etwa die doppelte bis dreifache Menge Ubiquinon. Beide Varianten sind beim CoQ10 also möglich und letztlich Geschmackssache.

Alpha-Liponsäure

Alpha-Liponsäure ist eine schwefelhaltige Fettsäure. Sie wirkt als Coenzym auf den ATP-Stoffwechsel in den Mitochondrien und findet sich deshalb auch in besonders hoher Konzentration dort im Körper, wo wir eine hohe Mitochondriendichte finden: etwa im Herzen, aber auch in den Eierstöcken und in den Hoden. Alpha-Liponsäure wirkt antioxidant, neuroprotektiv, regulierend auf den Kohlenhydratstoffwechsel (→ *Insulinresistenz*) und verbessert die Blutgefäßweitstellung über den → *NO-(Stickstoffmonoxid-) Stoffwechsel*. Vor allem Frauen mit → *PCOS* können davon profitieren. Auch bei einer eingeschränkten → *ovariellen Reserve* oder bei Fehlgeburten in der Vorgeschichte ist Alpha-Liponsäure vielversprechend.

Dosierung: 200–300 mg der R-Form täglich

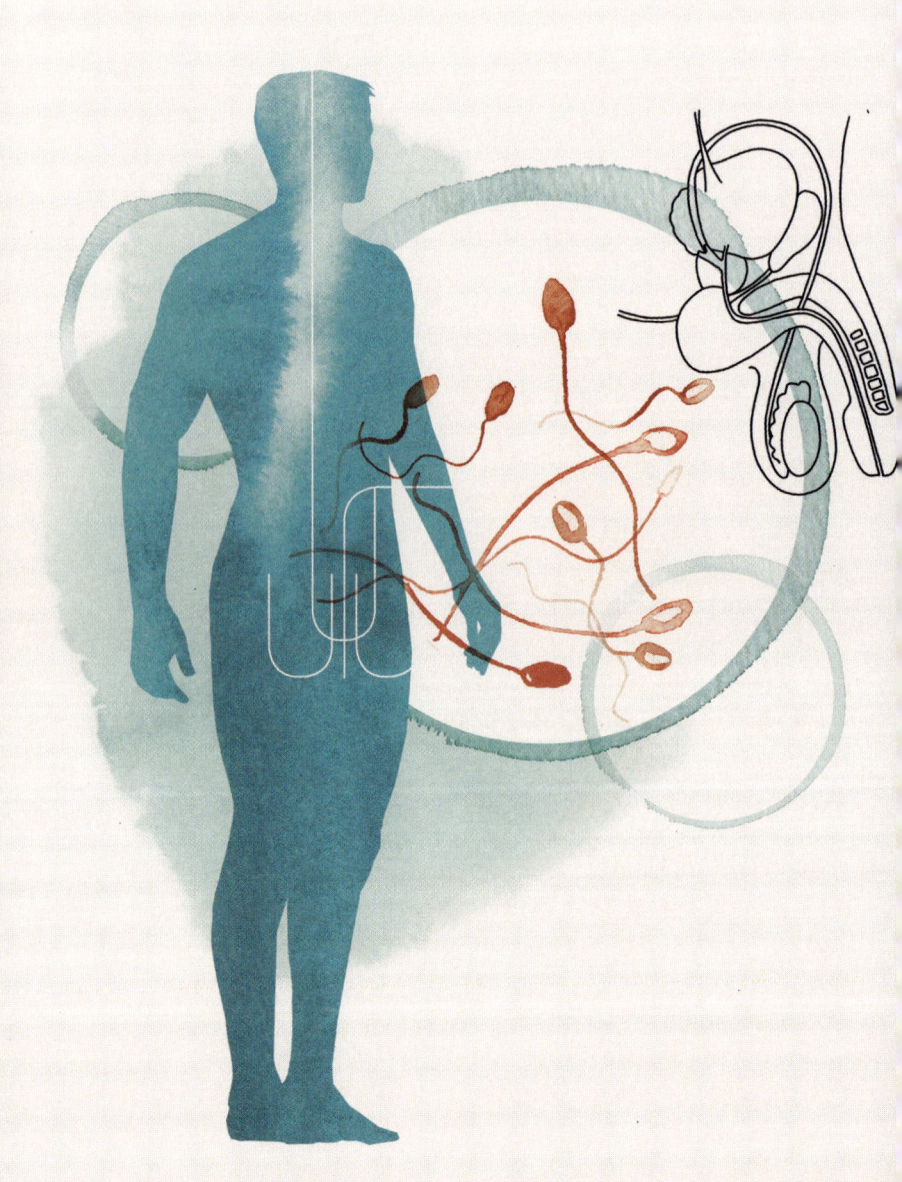

KAPITEL 3

Männliche Fruchtbarkeit

Zum Schwangerwerden gehören bekanntlich immer zwei. Zahlen gehen davon aus, dass bei etwa 40 Prozent aller unerwünscht kinderlosen Paare die Ursachen aufseiten der Frau, bei ebenso vielen 40 Prozent aufseiten des Mannes und bei 20 Prozent bei beiden gemeinsam zu suchen sind, so man das überhaupt in diese drei Schubladen packen kann.

Immerhin werden weiterhin vonseiten der Medizin ungefähr ein Drittel aller ungewollt kinderlosen Paare mit der Diagnose »*idiopathisch*« (ohne erkennbare Ursache) abgefrühstückt – ein Wort, das die Medizin immer dann benutzt, wenn sich »*keine Ahnung, wieso*« nicht so beeindruckend anhört.

Dennoch stehen vor allem die Frauen im Fokus der Fertilitätsmedizin, an ihnen wird mehr untersucht und »gemacht« als an den Männern. Das liegt natürlich in erster Linie daran, dass der weibliche Anteil am Schwangerwerden um einiges komplexer ist und sowohl die Befruchtung als auch die Einnistung des winzigen Embryos und letztlich die gesamte Schwangerschaft im Inneren des Körpers einer Frau stattfindet. Es gibt also auf diesem Weg zum Baby ganz unterschiedliche Etappen, bevor der Schwangerschaftstest endlich ein »Yippie« anzeigt.

Gleichzeitig gehört ein → *Spermiogramm* sicher zu den allerersten sinnvollen diagnostischen Maßnahmen, bevor man etwa an das Wort »Bauchspiegelung« (für die Frau!) auch nur denkt. Vermutlich geht man als Mann lieber zum Zahnarzt als zum Andrologen, aber mit dieser kurzen schmerzlosen Untersuchung ist man wirklich ein ganzes Stück schlauer. Und das können längst nicht alle medizinischen diagnostischen Maßnahmen von sich sagen.

Da Ungeduld uns moderne Menschen auszeichnet, an dieser Stelle noch ein paar Zahlen, die euch entspannen sollen: Kinderzeugen dauert. Das ist normal. In Studien mit Paaren einer gemischten Altersgruppe, die schwanger werden möchten und aus diesem Grund ohne Verhütung miteinander schlafen, wird nur die Hälfte innerhalb der ersten drei Monate schwanger, 70 % innerhalb eines halben Jahres und 85 % innerhalb eines Jahres. Von den restlichen 15 % wird wiederum die Hälfte ohne weitere Maßnahmen im darauffolgenden Jahr schwanger. Das ist durchaus ein Grund, mit invasiven Methoden und ihren zahlreichen Konsequenzen zu warten, wenn die Basis-Untersuchungen keinen Hinweis auf eine ernsthafte Fertilitätsstörung ergeben. Gleichzeitig kann man natürlich schon frühzeitig damit beginnen, einige Fruchtbarkeits-Hacks aus diesem Buch anzuwenden, denn: Häufig klappt es dann tatsächlich, einfach so.

Und ihr könnt in dieser Wartezeit damit beginnen, überhaupt erst mal zu verstehen, wie Fruchtbarkeit funktioniert – und zwar auf beiden Seiten: Eine noch so proper gepimpte Eizelle allein und die genaue Identifizierung der fruchtbaren Tage allein reichen nicht aus – diese fitte Eizelle braucht ein ebenso fittes Spermium, das zielstrebig den Weg zu ihr findet. Geschieht das nicht, vergeht ein weiterer Zyklus, eine weitere einmalige Chance, ein weiterer Monat – bis sich das nächste acht- bis zwölfstündige kurze Zeitfenster auftut und sich eine neue Eizelle für dein Sperma bereit macht.

In diesem Kapitel wende ich mich speziell an dich, den werdenden Vater mit Kinderwunsch. Es gibt in diesem Kapitel mehr Querverweise als in den anderen, da die Dinge, die du tun kannst, um deine Fruchtbarkeit zu verbessern, in vielen Teilen ähnlich oder gar die gleichen sind, die auch für gesunde Eizellen gelten. Unsere Zellen, im weiblichen oder männlichen Körper, unterliegen den gleichen Gesetzmäßigkeiten, und es ist nahezu identisch, was sie nährt und was ihnen schadet. Es wird auch hier viel die Rede sein von »zellulärer Gesundheit«, also davon, was deine Zellen – und im Speziellen deine Spermien – brauchen, um fit, schnell und zielstrebig zu sein: Einmal der Schnellste sein und den richtig großen Belohnungspokal abräumen! Wenn du das gesamte Buch lesen möchtest: *very welcome.* Du wirst spannende Dinge erfahren, die dein Biolehrer dir damals nicht erzählt hat. Das Buch ist gespickt mit wissenschaftlichen Erkenntnissen – neuen, alten, fun facts. Und es warten sicher einige Aha-Erlebnisse auf dich.

Die wichtigsten Männer-Fruchtbarkeits-Hacks, die die Chance auf eine Schwangerschaft deutlich erhöhen

- Ich starte mit dem vermutlich attraktivsten Satz des ganzen Buches: **Habt Sex – und wisst, wann. In erster Linie heißt das: oft.** Spermien »aufsparen« für den grünsten Tag auf der Fruchtbarkeitsampel ist nachgewiesenermaßen überholt. Mehr zu den filigranen fruchtbaren Zeitfenstern deiner Frau findest du im Unterkapitel *Fruchtbare Körperzeichen* im Kapitel *Der weibliche Zyklus.*
- **Stop smoking – und reduziere deinen Alkoholkonsum.** Ist eigentlich klar. Und sollte man auch wirklich umsetzen.
- Genau wie für Frauen ist auch für Männer ein wesentlicher Fruchtbarkeitsdowner → *Übergewicht und Insulinresistenz.* Gute Nachricht: Auch das ist beeinflussbar.
- **Sport ist natürlich gut.** Extremsport – an die Triathleten unter euch – kann allerdings deine Fruchtbarkeit ungünstig beeinflussen. Das ist bei Männern wie bei Frauen so. Wenn dein Körper zu viel Anstrengung

erfährt, setzt er Prioritäten und fährt das aufwendige »Luxusprogramm Fortpflanzung« tatsächlich einfach herunter.

- Es gibt **Faktoren aus der Umwelt,** die etwa über die Nahrung in deinen Körper gelangen, die deiner Fruchtbarkeit schaden. Dies sind recht banale Dinge wie Pestizide und Co. – aber auch komplexe hormonähnliche Stoffe wie etwa Weichmacher und andere Xenoöstrogene. Mehr findest du im Kapitel *Modernes Leben* und auf den folgenden Seiten.

- **Pflege deine Hoden.** Hoden sind, anders als die weiblichen Eierstöcke, absichtlich außerhalb des Körpers untergebracht. Sie mögen es frei schwingend und nicht zu warm. Es stimmt wirklich: Männer in Boxershorts haben signifkant mehr Spermien als jene in Tom-Jones-Gedächtnis-Slips. Kurzzeitiges Aufheizen (wie in der Sauna oder gelegentliches Heißbaden) macht ihnen nichts. Stetige, tägliche Erwärmung, wie etwa durch die Sitzheizung im Auto oder den Laptop auf dem Schoß, kann allerdings messbar die Fruchtbarkeit herabsetzen. Die legendäre *Zürcher Hodenbadegruppe* hat das in den 1980ern im wissenschaftlichen Selbstversuch eindrucksvoll belegt.
  Ambitionierte Radfahrer unter euch kennen das: Wenn Hoden und Penis beim Radfahren »einschlafen«, ist das fürs Spermiogramm (kurz- und langfristig!) – auch wenig überraschend – suboptimal…

- **Nahrungsergänzung.** Spermien unterliegen, wie alles an uns, der Unbill des Lebens. Das bedeutet im Wesentlichen: → *oxidativen Stress.* Unterschiedliche Nahrungsergänzungen, etwa die Klassiker Vitamin C und E, aber auch das Coenzym Q10, können diese Prozesse wirkungsvoll umkehren. Spurenelemente wie Zink, Selen und Kupfer sowie einzelne Aminosäuren wie Arginin und Carnitin können deine Fruchtbarkeit an anderen Punkten entscheidend positiv beeinflussen. Wie und warum genau wird im Kapitel *Ernährung und Vitalstoffe* beschrieben.

SELBSTVERSTÄNDNIS IM KINDERZEUGEN

**Nicht nur Frauen leiden darunter, Schwierigkeiten beim Schwanger-
werden zu begegnen. Auch für Männer dürfte diese fertile Impotenz
(wie sich das schon anhört!) ein nicht unbedeutendes Kränkungs-
erlebnis sein.**

Wenn es dann so ist, dass die Gründe eher bei dem einen oder anderen
Partner liegen, ist das für eine Paarbeziehung nie leicht. *»Wir können
keine Kinder kriegen, aber an mir liegt es nicht«* ist ein Satz von enormer
Sprengkraft. Redet man offen darüber, teilt man das miteinander?

Vielleicht ist früher schon mal eine Frau von dir schwanger gewesen,
und dieses Baby ist vielleicht nicht geboren worden. Bislang warst du
also völlig sicher: Kindermachen – kann ich. Nur ist das vermutlich mindestens zehn Jahre her. Und auch wenn immer wieder Charlie Chaplin,
Clint Eastwood oder Niki Lauda zitiert werden, wenn es darum geht, was
betagte Herren in Sachen Kinderzeugung noch so draufhaben: Auch an
deinen kostbaren Spermien, deinem Samen, geht die Zeit nicht spurlos
vorüber – dieser Mythos ist mittlerweile komplett entzaubert. Dein fertiles Fenster ist größer als das deiner Frau, aber sicher nicht so endlos groß,
wie man gern glauben möchte. Die Quote an Fehlgeburten – und einige
finden so früh statt, dass man noch gar nichts von der Schwangerschaft
wusste, d. h. die befruchtete Eizelle stirbt bereits, bevor sie sich richtig in
die Gebärmutter einnistet – steigt nicht nur mit dem Alter der Frau, sondern auch mit dem des Mannes. Und wenn man versteht, was Alterungsprozesse in Zellen tun, weißt du auch, warum: → *DNA-Fragmentierungen*
in den Spermien verdoppeln sich während der Altersspanne von 30 bis
45, auch die Spermienbeweglichkeit nimmt ab.

WAS IN DEN HODEN PASSIERT: SPERMIENREIFUNG

**Genau wie bei den Frauen ist die Hirnanhangsdrüse (→ *Hypophyse*)
der Ort, an dem die Produktion der Geschlechtshormone angestupst
wird.** Hier werden seit deiner Pubertät die Hormone gebildet, die auch
für die Fruchtbarkeit wichtig sind. Und – auch das ist genauso wie im

weiblichen Körper – diese Hormone sind das FSH (follikelstimulierendes Hormon) und das LH (luteinisierendes Hormon). Das FSH steuert die Bildung der Samenzellen, also der Spermienvorstufe in den Hoden, das LH die Produktion des Testosterons. Spermien entwickeln sich in den Samenkanälchen der Hoden, von dort aus geht es weiter in die Nebenhoden, wo die Spermien bis zu ihrer endgültigen Erfüllung ausreifen. Diese gesamte Reifezeit (mit den verschiedenen Reifeteilungen der Chromosomen) dauert zwei bis drei Monate. Dies ist das zentrale Zeitfenster, währenddessen du einiges tun kannst, um möglichst viele gesunde und zielstrebige Spermien zu bauen. Konkret: Die Zigaretten, die du heute rauchst, können die DNA deiner Spermien in drei Monaten zerbröseln. Das Fruchtbarkeitsantioxidans Coenzym CoQ10, mit dessen Einnahme du die Qualität deiner Spermien gezielt verbessern kannst, braucht ebenfalls drei Monate, bis es den Zielzeitpunkt erwischt.

Die reifen Samenzellen werden in den Nebenhoden und in den Samenleitern gespeichert. Sie können sich noch nicht selbstständig bewegen, sondern werden passiv durch Kontraktionen der Samenleiter zur Prostata transportiert.

DER WEG ZUM EI

Beim Orgasmus ziehen sich neben der Prostata auch die Samenleiter stark zusammen und bewirken so die Ejakulation. Deine Spermien schießen dabei in die Harnröhre und durch den Penis nach draußen.

Die Samenflüssigkeit aus der Prostata und den Bläschendrüsen dient als Transportmittel der Spermien zur Eizelle im Eileiter. Insgesamt machen sich bei einer Ejakulation 40 bis einige 100 Millionen Spermien auf den Weg. Die Sekrete »aktivieren« deine Spermien. Sie sorgen für die Beweglichkeit der Spermienzellen und liefern ihnen Energie in Form von Fruktose.

Fruchtbares Sperma sollte pro Milliliter mindestens 15 Millionen Spermien enthalten, längst nicht alle von ihnen sind befruchtungsfähig. Etwa die Hälfte deiner Spermien ist nicht vollständig entwickelt oder nicht ausreichend beweglich, das ist eine völlig normale Quote. Dieser Umstand und einige Hindernisse auf dem Weg zur Eizelle – etwa der saure pH-Wert in der Scheide, die wachsamen weiblichen Leukozyten unterwegs, der zähe Schleim im Gebärmutterhals – führen dazu, dass am Ende nur wenige 100 Samenzellen ihr Ziel im rechten oder linken Eileiter erreichen – die Eizelle. Für diesen etwa zwölf bis 15 Zentimeter weiten Weg vom oberen Ende der Scheide, hinein in die Gebärmutter und in den hoffentlich richtigen Eileiter brauchen gut bewegliche Spermien eine bis drei Stunden, sie schaffen etwa eine Strecke von 3 mm pro Minute. Chemotaktische Signale mit dem – wissenschaftlich identifizierten – Duft von Maiglöckchen weisen ihnen den Weg.

Spermien können außerhalb des Körpers »auf dem Trockenen« nur wenige Minuten überleben, innerhalb der Scheide einige Stunden und in der Gebärmutter bis zu acht Tage.

Kinderwunsch – ärztliche Untersuchungen beim Mann

Nicht immer findet man benennbare Gründe dafür, warum ein Paar nicht schwanger wird. Aufseiten des Mannes schaut man ebenfalls in einer sinnvollen Reihenfolge nach möglichen Gründen: von häufig zu selten, von einfachem Diagnoseverfahren zu schwierigem (oder teurem).

- Ein Spermiogramm liefert erst einmal die Grundlage, ob deine Spermien in ausreichender Anzahl, hübscher Gestalt und guter Fortbewegungsfähigkeit vorhanden sind. Dazu im übernächsten Kapitel gleich mehr.
- In der körperlichen Untersuchung wird nach erweiterten Venen (Varikozelen) in den Hoden getastet. Aus anatomischen Gründen ist in über 90 % der Fälle der linke betroffen. Diese »Hodenkrampfadern« sind relativ verbreitet; sie können – müssen aber nicht – die Fertilität einschränken. Mit etwa 15 % der angenommenen Unfruchtbarkeitsgründe rangieren die Varikozelen nach »idiopathisch« (ohne erkennbare Ursache) mit 30 % immerhin auf Rang 2. Wenn es wahrscheinlich scheint, dass das die Ursache für deine schlappen Spermien (etwa durch eine permanente lokale Überwärmung) ist, kann man über eine kleine lokale Verödung nachdenken.
- Die Anamnese ergibt möglicherweise zurückliegende Infektionen (etwa mit dem Mumps-Virus, eine Chlamydien- oder Gonokokken-

Infektion) oder im Spermiogramm finden sich vermehrt Leukozyten, die ebenfalls darauf hindeuten können. Eventuell schaut man gezielt nach Antikörpern im Blut, nimmt einen Abstrich oder wertet eine Urinprobe aus. Bei akuten bakteriellen Untersuchungen werden diese antibiotisch behandelt. Häufigkeit: etwa 8 %.

- Bei einem Spermiogramm mit auffallend wenigen Spermien folgt eine Hormonuntersuchung im Blut. Dabei wird das Gesamttestosteron und das freie Testosteron bestimmt, weitere Hormone ggf. je nach Einzelfall (FSH zu hoch? LH zu niedrig? Prolaktin zu hoch?). Hormonelle Verwerfungen machen ebenfalls etwa 8 % aller Unfruchtbarkeitsgründe aus.

- Zuletzt, gut zu wissen: Jeder Nachweis intakter, beweglicher Spermien mit normaler Morphologie schließt eine absolute Unfruchtbarkeit aus!

SPERMIENQUALITÄT

Für die männliche Zeugungsfähigkeit braucht es Spermien, am besten erstens ganz viele und zweitens besonders gute davon. Wenn wir hier von »Qualität« sprechen, meint das die Potenz des einzelnen Spermiums. In weniger »guten« Spermiogrammen sieht man oft nicht nur eine insgesamt verminderte Spermienanzahl, sondern auch einen Teil der Spermien, die fehlgebildet sind, nur langsam vorankommen oder sogenannte Kreisläufer sind, die also ein wenig orientierungslos herumirren. Unter dem Mikroskop sieht das tatsächlich ziemlich bedauernswert aus.

In weitergehenden Untersuchungen geht es dann auch um die eigentliche Potenz im Sinne von »Befruchtungsfähigkeit«: Kann das Spermium gut mit der Eizelle interagieren, also in deren äußere Hülle eindringen? Weist seine DNA Schäden auf, sodass kein vollständiger, intakter Chromosomensatz daraus zusammengebaut werden kann? Dies sind die etwas filigraneren Herausforderungen für deine Spermien, die man allerdings erst in aufwendigeren, weiteren Untersuchungen herausfindet, die man dann macht, wenn ein Basisspermiogramm zunächst nicht weiterhilft.

Für den Antrieb deiner Spermien sorgen Mitochondrien. Die Mitochondrien – wichtige, kleine Organellen zur Energiebereitstellung in Zellen –

sind im Spermium ausschließlich im Mittelstück zwischen Schwanz und Kopf vorhanden. Sie sorgen dafür, dass deine Spermien ordentlich ATP (Adenosintriphosphat) als Treibstoff zur Verfügung gestellt bekommen. Im Gegensatz zu den mehreren hunderttausend Mitochondrien, die in einer Eizelle vorhanden sind, gibt es in jedem deiner Spermien nur insgesamt vier bis fünf. Vier Mitochondrien! 200 000 PS versus 4 PS. Umso wichtiger ist es also, dass diese vier auch ordentlich was können, mehr dazu findest du im Unterkapitel *Mitochondriale Gesundheit* im Kapitel *Deine Eizellen.*

DAS SPERMIOGRAMM

Das Basisspermiogramm ist eine einfache und standardisierte Untersuchung, die als Grundlage jeglicher männlicher Fertilitätsabklärung in allererster Linie gemacht wird. Man misst dabei unter dem Mikroskop die Spermienzahl (Spermien pro Volumeneinheit), die Spermienbeweglichkeit und -schnelligkeit (auch die »Geradeausschwimm-Fähigkeit«) und die sogenannte Morphologie, also wie wohlgestaltet und hübsch die einzelnen Spermien unter dem Mikroskop aussehen. Längst nicht alle Spermien genügen diesen Kriterien. Auch ein fertiles Spermiogramm weist mitunter einen hohen Prozentsatz »B-Ware« auf. Im besten Fall hast du ja viele. Selbst 85 % Spermien von minderer Morphologie sind nach den definierten *Krüger-Kriterien* noch o. k.

Das aktuelle Spermiogramm ist ein Rückblick auf die letzten zwei bis drei Monate, in denen deine Spermien herangereift sind. Wenn du in dieser Zeit zum Beispiel einen hochfieberhaften Infekt hattest, ist das Spermiogramm möglicherweise nicht besonders aussagefähig und du solltest mit dieser Diagnostik noch etwas abwarten. Sinnvollerweise solltest du in den zwei bis vier Tagen vor dem Spermiogramm keinen Orgasmus gehabt haben, längere Abstinenz ist umgekehrt aber ebenfalls nicht sinnvoll.

• **Wenn das Basisspermiogramm nicht so gut ist** und du ab jetzt »subfertil« genannt wirst: Ein Spermiogramm ist nicht in Stein gemeißelt, sondern variabel. Du kannst konkrete Dinge tun, um es zu verbessern.

Und: Die meisten Männer (Väter eingeschlossen!) haben kein 1a-Spermiogramm.

- In den Fällen von »Subfertilität« macht man anschließend ein erneutes und erweitertes Spermiogramm. Es gibt unterschiedliche Strategien, wann man das tut und welche Untersuchungen ergänzt werden. Diese sind abhängig von unterschiedlichen Faktoren wie Länge der Kinderwunschzeit, euer beider Alter, dem Status eurer Krankenversicherung und weitere mehr. Ein erweitertes Spermiogramm ist immer auch eine Diagnose, von der abhängt, wie es nun für euch weitergeht. Das meint prognostisch, aber bedeutet auch, welche weiteren Maßnahmen zur Erfüllung eures Kinderwunsches euch angeboten werden und welche nicht.

Nach einem Spermiogramm gibt es also zwei denkbare Szenarien:

- Das Basisspermiogramm ist gut. Best-Case-Szenario natürlich. Abwarten, Sex haben, darüber hinaus Basisnahrungsergänzung nehmen, nicht rauchen, gesund leben, Stress (auch den oxidativen) angehen – für euch beide. Solltet ihr nach weiteren drei Monaten nicht schwanger geworden sein (und findet man aufseiten deiner Frau keine grundlegenden Probleme), empfiehlt sich ein erweitertes Spermiogramm mit Antikörper- und DNA-Fragmentations-Check.

- Das Basisspermiogramm ist nicht gut. Auch hier würde ich persönlich erst nach zwei bis drei weiteren Monaten ein erweitertes Spermiogramm machen. Und während dieser Zeit möglichst viele der hier beschriebenen Maßnahmen umsetzen, um zu sehen, was alles zu verbessern ist – denn das lohnt sich sehr oft! Damit spart man Geld für einen Wiederholungstest und eben auch die Zeit, die darüber ins Land geht.

Das erweiterte Spermiogramm

Wenn du ein Tipptopp-Basisspermiogramm hast, ihr aber dennoch länger nicht schwanger werdet, sollte man – auch ohne allzu viel Zeit zu verlieren – eine zusätzliche Untersuchung der DNA-Qualität der Spermien machen. Die modernen Untersuchungsmethoden bringen euch möglicherweise den entscheidenden Schritt weiter.

- **Nachweis von DNA-Strangbrüchen** per HALO- oder SCSA-Test (*Spermien-Chromatin-Struktur-Assay*). Immerhin etwa 25 % aller Männer mit guten Basisspermiogrammen weisen dennoch einen hohen Anteil an Spermien mit defektem Erbmaterial auf, das heißt: Die DNA-Helix ist kaputt. In den letzten Jahren hat man intensiver an der DNA-Ausstattung der Spermien geforscht. Sehr wahrscheinlich erklären diese, bis dahin nicht sichtbaren Defekte einen nicht unwesentlichen Teil der »idiopathischen«, unerfüllten Kinderwünsche. Die Diagnostik ist in diesem Bereich in den letzten Jahren besser, günstiger und einem größeren Patientenkollektiv zugänglich geworden. Und sie ist auch außerhalb universitärer Forschungslabore anzutreffen.
- Man geht davon aus, **dass bei mehr als 30 % Spermien mit defekter DNA die Zeugungsfähigkeit so weit herabgesetzt ist, dass eine spontane Empfängnis einigermaßen unwahrscheinlich** ist. Diese sogenannten Fragmentationen sorgen damit für ausbleibende Befruchtungen, ausbleibende Einnistungen der befruchteten Eizelle in die Gebärmutterschleimhaut, frühe Fehlgeburten – und fehlgeschlagene IVF-Versuche. Vermutlich sind die *Reactive Oxygen Species* (*ROS*, vulgo: → *oxidativer Stress*) für diese Fragmentierungen verantwortlich.
- In assistierten Befruchtungsverfahren (IVF oder ICSI) können heute zudem durch neue Verfahren besonders »gesunde« Spermien aus dem Pool aller ausgewählt werden.
- Ein großer praktischer Vorteil ist, dass man mit dem HALO-Test **langes Herumsuchen im Heuhaufen,** Herumdoktern (vor allem an deiner Frau) und damit auch wertvolle psychische Reserven sowie – auch ganz pragmatisch – kostbare Zeit spart.
- **Immunologische Faktoren:** Manchmal reagiert das Immunsystem auf die eigenen Samenzellen als Fremdkörper. Die Folge ist eine Abwehrreaktion im Sinne einer Autoimmunreaktion. Antikörper können sich sowohl an die Spermien heften und sie damit in ihrer Beweglichkeit beeinträchtigen als auch Faktoren ungünstig beeinflussen, die für das Durchdringen der Hülle der Eizelle notwendig sind. In der Reproduktionsmedizin ist noch umstritten, ob die Antikörperbildung allein ausreicht, die Fruchtbarkeit entscheidend einzuschränken. Wenn mehr als 50 % der Spermien mit Antikörpern behaftet sind, ist eine

Beeinträchtigung der Fertilität sehr wahrscheinlich. Der *MAR-Test (Mixed-Antiglobulin-Reaction-Test)* misst diese Spermienantikörper.

- **Spermienfunktionstest.** Damit kann man untersuchen, ob die Spermien wichtige Kompetenzen haben, die man ihnen auch von außen nicht ansehen kann: Sie müssen zum Beispiel mit der Spitze ihres Köpfchens in die Eizelle eindringen können, beschrieben mit der sogenannten *Akrosinaktivität* oder *Spermien-Oozyten-Interaktion*. Vorher müssen sie den speziellen Zervixschleim überwinden können und sich von dessen besonderer Zusammensetzung nicht allzu sehr beeindrucken lassen, das checkt man mit dem *Kremer-Test* oder *Spermien-Cervikalmucus-Penetrationstest (SCMPT)*.

DNA-Fragmentationsindex (DFI)

Die Quote an Spermien mit defekter DNA lässt eine gewisse prognostische Aussage darüber zu, wie befruchtungsfähig dein Sperma ist und auch, auf welchem Weg eine Empfängnis möglich erscheint.

- **DFI 0 bis 15 %:** Eine Schwangerschaft ist sehr wahrscheinlich auf dem schönen herkömmlichen Weg via Sex möglich.
- **DFI 15 bis 25 %:** Eine Schwangerschaft auf normalem Weg ist möglich, es kann aber dauern. Nutze alle Möglichkeiten der antioxidativen Unterstützung für deine Spermien *(→ oxidativer Stress)*. Möglicherweise wird von der Kinderwunschklinik aber schon hier eine Insemination vorgeschlagen, je nach Dauer eures Kinderwunsches und den weiblichen Umständen eventuell auch eine IVF (In-vitro-Fertilisation, eine Befruchtung außerhalb des Körpers in der Petrischale).
- **DFI über 30 %:** Eine Schwangerschaft auf normalem Wege oder durch eine Insemination scheint erst einmal unwahrscheinlich. Pimp your Sperm – und schaue danach noch mal, ob sich die Quote verbessern lässt! Eine IVF ist ansonsten das wohl erfolgversprechendere Mittel der Wahl.
- **DFI über 50 %:** Ab hier wird eine Schwangerschaft auch mit IVF unwahrscheinlich. Bessere Chancen bietet die Intracytoplasmatische Spermieninjektion (ICSI), mit der ein Spermium direkt in die Eizelle injiziert wird.

- **DFI über 60 %:** Sehr geringe Erfolgsaussichten für eine Schwanger-schaft. Die vermutlich einzige Chance mit deinen eigenen Spermien ist eine ICSI – spätestens hier ist auch ein Hyaluronan-Bindungstest zu erwägen, durch den gezielt ausgereifte und besonders »fitte« Spermien für die Befruchtung ausgewählt werden. Und auch dafür lohnt sich jede Sperma-Fitness-Kur, um deine Spermien lebendiger zu machen!

Home-Testing

Nur vom Hörensagen: Es gibt Männer, die scheuen eine amtliche Spermienanalyse in der Arztpraxis. Und das aus guten Gründen. Wohl für niemanden, weder für Männer noch für Frauen, fühlt es sich angenehm an, wenn etwas so Zentrales, eigentlich Selbstverständliches wie gemeinsam schwanger zu werden nicht zu funktionieren scheint. Überspitzt formuliert ist es das unangenehm Defizitäre, das Gefühl von »keinen hochkriegen« auf biologisch. Da mag es naheliegen, gewisse Erkenntnisse erst mal hinter der eigenen verschlossenen Schlafzimmertür, vor argusäugigen Zeugen geschützt, selber zu gewinnen. Und ja, es gibt sie: Die Home-Kits zur Spermienanalyse. Bevor du dir so etwas im Internet bestellst: Lass es bleiben. Diese messen lediglich »mit 95-prozentiger Sicherheit«, ob die Spermienanzahl über oder unter 20 Mio/ml liegt. Was ein einziges und allein nicht besonders aussagefähiges Kriterium darstellt.

Es ist tatsächlich noch nicht mal besonders empfehlenswert, das Sperma zu Hause »zu gewinnen«, um es dann in die Praxis zu bringen. Sperma ist empfindlich. In der Präanalytik, also der Zeit, die einer Untersuchung vorausgeht, gibt es bereits viele Faktoren, die das Ergebnis beeinflussen können. Kälte, UV-Licht und letztlich auch Zeit: alles unwirtliche Umstände für deine Spermien, bevor sie dann endlich unter dem Mikroskop landen.

Wenn man sich die bestürzenden Zahlen anschaut, die zeigen, dass sich die Spermienqualität in den letzten 50 Jahren in den westlichen Ländern dramatisch verschlechtert hat, kommt man natürlich nicht umhin, sich zu fragen, woran das liegt. Es gibt tatsächlich nicht »den einen Faktor«, auch die Forschung tappt da einigermaßen im Dunkeln. Es sind mal wieder die üblichen Puzzleteile, um die es geht. Alle Faktoren, die man im Visier hat, machen »etwas« mit den Zellen generell, ob es nun der westliche Ernährungsstil, der Elektrosmog oder die umweltbedingten hormonellen Belastungen, etwa mit den sogenannten → *Xeno-östrogenen* über die Nahrung und das Trinkwasser, sind. Dieses »Etwas«, das in den Zellen geschieht, lässt sich am ehesten auf das reduzieren, was man → *oxidativen Stress* nennt.

Oxidativer Stress

Schätzungsweise 80 Prozent aller »Defekte« fruchtbaren Spermas gehen auf oxidative Prozesse zurück, die Teil unseres täglichen Lebens sind. Allen Zellen und allen Geweben stehen unterschiedliche Schutzmechanismen gegen oxidativen Stress zur Verfügung. Das ist zum einen das »interne antioxidative Schutzsystem«, also enzymatische und nicht enzymatische Radikalfänger und Antioxidantien. Zum anderen existieren sekundäre Reparaturmechanismen der DNA. Diese sind sowohl aufseiten der Spermien als auch der befruchteten Eizelle vorhanden, besonders fitte Eizellen können sogar noch nach der Befruchtung DNA-Schäden am Spermium reparieren.

Diese antioxidativen Fähigkeiten deiner Zellen lassen mit zunehmendem Alter langsam nach, auch das ist ein normaler Prozess. Glücklicherweise lässt sich das in einem gewissen Rahmen günstig beeinflussen. Zum Beispiel durch die allgemein bekannten Faktoren des Lebensstils: nicht rauchen, viel bewegen, nährstoffdicht essen, wenig Alkohol, ausreichend schlafen. Klingt so einfach, weiß auch jeder und ist enorm effektiv – wenn man es denn umsetzt.

Manchmal reicht das aber nicht, und deine Zellen brauchen mehr Zuwendung. Nahrungsergänzungsmittel, die im Kapitel *Ernährung und*

Vitalstoffe näher erläutert werden, können zusätzlich dazu beitragen, die Schäden an den Spermien rückgängig zu machen. Wir sprechen hier über schlichte Stoffe wie Vitamin E und Vitamin C (Sperma enthält einen hohen Vitamin-C-Anteil), Spurenelemente wie Zink und Selen, das Coenzym Q10 und einige weitere effektive Antioxidantien, etwa die Gruppe der Polyphenole mit dem berühmten → *Resveratrol*.

Auch einzelne Aminosäuren, im Wesentlichen L-Arginin und L-Carnitin, können effektvoll sein, um deine Spermatogenese zu verbessern. Wenn man sich allein die »Effektivitätsraten« dieser Antioxidantien anschaut, sieht man in Studien, dass die Schwangerschaftsrate von Frauen, deren Männer Nahrungsergänzungsmittel einnahmen, um das Vier- bis Fünffache anstieg, im Vergleich zu der Rate derer, deren Männer dies nicht taten. Lohnt sich also.

Modernes Leben

Ganz unterschiedliche Faktoren des modernen Lebens sind offenbar für uns Menschen nicht gesund. Wir leben allerdings nun mal heute und unter diesen Bedingungen – und sterben hierzulande auch nicht mehr an Pest, Cholera oder im Kindbett. Das, was für uns evolutionsverzärtelte Menschen aus diesen Umwelt- und Lebensstilbedingungen im Krankheitsfall resultiert, nennt man gemeinhin Zivilisationskrankheit. Unerfüllter Kinderwunsch ist so eine Zivilisationserkrankung. In den letzten Jahrzehnten sind die Zahlen in der westlichen Welt enorm angestiegen. Und das gilt auch für junge Menschen. Das viel zitierte höhere Lebensalter, in dem wir Kinder bekommen, ist zwar ein Faktor, aber auch die Spermiogramme von 25-Jährigen sehen mittlerweile ebenfalls viel öfter trostlos aus, als das früher der Fall war.

Im Mittel ging die Spermienanzahl pro Milliliter bei westlichen Männern von 1973 bis 2011 jährlich um 1,4 % zurück, bei der Gesamtzahl der Spermien pro Spermaprobe um 1,6 %. In diesen noch nicht mal 40 Jahren sind es sage und schreibe minus 52,4 % Spermien. So sollte das nicht mehr lange weitergehen, denn der laxe Spruch von »*och, man hat ja genug*« stimmt dann irgendwann eben nicht mehr.

In der Untersuchung an der Hebräischen Universität in Jerusalem, aus der diese Zahlen stammen, wurde zwar nur der Parameter »Spermien pro Milliliter« gemessen, nicht die Beweglichkeit oder Gestalt der einzelnen Spermien, auch nicht der Grad der DNA-Fragmentierungen, weil das 1973 auch noch nicht möglich war. Alles, was man dazu weiß, lässt vermuten, dass der typisch westliche »Lifestyle« damit in Verbindung steht.

Welche Faktoren des modernen Lebens verschlechtern die Spermienqualität?

• **Weichmacher wirken als** *endokrine Disruptoren,* also Fremdhormone, die, wenn sie in den Körper gelangen, bereits in geringsten Mengen durch Veränderung des Hormonsystems die Gesundheit schädigen können. Vor allem bei → *BPA* und bei der Gruppe der → *Phthalate* sind ihre ungünstigen Einflüsse auf die Hormonaktivität bei Frauen und Männern in Untersuchungen bewiesen worden – und BPA zumindest für Babyflaschen aus genau diesem Grund seit 2011 verboten. Möglicherweise spielt gerade bei Jungs schon die Belastung im Mutterleib und in der frühen Kindheit eine Rolle.

• Amphibien sind Amphibien und keine Menschen, aber dass **männlichen Fröschen schon nach kurzer Zeit Eizellen in den Hoden wachsen,** setzt man sie in weichmacherbelastete Gewässer, sollte einem schon zu denken geben. Mehr zu diesen Stoffen, worin sie enthalten sind und wie du ihnen am besten aus dem Weg gehst, findest du im Kapitel *Modernes Leben.*

• **Rauchen.** Es gibt keine Studie, die etwas anderes sagt: Rauchen ist Gift für jede Körperzelle, erst recht für Eizellen und Spermien.

• **Übergewicht.** Vor allem eine → *Insulinresistenz* ist ein Problem. Die wesentlichen Punkte zu einer fruchtbarkeitsfreundlichen *Ernährung* findest du im entsprechenden Kapitel *Ernährung und Vitalstoffe.*

• Um **Elektrosmog** ist es nach meinem Gefühl in der öffentlichen Wahrnehmung viel ruhiger geworden. Kaum jemand findet etwas dabei, das Kopfkissen mit seinem Smartphone zu teilen. Dabei gibt es auch dazu zahlreiche Untersuchungen: Spermien im Labor nehmen reichlich Schaden, wenn man sie auch nur eine Stunde lang Mobilfunkwellen aussetzt. Die höhere Quote an chromosomalen Defekten bei ICSI-Kindern ist ebenfalls bislang nicht geklärt, man diskutiert in der Fachwelt aber durchaus die These, ob die niederfrequenten magnetischen Felder im Inneren eines Inkubators oder auf einer Wärmeplatte im Kinderwunschlabor die Embryonalentwicklung beeinflussen können. Nach all diesen Erkenntnissen ist es vermutlich eine gute Idee, dein Handy nicht in der Hosentasche aufzubewahren und deinen Laptop nicht stundenlang auf den Schoß zu nehmen.

- Zudem strahlt dein Laptop Wärme ab – auch nicht gut. Zu viel Sitzen, zu wenig Bewegungsfreiheit für deine Hoden, all das erhöht ihre Grundtemperatur – und das mögen deine Spermien nicht. Die Hodentemperatur von Babyjungs in herkömmlichen Einmalwindeln ist im Schnitt um ein bis zwei Grad höher als in Stoffwindeln, auch hier wird durchaus diskutiert, ob diese Tatsache Auswirkungen auf die spätere Spermienqualität haben kann.

- **Medikamente.** Verbreitete Nebenwirkungen von Antidepressiva des Typs Serotonin-Wiederaufnahmehemmer (SSRI) sind zum einen Libidoverlust und Potenzstörungen. Zudem fand man bei Männern, die SSRI einnehmen, dass knapp ein Drittel aller Spermien DNA-Fragmentierungen aufwiesen, sie damit also nicht mehr fortpflanzungsfähig waren. Ebenfalls für ihre spermienunfreundlichen Nebenwirkungen sind Schmerzmittel (Aspirin und Ibuprofen) bekannt, auch Antihistaminika wie Cetirizin können die Spermienqualität beeinträchtigen. Sprich mit deinem Arzt über Alternativen.

- **Doping.** Anabolikamissbrauch in jugendlichen Jahren hat bis zu 20 Jahre lang Folgen. Weltweit benutzen immerhin geschätzt knapp 6,5 % aller Männer (und 1,5 % aller Frauen) irgendwann in ihrem Leben anabole oder androgene Steroide zur Steigerung des Muskelaufbaus, der Kraft, der Schnellkraft oder der Ausdauer – Tendenz: steigend. Unter Jugendlichen und jungen Erwachsenen ist dies gerade im nicht-dopingkontrollierten Breitensport ein ernsthaftes gesundheitliches Problem. Man schätzt, dass ein großer Anteil ungeklärter Herztod-Fälle beim Sport unter jungen Erwachsenen auf Anabolika-Missbrauch zurückzuführen ist. Und die Testosteronachse (und damit die Fruchtbarkeit) zerschießt man sich damit nachhaltig.

- **Alkohol.** Hierzu existieren die widersprüchlichsten Aussagen aus wissenschaftlichen Arbeiten: Klar ist, dass ein Konsum ab etwa fünf

Flaschen Bier pro Woche die Spermienanzahl und ihre Qualität verringert. Ob unter dieser Schwelle eine Null-Promille-Grenze noch besser ist für deine Spermien – darin sind sich die Autoren nicht ganz einig.

SPERMIENFUTTER

Für eine gute Fruchtbarkeit gelten für Männer und für Frauen die gleichen Ernährungsprinzipien, ihnen ist ein ganzes Extra-Kapitel in diesem Buch gewidmet *(Ernährung und Vitalstoffe)*. Im Dschungel der Irrungen und Wirrungen dessen, was man für »die ultimative gesunde Ernährung« hält und zuletzt gehalten hat, sind es doch letztlich immer die gleichen Dinge, um die es geht. So furchtbar neu ist das also nicht – und eigentlich ist es ganz einfach. Man muss es nur auch wirklich machen.

- Iss unverarbeitete Nahrung, also alles, wozu du keine Tüte oder Dose aufreißen musst.
- Iss reichlich Gemüse.
- Iss tierische Nahrungsmittel (im Wesentlichen Fleisch, Milchprodukte und Eier) nur aus biologischem Anbau. Aus allen erdenklichen Gründen: Low-Dose-Hormongaben und Antibiotika braucht kein Mensch, von ethischen Gründen gar nicht erst zu sprechen.
- Iss weniger Junk-Kohlenhydrate. Damit meine ich zum Beispiel fast alles von der Bäckerei-Kette. Das Thema → *Insulinresistenz* ist auch eines für Männer. Sehr vereinfacht auf den Punkt gebracht bedeutet das: Hohes Insulin killt Testosteron.
- Überdenkt eure Unterwegs-essen-Strategien gemeinsam, damit ihr zwischen Kantine und schnellem Brötchen finanzierbare Lösungen findet.
- Knallfarben auf den Teller. In bunter Kost stecken reichlich pflanzliche Antioxidantien, Polyphenole, Lycopin.

NAHRUNGSERGÄNZUNG FÜR SCHNELLE SPERMIEN

Gesund essen ist natürlich das A und O. Nur mit Nahrungsergänzungsmitteln (NEM) ist es nicht getan. Es geht hier also nicht darum, weiterhin vor der Glotze zum Abendessen Chips zu knuspern und ein paar bunte Pillen hinterherzuwerfen – aber wer tut das schon? Wenn wir unerfüllten Kinderwunsch mit oder ohne mieses Spermiogramm als ernsthafte Diagnose im Sinne einer Zivilisationskrankheit begreifen, können wir neben dem gesunden Essen mit einer gezielten Einnahme von Nahrungsergänzungsmitteln viel bewirken. Da die NEM – wie in zahlreichen Studien belegt – keine Nebenwirkungen haben, wäre es tendenziell schon beinahe fahrlässig, auf diese Unterstützung zu verzichten. Im Kapitel *Ernährung und Vitalstoffe* sind sie in ihrer Wirkungsart ausführlich erklärt. Dort findest du auch die genauen Dosierungsempfehlungen. Auf den Innenseiten des Buchumschlags findest du eine Zusammenfassung der sinnvollen Nahrungsergänzungsmittel für eine verbesserte Fruchtbarkeit → Pimp my Sperm!

Ergänze deine gesunde Ernährung in der Kinderwunschphase mit einem gut ausgewogenen Multivitaminpräparat. Woran du ein gutes Nahrungsergänzungsmittel erkennst, findest du im Anhang. Die Dosierung einzelner Vitalstoffe darin ist allein möglicherweise nicht ausreichend für die »Diagnose unerfüllter Kinderwunsch« oder bei einem subfertilen Spermiogramm. Dann solltest du einzelne Vitalstoffe ergänzen. Die im Kapitel *Ernährung und Vitalstoffe* angeführten Dosierungen beziehen sich auf ermittelte Werte aus Studien, die du im Anhang findest. Je nach Menge der einzelnen Stoffe in deinem Multi kann das eine »zusätzliche Pille« von Vitalstoff x oder y nach deinem individuellen Baukastenprinzip bedeuten. **Dazunehmen solltest du auf alle Fälle Coenzym Q10 und Omega 3, im Winter unbedingt auch Vitamin D und – vor allem dann, wenn du kein besonders gutes Spermiogramm hast – auch Arginin und Carnitin, zwei Aminosäuren.**

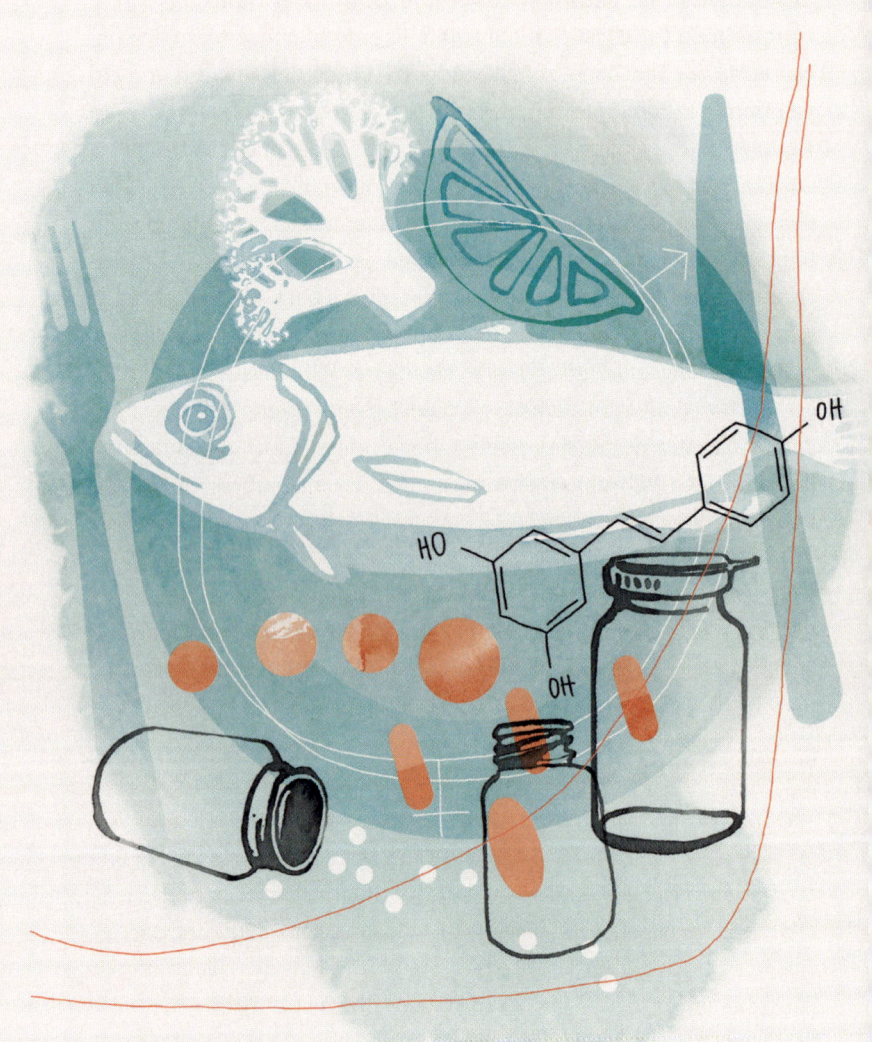

KAPITEL 4

Ernährung und Vitalstoffe

Das Thema Ernährung ist wie vieles in unserem Leben heutzutage: einerseits ganz einfach, im Detail aber so komplex, dass jeder, der sich ernsthaft damit beschäftigt, rundheraus zugeben muss, dass man da nicht mehr wirklich durchblickt. Wenn du dir die Biografien von Experten anschaust, die als Protagonisten in der Welt der Ernährung mit ihren wechselnden Trends unterwegs sind, merkst du das daran, dass in einer Zeitspanne von – sagen wir zehn Jahren – sehr Unterschiedliches gegessen oder wahlweise explizit nicht gegessen wurde, was neu und trendy daherkam. Damit meine ich nicht nur illustre Foodblogger und ihre Bowls im Wandel der Zeit, sondern durchaus die akademische Welt der Ernährungslehre. Kaum einer dieser Experten sagt heute noch das, was er noch vor zehn Jahren geschrieben oder anderweitig vehement vertreten hat. Ständig findet man neue Wunder- oder Anti-Stoffe. Das dicke Buch der gesunden Stoffwechselphysiologie scheint immer noch eines mit sieben Siegeln zu sein.

Ich beschränke mich also an dieser Stelle einfach auf das, was heute als gesichert gelten dürfte. Und das ist im Gegensatz zur komplexen Biochemie in der Stoffwechselforschung letztlich ganz einfach. An die fachkundigen Leser: Etliche Aspekte sind hier sicher an einigen Stellen unangemessen verkürzt. Leider geht es aus Platzgründen nicht anders.

Shortcut: Essen für die Fruchtbarkeit

Die einfachen Basics guter und gesunder Kost sind so banal – und im Prinzip allgemein bekannt. Das Wichtigste in Kürze:

- **Iss vorwiegend alles das,** was deine Urgroßmutter im Tante-Emma-Laden und auf dem Markt als »Essen« identifiziert hätte, alles, was sie aus dem Garten ins Haus gebracht hat – von den Buschbohnen bis zum Karnickel – und lasse den Rest weg.
- Iss Obst und viel Gemüse **aus biologischem Anbau, regional und saisonal.**
- Wenn du **tierische Produkte** isst, esse nur solche von Tieren aus biologischer Haltung auf der Weide. Und »*from nose to tail*«, also möglichst alle Teile des Tieres.
- **Koche selbst, so viel es geht** (oder gehe gut essen, wenn du es dir leisten kannst). Reduziere drastisch dein »Unterwegs-Bäcker-Abgepacktes-Döner-Verhalten«.
- **Nimm viele Ballaststoffe zu dir,** die dein Darm-Mikrobiom nähren und deine Darmschleimhaut schützen.
- **Iss regelmäßig fermentierte Nahrungsmittel** wie Sauerkraut, Kimchi oder Naturjoghurt.
- **Iss Gemüse, Gemüse, Gemüse** nach allen Farben des Regenbogens. So nimmst du nicht nur eine große Portion Vitamine zu dir, sondern auch eine gute Ladung an sekundären Pflanzenstoffen. Diese haben neben anderen wohltuenden Eigenschaften auch die wichtige Aufgabe als → *Antioxidantien* zu wirken.
- Es sind dabei die Dinge relevant, die du *gewohnheitsmäßig* isst, nicht die Ausnahmen. **Es ist nicht das eine Stück Sahnetorte böse, sondern das, was du isst, wenn du gerade keine Sahnetorte isst.**
- Vermutlich isst du eher zu viele Kohlenhydrate als zu wenige. **Reduziere vor allem die kurzkettigen, einfachen Kohlenhydrate** auf ein Minimum, also natürlich Zucker und Weißmehl – und überhaupt: Iss weniger Mehl.
- **Reduziere den Konsum von unfermentierter Kuhmilch.** Also nimm weniger Milch als Getränk zu dir, sondern eher in verarbeiteter Form, z.B. als Joghurt oder Käse.

Deine Ernährung spielt natürlich für alle gesunden Prozesse im Körper eine ganz zentrale Rolle. Alle Zellen benötigen das, was man ihnen von außen zuführt. Der Spruch:»Du bist, was du isst« ist arg überstrapaziert – aber er stimmt eben.

Wenn man sich dann noch klar macht, dass aus zwei Körperzellen, einer mütterlichen Eizelle und einem väterlichen Spermium, ein ganz neuer Mensch gemacht wird, mag noch klarer werden, wie bedeutsam das ist, was du deinen Zellen täglich zu essen gibst.

Wir wissen alle, dass ein Weniger an Süßkram, Pommes, Softdrinks, Kantinenessen, Weißmehlbrötchen gesünder wäre. Stattdessen könnten wir viel mehr Gemüse, mehr Selbstgekochtes, mehr Unverarbeitetes, mehr Bio essen. Das Problem daran sind oft unsere Lebensumstände und der kostbarste Faktor für alles Mögliche: die Zeit. Während unsere Mütter und Großmütter noch einen nicht unbedeutenden Teil ihres Tages für das Zubereiten von Mahlzeiten verwendet haben (nachdem sie zuvor das frisch geerntete, ursprüngliche Gemüse ohne Umwege in die heimische Küche transportiert hatten), während sie also z.B. getrocknete Linsen stundenlang eingeweicht, Sauerkraut fermentiert, eine Knochensuppe aufgesetzt, einen Brotteig haben reifen lassen, wird heute kaum noch wirklich etwas zubereitet. Morgens nehmen die meisten von uns schnell beim Bäcker etwas mit, mittags futtern wir in der Kantine, abends pfeffern wir irgendetwas Halbfertiges aus einer bunten Packung in den Ofen, während wir die Mails checken. War halt irgendwie mal wieder keine Zeit zum Einkaufen. Das Obst und Gemüse wird unreif in fernen Ländern geerntet und beinhaltet heute nur noch einen Bruchteil an Vitalstoffen im Vergleich zu vor ein paar wenigen Jahrzehnten.

Wenn ich an anderer Stelle ernsthaft und dringlich für eine Reduzierung der Erwerbsarbeitszeit plädiere, tue ich das in dem Wissen, dass unter den heutigen Bedingungen eine Vollerwerbsfähigkeit (also 38 Stunden plus Wegezeiten) kaum vereinbar ist mit einem gesunden Leben. Um dieses zu führen, braucht es nämlich genügend Zeit für das Einkaufen und Zubereiten von gutem Essen, für Schlafen, Sport, Meditation – all das möglichst auch noch in Achtsamkeit. Gar nicht zu reden von der Zeit, die es braucht, um Babys zu machen und sie aufzuziehen. Diesen zentralen Nebensatz verstecke ich mittendrin in diesem Buch. Denke ernsthaft darüber nach.

MITTELMEERKOST

Die Küche der Mittelmeerländer ist nicht nur besonders lecker, sondern wird auch in der Studienwelt der Ernährungslehre für eine der gesündesten gehalten. In den Mittelmeerländern, aber auch in Japan etwa, werden Menschen statistisch gesehen besonders häufig sehr alt, und vor allem gesund alt. Diese Gegenden werden in den Studien auch *Blue Zones* genannt. Zentrale Elemente sind – übrigens neben lebenslanger moderater Bewegung sowie familiärer und spiritueller Eingebundenheit – eine gemüsereiche Kost (sonnengereift und mit vielen Polyphenolen/sekundären Pflanzenstoffen), wenig Fleisch von freilebenden, sich viel bewegenden Tieren (meist Schaf oder Ziege, je nach Region auch Wild oder Kaninchen) und regionale Innereienspezialitäten. Dazu kommen viel Fisch aus dem Meer, wenig unfermentierte Milchprodukte, Rohmilchkäse und eine große Portion Olivenöl. Die Pizza und die Pasta des touristischen Italiens lassen wir mal weitgehend außen vor.

In den gleichen Studien zeigte sich, dass die Mittelmeerkost der typisch amerikanischen Wohlstandskost in nahezu jeglicher Hinsicht diametral gegenübersteht: Letztere besteht zu einem großen Teil aus Frühstückscerealien, Weißmehl, hochverarbeitetem Essen, Fast Food und gallonenweise Softdrinks. Und Kochen bedeutet schlichtweg: Mikrowelle an. Im Gegensatz zu den Menschen in den *Blue Zones* werden die meisten Menschen, die sich so ernähren, relativ zielstrebig dick, diabetisch und krank. Du befindest dich auf dieser imaginären Skala vermutlich irgendwo dazwischen. Vielleicht ist noch ein wenig Luft in Richtung Mittelmeer.

FETT

Für eine gute Fruchtbarkeit braucht dein Körper Fett. Fett in deiner Nahrung kurbelt die Synthese der Steroidhormone an. Und deine Hormone brauchst du dringend zum Schwangerwerden. Um genau zu sein: Dein Körper braucht Cholesterin. Richtig gelesen: böses Cholesterin. Hartnäckig hält sich das Gerücht des todbringenden Antistoffes. Es wurde damals in den 1950er-Jahren als Hypothese entwickelt und dankbar von der

Pflanzenöl- und Margarineindustrie der 1970er- und 1980er-Jahre am Leben gehalten. Mittlerweile weiß man, dass man da differenzieren muss. Nahrungscholesterin ist nicht Blutfettcholesterin. Und dann gibt es ja noch das »gute« HDL, das eben vor Gefäßschäden schützt, und das »böse« LDL, welches auch weiterhin als wesentlicher Risikofaktor für Arteriosklerose und damit Herz-Kreislauferkrankungen angesehen wird. Vor allem die weiter unten noch genauer vorgestellte → Omega-3-Fettsäure ist wichtig für eine »gute« Cholesterinmodulation. Dabei ist das Fettsäuren-Verhältnis von Omega 3 und Omega 6 entscheidend. Und auch dein individueller, genetisch geprägter Fettstoffwechsel in der Leber spielt eine wesentliche Rolle. Cholesterin ist die direkte Ausgangssubstanz für Pregnenolon, das »Mutterhormon«, aus dem dein Körper das wichtige Progesteron, dein Gelbkörperhormon, baut.

Du brauchst Fett für deine Zellmembranen (in die auch deine Hormonrezeptoren eingebettet sind), für die Aufnahme wichtiger Vitamine (die fettlöslichen A, D, E, K), für deine Darmgesundheit und nicht zuletzt als Kalorienlieferant.

Das Fettsäuren-Verhältnis

Fette bestehen aus Fettsäuren, die teilweise um die gleichen Enzyme für das »Einbauen« in unsere Zellen konkurrieren. Ein Zuviel an Omega-6 – den *inflammatorisch* wirkenden Fettsäuren – bedeutet, dass weniger von den »guten« Omega-3-Fettsäuren aufgenommen werden können. Deshalb ist es wichtig, dass deine Nahrung verhältnismäßig genügend → *Omega-3-Fettsäuren (vor allem DHA und EPA, siehe Folgeseiten)* enthält, damit in deinen Zellen ausreichend davon ankommt.

In der Natur wird dieses Verhältnis über natürliche und artgerechte Haltung reguliert. Omega 3 kommt aus der Kälte und hauptsächlich aus tierischen Quellen. Tiere (Rinder, Schweine, Hühner, Ziegen, Enten, Gänse, Schafe und Wild), die unter natürlichen, artgerechten Bedingungen aufwachsen, die Kälte ausgesetzt sind und natürliches Futter bekommen (Gras für die Kuh und Körner für das Huhn), produzieren viel mehr Omega 3. Folglich ist davon viel in ihrem Fleisch, ihren Eiern, ihrer

Milch enthalten. Müssen Tiere vollkommen artfremdes Soja (mit einem enorm hohen Omega-6-Anteil) fressen, kippt dieses Verhältnis zugunsten des Omega 6. Besonders viel der Omega-3-Fettsäuren DHA und EPA ist in Kaltwasserfischen enthalten. Die einzige relevante pflanzliche Quelle sind Meeralgen. Ein gutes Verhältnis von Omega 6 zu Omega 3 beträgt etwa 5:1, in der industrialisierten Welt wird die durchschnittlich tatsächlich gegessene Fettsäurenbilanz auf 10–15:1 geschätzt. Vegetarisch oder vegan essende Menschen weisen durch den hohen Omega-6-Anteil pflanzlicher Ölsaaten ein sehr ungünstiges Omega-6:3-Verhältnis auf (etwa 20:1), wenn sie Omega 3 (etwa über Algenöl) nicht gezielt supplementieren.

Omega 3

Omega 3 gehört zu den Stoffen, die du in der Zeit des Kinderwunsches und der Schwangerschaft wegen zahlreicher positiver Wirkungen unbedingt supplementieren solltest, wenn du nicht mindestens zwei- bis dreimal in der Woche – und das regelmäßig – fetten Kaltwasserfisch isst. Die beiden wichtigsten Omega-3-Fettsäuren sind EPA (Eicosapentaensäure) und DHA (Docosahexaensäure). Sie haben verschiedene enorm positive Auswirkungen auf unseren Körper und gehören zu den zentralen Stoffen, die dafür verantwortlich sind, dass Menschen in gewissen *Blue Zones* – Grönland, Japan, Mittelmeer – so selten an Herzkreislauferkrankungen leiden: Denn diese Menschen essen viel und regelmäßig Fisch.

Omega 3 verbessert deutlich die Durchblutung in den feinen Geweben aller Organe, sodass diese besser mit Sauerstoff und Nährstoffen versorgt werden können. Zum einen werden die kleinen Blutgefäße erweitert, vermutlich geschieht das über die günstige Beeinflussung des Prostaglandinstoffwechsels. Zweitens macht Omega 3 die roten Blutkörperchen elastischer. Sie können sich so besser verformen und durch zarteste Kapillargefäße besser hindurchrutschen. Diese Mikrodurchblutung ist bei der Einnistung des Embryos in der Gebärmutter von zentraler Bedeutung. Zahlen zeigen das auch: Frauen mit einem guten Omega-3-Blutspiegel und auch Frauen, die Omega 3 supplementieren, werden schneller schwanger und haben weniger Fehlgeburten. Im Rahmen einer Fertilitätsbehandlung wird daher bei Implantationsversagen Omega 3 auch intravenös eingesetzt (Omegaven®).

Auch in der weiteren Schwangerschaft ist Omega 3 wichtig. Frauen leiden weniger an Schwangerschaftskomplikationen wie Gestosen oder Schwangerschaftsdiabetes und sie haben seltener eine Frühgeburt.

Die Omega-3-Fettsäure DHA macht etwa 40 % der Fettsäuren aus, die in unserem Gehirn vorkommen und 60 % der Fettsäuren in der Netzhaut des Auges. Für beide Organe ist DHA also besonders wichtig. Auch dein Baby profitiert in seiner Entwicklung natürlich von einer guten Versorgung mit Omega 3. Kleinkinder zeigen in mehreren Untersuchungen eine bessere Hirnleistung. Der Nabelschnurblutgehalt an Omega 3 war bei diesen Kindern im Schnitt doppelt so hoch wie bei denen, deren Mütter kein Omega 3 zu sich genommen hatten.

Auch mit deiner Muttermilch setzt du die Zufuhr von Omega-3-Fettsäuren an das Baby fort. Ihr Gehalt ist wiederum unmittelbar abhängig von deiner Versorgung. Bei einigen Nährstoffen gibt der mütterliche Körper über spezifische Regulationswege in der Plazenta offenbar bestimmte Stoffe bevorzugt an das sich entwickelnde Baby weiter. Es wird für eine gute und stabile Versorgung des Kindes gesorgt, nur der übrig gebliebene Rest bleibt für dich. Wenn dein Baby also in der Schwangerschaft und Stillzeit all die guten Omega-3-Fettsäuren weglutscht, du dir selbst aber nicht ausreichend zuführst, kannst du ebenfalls in einen Mangelzustand rutschen. Es gibt mittlerweile mehrere Studien, die einen Zusammenhang zwischen unzureichender Omega-3-Versorgung und dem Auftreten → *postpartaler Depressionen* zeigen – und eben auch mit herabgesetzter Fertilität.

Dosierung: Um 2–3 g EPA/DHA aufnehmen zu können – das ist die in den meisten Studien untersuchte Tagesdosis – musst du tatsächlich etwa 6–10 g Fisch- oder Krillöl zu dir nehmen, also eine ganze Menge und deutlich mehr als »das eine kleine Kapselchen«. In der veganen Variante funktioniert auch Algenöl. Leinöl ist keine sinnvolle Alternative. Selbst in größeren Mengen nimmst du damit nur die Vorstufe Alpha-Linolensäure auf, die dein Körper erst umbauen muss. Marine Quellen sind für uns Menschen deutlich besser bioverfügbar.

Einige der Omega-3-reichen Fischarten sind allerdings sehr mit Quecksil-
ber belastet oder gehören zu den überfischten Sorten. Große Raubfische,
etwa Thunfisch oder Schwertfisch, reichern Quecksilber in ihrem Körper
an. Iss also lieber die kleinen Fische wie Makrele, Hering, Sardinen oder
Lachs aus Wildfang und achte bei Supplementen auf rückstandskontrol-
lierte Qualitäten.

Gute Fette

Olivenöl, das Öl der mittelmehrnahen Kost, ist in vielerlei Hinsicht wert-
voll. Es enthält einen hohen Anteil an Ölsäure. Diese einfach ungesättigte
Fettsäure kommt ebenfalls in einem relativ hohen Anteil auch in deinen
Eizellen vor und ist daher für ihre Entwicklung wichtig.

Gutes Olivenöl enthält enorm viele Polyphenole (bis zu 1000 mg pro
Liter), das sind antioxidative Pflanzenstoffe, die in vielerlei Hinsicht sehr
gesund sind und dem Olivenöl sein leicht kratziges Gefühl im Hals be-
scheren, das für Kenner ein Qualitätsmerkmal ist.

Olivenöl solltest du nicht oder nur sanft erhitzen, es hat einen sehr niedrigen Rauchpunkt. Kippe es aber großzügig über alles: Salat, Gemüse, Brot.

Fette aus Samen und Nüssen sind in ihrer Fettsäurenzusammensetzung
ebenfalls sehr gesund, sowohl als Nuss-Snack direkt gegessen oder als
aus ihnen gepresstes Öl. Öle aus Nüssen enthalten besonders viel Alpha-
Linolensäure (ALA), aus denen dein Körper die besonders wertvollen und
aktiven Fettsäuren EPA und DHA basteln kann. Leinöl ist besonders bekannt für seinen hohen ALA-Gehalt, aber auch Walnussöl enthält einen
hohen Anteil. Diese Öle oxidieren aber auch sehr schnell und müssen
deshalb unbedingt ganz frisch sein.

Hochwertige Öle oxidieren schnell. Ranzig gewordene Öle sind extrem
ungesund! Das gilt vor allem auch für zu lange gelagerte Nahrungsergänzungsmittel, etwa Omega-3-Kapseln. Kaufe diese Produkte in kleinen
Mengen, lagere sie kühl und dunkel und verbrauche sie rasch.

Tierische Fette haben keinen besonders guten Ruf, da sie einen hohen Anteil an Arachidonsäure enthalten. Ganz so einfach ist es aber mal wieder nicht. Einen hohen Anteil gesättigter Fettsäuren haben Butter, Kokosöl, Sahne, Ghee und auch Schmalz. Hier kommt es besonders darauf an, woher genau dieses Fett stammt, weil davon unter anderem die Omega-6:Omega-3-Ratio bestimmt wird. Tierische Fette solltest du also auch aus diesem Grund nur aus artgerechter, biologischer Weidehaltung zu dir nehmen. Vor allem die Bildung von Omega-3-Fettsäuren braucht Kälte. Kühe, die draußen leben und hin und wieder auf der Wiese frösteln, produzieren also wesentlich mehr Omega 3 als ihre verzärtelten Stallgenossen.

Gesättigte Fette sind wichtig für deine Zellmembranen und für deine Haut. Sie wirken als Leberschutz, haben eine antimikrobielle Wirkung im Darm und schützen damit die Darmflora. Eine spezielle Rolle spielt hier die Buttersäure (auch Butansäure oder Butyrat). Sie ist, wie der Name schon sagt, auch in Butter enthalten und ist ein wichtiger Nährstoff für unsere Darmwände, weil sie sie geschmeidig und dicht hält und damit für eine gute Barrierefunktion sorgt, nämlich die → *tight junctions*. Ferner hat Buttersäure auch anti-inflammatorische Effekte.

Muttermilch gehört zu den Nahrungsmitteln, die besonders reich an gesättigten Fetten sind, vor allem an Laurinsäure, die zu den mittelkettigen Fettsäuren (MCT) gehört. Laurinsäure ist auch besonders reich in Kokosöl enthalten. Es wirkt unter anderem antiviral, antibakteriell und antifungizid.

Gesättigte Fette werden nicht so schnell ranzig und lassen sich gut erhitzen.

Minderwertige Fette

Öle von Disteln, Sonnenblumen oder Maiskeimen haben eine ausgesprochen ungünstige Fettsäurenbilanz. Sie enthalten einen hohen Omega-6-Anteil. Sonnenblumenöl etwa hat eine O6:O3-Ratio von 120:1, Distelöl sogar 150:1. Sie sind aber besonders billig und finden sich daher regelmäßig als Hauptfettbestandteil in verarbeiteten Lebensmitteln. Auch die Frittenbude deines Vertrauens wird nicht mit Ghee von Weiderindern brutzeln. Mehrfach ungesättigte Öle schmecken unraffiniert nicht besonders gut und sind deshalb meist hoch verarbeitet und dadurch zudem noch nährstoffarm. Streiche sie am besten gänzlich von deinem Ernährungsplan.

Böse Fette

Ganz böse Fette sind die Transfettsäuren. Sie entstehen bei der industriellen Verarbeitung, vor allem der chemischen Härtung von Ölen und Fetten. Esse sie nur mit dem vollen Bewusstsein, dass du da gerade Junk isst, der wirklich nicht gut ist (nur manchmal kommt man bekanntlich daran ja nicht vorbei). Als da wären: Margarine, Frittiertes, Kartoffelchips, Blätterteig. Vor allem zusammen mit kurzkettigen Kohlenhydraten tricksen sie deinen Kohlenhydrat- und Fettstoffwechsel besonders wirksam aus. Und so verwandeln sich auf wundersame Weise alle Donuts besonders zielstrebig in östrogentriggerndes Bauchfett. Und das kann sich in der Kinderwunschphase negativ auswirken, denn ein Zuviel an Östrogen behindert die Hormone (FSH und LH), die für die Eisprünge verantwortlich sind.

EIWEISS

Proteine oder Eiweiße bestehen aus Ketten von Aminosäuren. Aus ihnen werden die Zellen aller Gewebe deines Körpers gebaut. Auch verschiedene Hormone wie Insulin, Adrenalin und Noradrenalin sowie die Antikörper unseres Immunsystems werden aus Aminosäuren hergestellt. Anders als bei Fetten und Kohlenhydraten, bei deren Verstoffwechselung der Körper auf Speicherformen ausweichen kann – diese also zur Energiegewinnung je nach Bedarf umbauen kann, etwa per Glykogenstoffwechsel in der Leber –, sind acht der insgesamt 20 Aminosäuren essenziell, der Körper kann sie also nicht selbst bilden, auch nicht über Umwege. Du musst sie also über die Nahrung aufnehmen. Hierbei wirkt die Aminosäure, die am wenigsten vorkommt, als limitierender Faktor. Deshalb ist für die biologische Wertigkeit – wie gut also dein Körper diesen Nahrungsbestandteil aufnehmen, verwerten und einbauen kann – ein gutes Verhältnis der Aminosäuren in der Nahrung wichtig. Je mehr die Aminosäurenzusammensetzung des Proteins der des menschlichen

Körpers ähnelt, desto besser kann es aufgenommen und verstoffwechselt werden. Tierische Eiweiße sind den menschlichen am ähnlichsten, pflanzliche Eiweiße kann man klug kombinieren, sodass die Wertigkeit des gesamten Essens durch die Einzelbausteine optimiert wird.

In der Schwangerschaft sollten Frauen täglich 1,3 g Eiweiß pro kg Körpergewicht essen, das sind etwa 30 % mehr als sonst. Ein Wort aus der Praxis: Das ist mehr, als du denkst und üblicherweise »mal eben so« isst. Besonders eiweißreich sind Fleisch, Eier, Quark oder Hüttenkäse. Pflanzliche Quellen mit einem hohen Eiweißanteil sind Soja und andere Hülsenfrüchte. Eine Möglichkeit, Eiweiß gezielt und einfach zu ergänzen, sind Eiweißshakes auf unterschiedlicher Grundlage (oft ist das Molke, für vegane Menschen etwa Soja) oder sogenannte EAA-Getränke (*Essential Amino Acids*), die du vorwiegend über Nahrungsergänzungsmittelhersteller oder als Sportlernahrung beziehen kannst.

Zwei einzelne Stoffe, die im Fruchtbarkeitskontext (für Männer und Frauen) eine besondere Bedeutung haben, sind die Aminosäure → *L-Arginin* und der Aminosäurenabkömmling → *L-Carnitin*. Du findest sie bei den Vitalstoffen.

KOHLENHYDRATE

Alle Kohlenhydrate bestehen aus Glukose, sind also, je nach Struktur, sogenannte Einfach- oder Mehrfachzucker. Sie unterscheiden sich durch die Länge der aneinandergereihten Ketten. Je länger diese sind, desto weniger süß schmecken sie. Stärke ist das für unsere Ernährung bedeutsamste langkettige Polysaccharid.

Für den Transport von Glukose in die Körperzellen wird Insulin aus der Bauchspeicheldrüse benötigt. Je kurzkettiger das Kohlenhydrat ist, desto schneller erfolgt die Insulinantwort. Polysaccharide lassen den Blutzucker dagegen nach dem Essen langsamer ansteigen, weil die langen Ketten vor der Aufnahme in die Blutbahn erst in einzelne Glukosemoleküle zerlegt werden müssen.

Glykämischer Index und glykämische Last

In den 1980er-Jahren wurde der glykämische Index entdeckt. Er beschreibt die Reaktion des Insulinsystems auf das jeweilige Lebensmittel, also wie schnell und intensiv die Insulinantwort auf den Kohlenhydratanteil in unserer Nahrung ausfällt. Nahrungsmittel mit einem hohen glykämischen Index sind jene mit einem hohen Anteil kurzkettiger Kohlenhydrate, sie werden schnell resorbiert und brauchen schnell Insulin: Das verursacht eine recht volatile Blutzuckerkurve mit hohen Spitzen in beide Richtungen, welche wiederum Heißhungerattacken provoziert. Durch diese spürt man oftmals direkt die schlingernde Insulinachse.

Der glykämische Index (Glyx) teilt Nahrungsmittel in drei Gruppen ein: hoher Glyx (über 70), mittlerer (zwischen 50 und 70) und niedriger Glyx (unter 50). Reine Glukose (Traubenzucker) liegt bei einem Referenzwert von 100.

Der Glyx berücksichtigt nicht die gesamte Menge des Kohlenhydrats im Lebensmittel, sondern er bezieht sich jeweils auf 50 g Kohlenhydrate (!) aus diesem Lebensmittel.

Das führt manchmal zu irritierenden Missverständnissen, weil diese Rechnung nicht besonders praxisnah ist. Gern zitiert wird hier der Vergleich von gekochten Karotten und Baguette. Beide haben einen hohen Glyx von 70. Bevor man nun aber vorschnell annimmt, gekochte Karotten seien »ungesund«, wäre es wichtig (und praxisrelevant), das Ganze auf die Menge des insgesamt gegessenen Lebensmittels zu beziehen, und das tut der Glyx nicht. Aussagekräftiger ist hier die glykämische Last (GL). Übersetzt und bezogen auf obiges Beispiel hieße das: Baguette und gekochte Karotten haben zwar den gleichen glykämischen Index, aber 100 g Baguette hat die gleiche glykämische Last wie 700 g Karotten. Das ist ein wichtiger und entscheidender Unterschied, denn 700 g gekochte Karotten muss man erst mal essen. Wenn du sehr übergewichtig bist oder Diabetes häufiger innerhalb deiner Familie vorkommt, beschäftige dich etwas intensiver mit diesem System der Nahrungsmittelgruppierung, damit du dich niedrig glykämisch ernähren kannst. Gut sortierte Tabellen findest du problemlos im Internet.

Diese sinnvolle Ernährungsform – vorwiegend Nahrungsmittel mit einem niedrigen glykämischen Index zu sich zu nehmen – ist übrigens *nicht* das Gleiche wie *Low Carb*. Qualitativ hochwertige Kohlenhydrate zu essen, etwa Gemüse zum Sattessen, ist durchaus sinnvoll! Streiche einfach ein paar der typischen kurzkettigen Kohlenhydratbomben von deinem Speiseplan – deinen Hormonen zuliebe.

Kurzkettige Kohlenhydrate reduzieren

- Beginne dein **Frühstück** proteinreich, etwa mit Eiern statt mit Müsli oder gar anderen Cerealien wie zuckrigen Weizenpops.
- **Verzichte auf Zucker,** wo auch immer du kannst, Stück für Stück. Beginne mit den versteckten Zuckern, das reduziert die Gesamtmenge schon wesentlich. Keine Fertigjoghurts, kein Zucker mehr in Kaffee oder Tee – Xylit (oder auch → *Myo-Inositol)* kann eine Alternative sein und ist auch günstig für deine → *Mundflora*. Und iss lieber dunkle Schokolade mit einem hohen Kakaoanteil.
- **Verzichte ab sofort auf Softdrinks.** Die Menge des »getrunkenen Zuckers« stellt weltweit das viel größere Problem dar als die des »gegessenen Zuckers«. In einer Studie mit IVF-Frauen (Frauen, die eine *In-vitro-Fertilisation* hatten) sank allein bei einem täglichen Glas Softdrink die Schwangerschaftsquote um 16 %.
- Bei **Fertigprodukten** sind die Ersatzsüßmittel wichtig. Schau deshalb aufs Kleingedruckte: Alle Formen von Sirup sind sehr süßintensiv und verursachen Insulinspitzen – z. B. Maissirup *(corn-syrup)* ist die Pest. Auch Reissirup oder Agavendicksaft sind Formen von Zucker, obwohl sie sich sympathischer anhören – die Nahrungsmittelindustrie kennt die Psychotricks. Künstliche Süßungsmittel wie Aspartam oder Saccharin haben natürlich in der Kinderwunschphase nichts in deinem Körper verloren.
- **Saft** ist nicht Obst. Säfte haben meist einen enorm hohen glykämischen Index, weil fast sämtliche Ballaststoffe fehlen. Jeder Diabetiker trinkt bei (für sie manchmal lebensbedrohlichen Hypoglykämien) schnell einen Schluck Apfelsaft. Trinke also lieber den Smoothie aus dem Mixer als den Saft aus der Saftpresse.
- Wenn du beginnst, deine Kohlenhydrate zu reduzieren, kann es gut sein, dass du das in den ersten Tagen spürst. Ohne Witz: **Das ist Entzug.** Dein

Blutzucker rutscht in den Keller, weil deine Insulinausschüttung nicht mehr besonders fein tariert ist und deine Zellen möglicherweise »erst wieder lernen müssen«, auf das Insulinsignal zu reagieren. Das bessert sich sehr wahrscheinlich bereits nach einigen Tagen. Halte durch!

ÜBERGEWICHT UND INSULINRESISTENZ

Der Faktor »Übergewicht« – hier definiert ab einem BMI von 27 (das entspricht beispielsweise einem Gewicht von 78 kg bei einer Körpergröße von 1,70 m) – senkt statistisch gesehen deine Fruchtbarkeitsquote. Damit ist zum einen die durchschnittliche Zeit, die es braucht, um schwanger zu werden, als auch die Gefahr, eine Fehlgeburt zu erleiden, gemeint. In vielen Studien wird Übergewicht als Lifestyle-Faktor beschrieben, in der Annahme, man könne das beliebig ändern. Als wäre es nur eine Frage der Entscheidung oder der Disziplin. Ich halte das für ausgesprochen unglücklich und für eine zusätzliche Stigmatisierung von Frauen, die sowieso oft eine *never ending story* in Sachen Körpergewicht hinter sich haben, verbunden mit allen denkbaren unglücks- oder schambehafteten Körperthemen im Laufe ihres Lebens. Es ist vermutlich auch nicht das erste Mal, dass diese Frauen darauf hingewiesen werden, dass sie sich auf der statistischen Verteilungskurve im Bereich »Übergewicht« befinden. Und es ist nicht das erste Mal, dass sie versuchen, Gewicht abzunehmen. Dennoch ist es trotz der *#bodypositivity* wichtig, relevante medizinische Faktoren zu benennen, ohne dass dies gleich als diskriminierend abgestempelt wird. Wenn du übergewichtig bist, reagierst du also möglicherweise beschämt oder zurecht entrüstet oder beides, wenn du den Rat deines Gynäkologen hörst: *»Nehmen Sie erst mal ab, dann reden wir weiter.«* Das sagt er jedoch nicht vor dem Hintergrund eines fragwürdigen Frauen- oder Körperbildes, sondern deshalb, weil es einen Zusammenhang zwischen Übergewicht und ungewollter Kinderlosigkeit gibt. Zu viel Körper(bauch-)fett bringt einiges durcheinander. Die gute Nachricht ist: Fünf Kilo Gewichtsverlust sind schon grandios – und vielleicht erreichbar!

Ein wichtiger Faktor beim Thema Übergewicht ist die Wirkung auf dein Hormonsystem. Auch im Fettgewebe werden Östrogene gebildet, und ein

Zuviel an Östrogen kann eine negative Feedback-Schleife für deine Hypophyse bedeuten und dort fälschlicherweise die Produktion von FSH (follikelstimulierendem Hormon) und LH (luteinisierendem Hormon) drosseln: Deine Eisprünge verzögern sich oder finden nicht statt.

Ein weiterer wichtiger Aspekt ist die Insulinresistenz, unter der ein nicht unerheblicher Teil der übergewichtigen Menschen leidet. Eine Insulinresistenz zeigt keine typischen, spürbaren Symptome, denn sie wirkt im Verborgenen – konkret an deinen Hormonrezeptoren für das Insulin an den Zellwänden.

Eine Insulinresistenz bedeutet, dass diese Rezeptoren, die an deinen Zellen die Aufnahme von Glukose regeln, durch eine dauerhafte, zu hohe Insulinausschüttung abgestumpft, also resistent geworden sind. Diese übermäßige Insulinausschüttung wiederum wird ausgelöst durch eine langfristig positive Energiebilanz, also ein Nährstoffüberangebot. Je mehr Energie einer Zelle dauerhaft zur Verfügung steht, desto stärker wird nach und nach die Insulinsensitivität abgeschaltet. Übergewicht, oft zusammen mit einer kohlenhydratlastigen Ernährung, ist der häufigste Grund für eine Insulinresistenz, auch ein hohes Stresslevel (und dadurch bedingt ein hoher Cortisol- und/oder Adrenalinspiegel) oder andere hormonelle Verwerfungen – wie etwa beim → *PCOS* – können negative Auswirkungen auf die Insulinachse haben.

Alles das mündet in einen unguten Kreislauf: Der hohe Pegel an Insulin unterstützt dessen Fettspeicher-Aktivierung, der Mensch nimmt zusätzlich an Fettgewebe zu. Die gute Nachricht: Dieser Prozess ist fast immer reversibel. Es braucht dazu »nur« die typische Trias altbekannter Neujahrsvorsätze: erstens eine deutliche Reduzierung der kurzkettigen Kohlenhydrate in deiner Ernährung, zweitens mehr sportliche Betätigung, und das drittens möglichst regelmäßig. In der Praxis oft nicht ganz so einfach wie in der Theorie, aber so funktioniert es auf Stoffwechselebene.

Wie checkt man eine Insulinresistenz?

Da eine Insulinresistenz per se keine spürbaren Symptome hat, ist eine vernünftige Labordiagnostik in der Kinderwunschbehandlung für alle übergewichtigen Männer und Frauen eine gute Idee. Darüber hinaus ist sie sinnvoll bei Frauen mit → PCOS (oder dem Verdacht darauf) und bei Frauen mit chaotischen oder anovulatorischen Zyklen.

Der normale Standardtest zum Erkennen einer Insulinresistenz ist meist der Glukosetoleranztest als Basisuntersuchung. Damit misst man aber ausschließlich die Glukose, nicht aber das Insulin selbst. Dadurch kann es passieren, dass man sich zunächst noch in trügerischer Sicherheit wiegt, da sich oft noch hochnormale oder nur leicht erhöhte Blutzuckerwerte ergeben – auch der Nüchternblutzuckerwert ist meist noch lange im Normbereich. Erst später bestätigt sich dann die Insulinresistenz.

Deshalb braucht es sinnvollerweise einen weiteren Laborparameter, der die Blutzuckerwerte dem – bei einer Insulinresistenz deutlich erhöhten – Insulinwert gegenüberstellt, den sogenannten HOMA-Index. Dieser ist ein recht einfaches, aber feines mathematisches Modell, das eine Berechnung des im Körper angeforderten Insulins erlaubt. Dafür wird nach 12-stündiger Nahrungspause morgens das Nüchterninsulin und der Nüchternblutzucker bestimmt. Insulin hat eine enorm kurze Halbwertzeit. Deshalb darf die Blutprobe nicht stundenlang auf ihre Untersuchung im Labor warten. Ich schreibe das hier, weil ich aus praktischer Erfahrung weiß, dass der HOMA-Index, obwohl so gut geeignet, bisher noch wenig Verbreitung gefunden hat.

Konkret bedeutet das: Eine HOMA-Probe muss direkt zentrifugiert und gekühlt, besser noch gefroren und so organisiert werden, dass nicht ein halber Tag zwischen Blutentnahme und Eintreffen im Labor liegt, was nicht alle Praxen gewährleisten können. Viele – unter falschen Bedingungen abgenommene – Werte sind in der Realität dadurch tatsächlich komplett für die Katz.

Alternative: Selbst ins Labor fahren und direkt vor Ort Blut entnehmen lassen. Ein gesunder HOMA-Index liegt unter 2.

Oraler Glukosetoleranz-Test (oGTT)

Wenn der HOMA-Index aus irgendwelchen Gründen nicht zur Verfügung steht, macht man einen Glukosetoleranztest. Dabei testet man mit einer standardisierten und gezielten Provokation, wie deine Bauchspeicheldrüse auf einen unnatürlichen Zuckerschock reagiert. Es gibt zwei Varianten, den »großen« und den »kleinen« Test. Der große Test (den ich – und auch die Deutsche Diabetes Gesellschaft – ausdrücklich empfehlen) erfordert eine nüchterne Blutzuckerentnahme in der Praxis. In den Tagen zuvor solltest du dich normal und kohlenhydrathaltig ernähren – das ist wichtig. Der Weg in die Praxis sollte nicht im Sprint zurückgelegt werden, nimm dir etwas zum Lesen und ein ordentliches Schinkenbrot für den Moment nach dem Test mit. Vermutlich wird dir durch das Blutzucker-Auf-und-Ab etwas flau sein und du wirst froh sein, am späten Vormittag endlich etwas »Richtiges« zu essen.

Dir wird als Erstes eine Nüchternblutprobe entnommen, danach trinkst du eine zuckrige Lösung aus 75 g Glukose. Eine und zwei Stunden später wird jeweils eine weitere Blutzuckerprobe entnommen. Es sollte dazu unbedingt Vollblut im Labor bestimmt werden, kein kapilläres Blut aus Finger oder Ohrläppchen.

Der »kleine« Test beinhaltet nur 50 g Glukose ohne Nüchternwert und ohne den 2-Stunden-Wert. Dadurch ist er praxisorganisatorisch einfacher: Weniger 8-Uhr-Termine, weniger Blutentnahmen, kürzere Gesamtzeit für den Patienten im Wartezimmer. Der »kleine« Test hat eine relativ hohe Wahrscheinlichkeit für eine falsche positive oder falsche negative Aussage, ist aber dennoch aus den oben genannten Gründen noch immer verbreiteter.

Als dritter Wert kommt zusätzlich noch das HbA1c infrage. Das HbA1c ist quasi dein Cheat-Day-Rückblick: An einigen deiner roten Blutkörperchen bleibt etwas von der Schokolade hängen, die du in den letzten Wochen gegessen hast. Das kann man im Labor messen. So erlaubt dieser Wert einen Rückblick auf deine Blutzuckersituation in der jüngeren Vergangenheit.

Was verbessert die Insulinresistenz?

Es gibt einfache Dinge, die du tun kannst, um deine Insulinresistenz zu verbessern:

- **Iss vorwiegend Nahrungsmittel mit einer niedrigen glykämischen Last, lasse also vor allem Zucker, Säfte und Weißmehl weg.**
- **Bewege dich.** Gehe viel zu Fuß, fahre Rad, gehe Schwimmen, mache Yoga oder was auch immer dir liegt.
- **Schlafe ausreichend.** Am besten im abgedunkelten Schlafzimmer. Schlafmangel verschlechtert die Insulinresistenz enorm. Stress übrigens auch: Die Cortisolachse ist direkt mit deinem Blutzucker verbunden! Hohes → *Cortisol* bedeutet einen hohen Blutzucker. Das hat die Natur im Lauf der Evolution als Notfallplan so eingerichtet, damit in Stresssituationen immer genug Energie da ist.
- **Nimm → *Myo-Inositol.*** Das ist ein Glukose-Isomer. Er wirkt als sekundärer Botenstoff auch auf deine Insulinsignalwege. Zwei Gramm als Pulver in Form eines Nahrungsergänzungsmittels reduzierte in einer Studie mit Frauen mit metabolischem Syndrom den HOMA-Index um sensationelle 75 %. Auch eine weitere Arbeit mit Frauen mit → *PCOS* zeigt diese Effekte – und normalisierte, nebenbei bemerkt, in bemerkenswerter Zahl den Menstruationszyklus.
- **Achte auf eine gute Darmgesundheit.** Resistente Stärke, ein Präbiotikum, also Futter für deine → *Darmbakterien*, kann deine Insulinresistenz ebenfalls deutlich verbessern. Zehn Gramm pro Tag vermindern sowohl die Menge des ausgeschütteten Insulins als auch die Insulinresistenz um ziemlich eindrucksvolle 30 %. Resistente Stärke ist eine Stärkeform, die durch die Verdauungsenzyme nicht aufgeschlossen werden kann und deshalb das perfekte Futter für deine guten Darmbakterien darstellt. Vorkommen und Dosierung findest du unter → *Präbiotika*. Auch eine Unterstützung der Darmflora mit probiotischen Kapseln verbessert die Diabeteswerte.
- → *Omega 3* erhöht die Fluidität der Zellmembran, in die auch die Insulinrezeptoren eingelassen sind: Nimm davon 2–3 g täglich. Auch ein niedriger Vitamin-D-Spiegel gehört zu den Markern, die eindeutig mit einer erhöhten Insulinresistenz einhergehen.

- → *Alpha-Liponsäure (R-Form)* ist ein vielseitiges Antioxidans mit protektiver Wirkung auf die Leber, die Niere und das Gehirn. Weiterhin hat es einen positiven Effekt auf die Insulinresistenz. Du kannst davon 2-mal täglich 100 mg zu dir nehmen.

TIERISCHE PRODUKTE

Entwicklungsgeschichtlich sind wir Menschen Omnivoren, das bedeutet, dass unser Körper auf eine gemischte Kost ausgelegt ist: Mit einem gesunden Mix aus pflanzlichen und tierischen Produkten bekommen wir alle Nährstoffe, die wir zum Leben brauchen. Natürlich müssen wir als Homo sapiens nicht mehr mit dem vorliebnehmen, was in der Steppe gerade so vorbeikommt, sondern können zumindest hierzulande in den Supermarkt gehen und entscheiden, was wir essen möchten und was nicht. Du bist also vollkommen frei, aus ganz unterschiedlichen Gründen auf Teile dieses Mixes, etwa auf Fleisch oder auf Zucker oder auf Gluten oder auf Milch zu verzichten. Dazu im nächsten Kapitel noch etwas mehr. Tierische Nahrungsmittel sind für uns Menschen enorm nährstoffdicht. Die Vitalstoffe, die wir über Fleisch, Milchprodukte und Eier aufnehmen, sind für unser Verdauungssystem besonders gut bioverfügbar, weil sie (etwa in ihren Proteinen) unserer eigenen Struktur ähneln und weil sie gut in das Nahrungsmittel eingebettet sind. Einige Vitalstoffe, wie etwa das Vitamin B12, L-Carnitin oder Cholin, kommen sogar ausschließlich in tierischen Produkten vor.

Wenn man die wichtigen ethischen Aspekte einmal vollkommen außen vor lässt, gehören hochwertige tierische Lebensmittel aus ernährungsphysiologischer Sicht zu den gesündesten Lebensmitteln überhaupt. Allerdings ist es natürlich mal wieder nicht egal, was genau auf den Tisch kommt. Es sollte zunehmend selbstverständlich sein, dass wir nur solche tierischen Lebensmittel essen, die aus artgerechter und biologischer Haltung stammen. Dass Kühe auf der Weide grasen und nicht im Stall vollkommen artfremdes Gensoja fressen müssen und mit Medikamenten vollgestopft werden, weil natürlich jedes Tier in Gefangenschaft krank wird. Dass wir nicht nur das Filet eines Tieres essen. Letztlich bedeutet *from nose to tail* auch eine Wertschätzung des Tieres in seiner Ganzheit. Das mag in einer Gesellschaft zunächst etwas gewöhnungsbedürftig sein, in der wir appetitlich abgepackte Filets unter rosa Glühbirnen noch halbwegs erträglich finden, aber letztlich gar nicht so ganz genau wissen wollen, wie das Tier, das schließlich auf unserem Teller landet, von innen aussieht, mit allem Drum und Dran. Erzähle mal einem Indianerhäuptling, dass Herz und Nieren eines Tieres achtlos weggeworfen werden. Erstens ist das unter ernährungsphysiologischen Aspekten nicht besonders klug, weil genau das die nährstoffreichsten Körperteile sind. Und außerdem ist dies dem Tier gegenüber, das sein Leben lassen musste, einigermaßen respektlos.

Nun sind wir zivilisiert und können uns ethischen und moralischen Verzicht als Kulturgut leisten. Wir beziehen Stellung und wollen Verantwortung übernehmen dafür, wie wir mit unserer Erde, unseren Ressourcen, der Natur, Menschen und Tieren und mit uns selbst umgehen. Diese Gedanken sind existenziell, denn ohne sie fahren wir gerade unseren Planeten mit Karacho gegen die Wand.

Ich respektiere und erkenne zutiefst jede dieser Entscheidungen an, den eigenen Genuss vor dem wie auch immer gearteten Leid anderer Wesen, der Tiere, zurückzustellen, und ich meine das sehr ernst. Manche Menschen mögen sich sogar entscheiden, ihre eigene Gesundheit dem unterzuordnen. Wenn das die Grundlage deiner Entscheidung ist oder war, zolle ich ihr den höchsten Respekt, denn manchmal müssen oder wollen wir im Leben Opfer bringen.

Nur ist es nach wissenschaftlicher Datenlage aber eben nicht so, dass veganes Essen per se gesünder ist oder den Planeten besser rettet als omnivores Essen, denn, wie immer: Es kommt darauf an.

Verzicht auf tierische Produkte

In Sachen Fruchtbarkeit lautet die Frage an dieser Stelle: Isst du das, was dein Körper will, oder das, von dem du möchtest, dass er es will?

Wenn du vegan oder vegetarisch lebst, weißt du, dass es bestimmte Nährstoffe gibt, die kritisch werden und die du gesondert substituieren musst. Wenn es dir subjektiv als auch objektiv, physisch, emotional und seelisch gut geht und du ein Baby nach dem anderen kriegst, zeigt das auch, dass dein Körper alles bekommt, was er braucht – wunderbar.

Wenn du allerdings unter einer herabgesetzten Fruchtbarkeit leidest, ist auch deine Ernährung etwas, dass du noch mal genauer überprüfen solltest. Es gibt Menschen, denen bekommt »Weglassen« bestimmter Lebensmittel besser als anderen. Oder es bekommt ihnen zunächst, weil einige der möglichen Mangelsymptome tatsächlich erst Jahre später und oft ganz subtil auftauchen. Dazu gehört übrigens auch ein typischer Vitamin-B12-Mangel, den der Körper tatsächlich bis zu einige Jahre lang gut kompensieren kann, da es enorm große Speicherreserven im Körper gibt. Wenn dein Körper nicht gut mit hochwertigen Makronährstoffen – Fett, Eiweiß, Kohlenhydraten – und Mikronährstoffen, etwa Vitaminen und Spurenelementen, versorgt ist, werden als Erstes besonders aufwendige und luxuriöse Funktionen heruntergefahren. Eine davon ist die Fruchtbarkeit. In manchen Fällen ist eine vegane Ernährung nicht das Beste für deinen individuellen genetischen Bauplan.

Wenn du aus den zuvor angeführten guten Gründen vegan oder vegetarisch lebst, können meine letzten Sätze eine schwere Erkenntnis bedeuten, die zunächst undenkbar zu sein scheint. Überprüfe sie ernsthaft für dich. Gleichzeitig würde ich dir tatsächlich – aus rein ernährungsphysiologischer Sicht – nicht empfehlen, gerade jetzt in der Kinderwunschzeit dein Leben auf »vegan« umzustellen.

Die Studienlage, auch aktuelle Bücher *(China Study)* und Filme *(The Game Changers)* werden bei solchen aufgeladenen Themen gern im Sinne des an dieser Stelle beliebten *cherrypickings* ausgelegt, um Beweise für die jeweilige Position in dieser emotional geführten Debatte zu finden. Dabei vermischen sich – wissenschaftlich ungut – diverse Aspekte miteinander. Ich möchte mich hier explizit nicht daran beteiligen, vor allem nicht um den Preis, dass nun alle Veganerinnen unter euch das Buch zur Seite legen werden.

Hier ebenfalls nicht zu finden ist die anekdotische Evidenz. Denn natürlich gibt es Frauen, die mit veganer Ernährung ratzfatz schwanger werden, runde gesunde Babys bekommen und sich auch in der zehrenden Stillzeit fantastischer Gesundheit erfreuen, genauso, wie es kettenrauchende Ex-Bundeskanzler gibt, die beinahe 100 werden.

Du bist erwachsen genug, hier eine gute eigene Entscheidung zu treffen.

Buchtipp: *Markus Keller/Edith Gätjen: Vegane Ernährung. Schwangerschaft, Stillzeit und Beikost, Verlag Eugen Ulmer 2017*

DEIN DARM

Dein Darm ist der Ort, an dem all die guten Sachen landen, die du isst und der Ort, an dem sie in kleine Bestandteile zerlegt und schließlich in deinen Körper aufgenommen werden. Es ist also enorm wichtig, dass dein Darm gesund ist und du ihn gut pflegst, damit er diese vielen Aufgaben alle gut leisten kann. Gleichzeitig ist dein Darm die Schnittstelle zum Inneren deines Körpers, er ist mit seiner Schleimhaut eine der Grenzflächen, so wie deine Haut auch.

Dein Darm hat enorme neuroaktive Kompetenzen, viele Neurotransmitter werden hier gebildet. Die Serotoninproduktion etwa findet nicht in erster Linie im Gehirn, sondern im Darm statt. Über den Vagusnerv kommuniziert dein Magen-Darm-Trakt direkt mit dem Gehirn.

Darüber hinaus ist der Darm eines der wichtigsten Organe für dein Immunsystem, das sogenannte GALT (*gut associated lymphoid tissue*). 70 bis 80 % aller Immunzellen leben hier. Auf der riesigen Oberfläche des Darms gibt es spezifische Gewebe, die auf zelluläre, enzymatische und antikörpergesteuerte Weise alle dafür sorgen, dass nichts in deinen Körper hineinkommt, was Unbill anrichtet, ob es nun Viren, feindliche Bakterien oder Pilze sind. Ein enorm wichtiger Bestandteil der Abwehrfunktion ist die → *Darmflora* und ein gesundes Mikrobiom.

Für eine gute Abwehr kann natürlich nur ein gesunder Darm sorgen. Wenn an der enorm großen Oberfläche der Darmschleimhaut subtil-entzündliche Prozesse stattfinden *(silent inflammation)*, hat das weitreichende Auswirkungen auf deine Gesundheit.

Leaky-Gut-Syndrom

Mit dem Leaky-Gut-Syndrom ist gemeint, dass der Darm verwundet ist, also löchrig oder mit Lecks versehen ist. Die so wichtigen Schleimhäute mit ihrer Barrierefunktion sind dabei durchlässiger geworden, als sie sein sollten. Ihre *tight junctions*, die Verbindungen der einzelnen Schleimhautzellen, bekommen durch inflammatorische Prozesse – das sind subtile, dauerhafte Entzündungen – größere Durchlässe. Die → *tight junctions* kann man sich wie kleine Schleusen vorstellen, deren Öffnungsgrad je nach Bedarf reguliert wird. Bei einem Leaky-Gut-Syndrom funktioniert diese Regulation nicht mehr zuverlässig. Auch Bestandteile, die normalerweise nicht in der Blutbahn landen sollen, gelangen beim Leaky-Gut-Syndrom in den Körper. Das können Bakterien oder Viren sein, Toxine, aber auch größere Moleküle von Proteinen, die so »unverarbeitet« im Blut nichts zu suchen haben, weil sie so im Körper autoimmune oder andere unerwünschte immunologische Reaktionen auslösen können. Das schleusenregulierende Protein im menschlichen Körper heißt → *Zonulin*. Bei einem Leaky-Gut-Syndrom ist der Zonulinwert im Blut oder Stuhl erhöht. Dieser Wert dient als laborchemischer Marker, mit dessen Hilfe ein Leaky-Gut-Syndrom diagnostiziert werden kann.

Bestimmte, für den einzelnen Menschen unverträgliche Stoffe aus der Nahrung, können das Leaky-Gut-Syndrom hervorrufen. Menschen mit entzündlichen Darmerkrankungen (etwa Morbus Crohn oder Colitis ulcerosa) leiden definitionsgemäß regelmäßig darunter. Manchmal sind die Zeichen einer Unverträglichkeit aber auch viel subtiler, sodass man direkt gar nichts von seinem Leaky-Gut-Syndrom bemerkt. So gibt es Menschen, die Gluten oder Milcheiweiß nicht vertragen. Mehr Infos dazu im folgenden Kapitel *Unverträglichkeiten und Antistoffe.*

Das Gegengewicht stellen immer die Darmbakterien mit ihren vielfältigen Funktionen dar. Sie bilden einen schützenden Biofilm und produzieren Stoffe, die dein Darm benötigt. Die Bakterien vom Stamm *Faecalibacterium prausnitzii* etwa scheiden Buttersäure aus und pflegen damit das Schleimhautepithel. Je mehr »gute« Bakterien, desto gesünder der Darm.

DEINE DARMFLORA

Überall in und auf unserem Körper siedeln Bakterien, ohne die wir vermutlich keinen Tag überleben würden. In gemeinschaftlichen Verbänden leben sie auf unserer Haut, im Mund, in der Nase, in deiner Scheide und natürlich im Darm. Insgesamt machen diese Bakterien zahlenmäßig den allergrößten Anteil an uns als »Gesamtmensch« aus: Nur etwa ein Zehntel unserer Zellen tragen unseren menschlichen Chromosomensatz, der riesengroße Hauptanteil – also 90 % dessen, was wir »ich« nennen – sind Bakterien.

Im Darm wohnt das größte und artenreichste Mikrobiom des Menschen. Wie vielschichtig das ist, wird derzeit in wissenschaftlichen Zirkeln der modernen Medizin wie etwa dem *British Gut Project* oder dem *American Gut Project* intensiv erforscht. Vermutlich hat die Darmflora einen weitreichenden Einfluss, auch epigenetischer Natur, etwa darauf, ob wir allergisch oder dick werden und ob wir Autoimmunerkrankungen wie Diabetes, Morbus Crohn, Multiple Sklerose, oder gar Depressionen oder Krebs bekommen. Das menschliche Mikrobiom ist definitiv gerade der *hottest stuff* in der wissenschaftlichen Welt.

Die Darmflora ist ein wesentlicher Bestandteil unseres Immunsystems und gleichzeitig wichtig für eine gesunde, intakte Darmschleimhaut, beides bedingt sich gegenseitig.

Jeder Mensch besitzt eine ganz individuelle Darmflora, also eine nur ihm eigene Zusammensetzung der Bakterienarten und -stämme. Deine heutige Darmflora ist sehr früh in deiner Kindheit angelegt und etabliert worden. Die Darmflora von Müttern und Töchtern ähnelt sich über Generationen. Neben der günstigen Besiedlung während der Geburt hat das Stillen – wie zu erwarten – enorm positive und tatsächlich lebenslange Auswirkungen, etwa auf die Inzidenz von Typ-I-Diabetes und Asthma. Antibiotikatherapien im Kindesalter haben – auch wenig überraschend – einen negativen Einfluss, weil sie immer auch Teile der »guten« Bakterien töten. Nicht gestillte Kaiserschnittkinder weisen noch nach Jahren ein Keimspektrum in ihrer Darmflora auf, das den Händen des Klinikpersonals ähnlicher ist als der Darmflora der eigenen Mutter.

Auch in der Schwangerschaft gibt es etliche Effekte, die von einer gesunden Darmflora abhängen – seit langem ist das bekannt. Die Rate an Frauen mit einem Gestationsdiabetes etwa sinkt laut der PiP-Studie *(Probiotics in Pregnancy)* durch die orale Gabe von »guten« Laktobazillen. Auch die Rate an Frauen mit postpartaler Depression und Angststörungen wird vermindert.

Darüber hinaus haben deine Darmbakterien auch eine hormonmodulierende Wirkung, speziell gilt das für den Östrogenstoffwechsel. Die Bakterienkolonien, die für diesen verantwortlich sind, nennt man Estrobolom. Wenn es ein Ungleichgewicht innerhalb deines Estroboloms gibt, kann das eine Östrogendominanz begünstigen und damit auch die Eizellreifung beeinträchtigen.

Und last, but not least: Dein Darm hat einen wesentlichen Einfluss auf deine vaginale Flora. Und diese wiederum ist wichtig für deine ganze Frauengesundheit und eine gesunde Schwangerschaft (→ *vaginale Flora).*

Präbiotika: Futter für deine Darmflora

Neben allen seit der Geburt geprägten Eigenheiten ist deine Darmflora auch immer eine Momentaufnahme. Den wichtigsten Einfluss auf eine artenreiche Flora hat – wenig überraschend – deine Ernährung. Eine Veränderung der Ernährung zeigt erstaunlich schnell Wirkung. Etwa innerhalb einer Woche verändert sich dein Darm-Mikrobiom – günstig oder ungünstig, je nachdem, was du isst. In Real-Life-Versuchen konnte man feststellen, dass eine klassische Fast-Food-Ernährung einen verheerenden Einfluss auf den Artenreichtum der Darmflora hat, der sich – bei gesunder, gemüsehaltiger und ballaststoffreicher Mischkost – allerdings ebenso schnell auch wieder erholt, sodass die »guten« Bakterien wieder nachwachsen. Du kannst also die »guten« Bakterien durch Ballaststoffe, auch Präbiotika genannt, gezielt füttern. Präbiotika führen dem Darm nicht so wie Probiotika die nützlichen Keime gezielt zu, sondern sie bieten den vorhandenen Darmbewohnern die Energiequelle, um sich zu vermehren.

Präbiotika (Ballaststoffe), die deine Darmflora »füttern«

- Inulin ist ein Polysaccharid, ein Ballaststoff, der reich enthalten ist in Chicorée, Arlischocken, Pastinaken, noch etwas hellgrünen Bananen, Schwarzwurzeln, aber auch in Hafer. Vor allem die günstigen Laktobazillen und Bifidobakterien, aber auch das Buttersäure produzierende *Faecalibacterium prausnitzii,* also »gute Bakterien«, ernähren sich davon. Wenn du diese Gemüsesorten nie isst oder essen möchtest, gibt es Inulin auch in Pulverform als konfektioniertes Nahrungsergänzungsmittel. Rühre dir davon 2-mal täglich einen TL ins Müsli, in den Joghurt oder in eines deiner Getränke. Es löst sich schnell auf und schmeckt leicht süß.

- **Resistente Stärke** ist ebenfalls den Verdauungsenzymen unzugänglich. Sie entsteht beim Abkühlen gekochter Stärkeprodukte wie Reis oder Kartoffeln. Reis- oder Kartoffelsalat, auch Sushi, sind also perfekte Präbiotika. Banales Kartoffelmehl, das es in jedem Bioladen gibt, funktioniert übrigens auch: Rühre dir einfach etwas davon in ein halbes Glas kaltes Wasser, in den Joghurt oder ins Müsli – es löst sich gut auf. 10 g entsprechen einem gehäuften Esslöffel. Vorsicht: Einige Menschen reagieren mit Blähungen auf die möglicherweise ungewohnte Stärkeform. Taste dich also langsam an diese Menge heran.
- **Schleimstoffe**, etwa Lein-, Chia- oder Flohsamenschalen, frisch (!) geschrotet oder letztere auch als Pulver, in Flüssigkeit gut gequollen (bei Lein- oder Chiasamen über Nacht), nähren und schützen deine Schleimhaut.
- → *Omega-3-Fettsäuren* helfen ebenfalls bei der Regeneration der Darmschleimhaut und wirken gleichzeitig entzündungshemmend.

Probiotika: Lebendige Bakterien

Probiotika sind lebende und vermehrungsfähige Bakterien, die wir uns über die Nahrung oder auch über Nahrungsergänzungsmittel gezielt zuführen können. Sie können das Keimspektrum im Darm günstig beeinflussen, indem sie die »guten« Keime vermehren, und damit gleichzeitig die »bösen« reduzieren. Untersuchungen zeigen, dass eine Probiotikagabe in der Schwangerschaft auch einen positiven Einfluss auf die Häufigkeit von kindlichen Allergien und Asthma bei atopisch vorbelasteten Eltern hat.

Einige Nahrungsmittel sind reich an natürlichen Bakterien und gelten somit als natürliche Probiotika: Rohmilchkäse beispielsweise. Auch fermentiertes Gemüse wie Sauerkraut, Kimchi und Co. enthalten eine relevante Menge an guten Laktobazillen. Diese bunten Mikroorganismen vereinfachen die Verdauung von Proteinen. Sie werden von ihnen aufgeschlüsselt, das macht sie bekömmlicher. Die Massai füttern vergorene Milch an ihre Babys, in Asien gibt es Miso und Nato, in Europa Sauerteig und Dickmilch – überall auf der Welt weiß man um dieses Konzept zur

Haltbarmachung. Durch die gezielte Zugabe »guter« Bakterien werden die bösen, also auch Schimmel und Fäulnis, in Schach und gleichzeitig die Darmflora artenreich gehalten.

Probiotische Joghurts enthalten eine höhere Keimzahl als »normale« Naturjoghurts. Man kann sie mit einer Joghurtmaschine auch selbst machen. Wenn du deine Darmflora gezielt unterstützen möchtest, gibt es auch Probiotika in Kapselform. Sinnvoll ist ein breites Keimspektrum und eine hohe Keimzahl. Vor allem Laktobazillenstämme sind vor und in der Schwangerschaft wichtig.

DEINE MUNDFLORA UND PARODONTITIS

Auch in anderen Körperverstecken wohnen Bakterien – und es gibt welche, die problematisch werden können. Eine Infektion des Zahnfleisches ist nicht nur für deine Zahngesundheit ein Problem. Parodontitiskeime können auch in weiteren Bereichen deines Körpers wirklichen Schaden anrichten. Dabei lösen Plaquebakterien zunächst eine Gingivitis aus, eine lokale Zahnfleischentzündung, die sich dann in den Zahnfleischtaschen fortsetzen kann.

Durch diese Entzündungsreaktion können deine Immunzellen lokal das Enzym aMMP-8 aktivieren. Dieses Enzym greift die kollagenen Fasern im Zahnfleisch an und zerstört sie. Je nach – auch genetisch bedingter – Enzymaktivität kann diese Entzündungs- und die damit verbundene Immunreaktion einen Dauertrigger für dein gesamtes Immunsystem bedeuten. Über einen Speicheltest kann dein Zahnarzt nach dem Enzym aMMP-8 suchen und mit geeigneten Maßnahmen therapieren.

Die Zusammensetzung deiner Mundflora spielt auch in der Schwangerschaft in verschiedenerlei Hinsicht eine wichtige Rolle. Es gibt Hinweise darauf, dass der Parodontitis-Keim *Tannerella forsythia* sein Unwesen nicht nur in deinem Mund treiben kann, sondern auch an anderen Stellen im Körper, wo er eher nicht spontan vermutet wird, nachzuweisen ist. *Tannerella forsythia* ist nämlich ein multipler Lump für dich und dein Baby. Er kann Schwangerschaftsdiabetes begünstigen und erhöht das Risiko für eine Frühgeburt und eine Präeklampsie. Und er wird tatsächlich bei Frauen, die eine dieser Komplikationen entwickeln, signifikant häufiger im Fruchtwasser und im Vaginalabstrich gefunden. Zahlen zeigen deutlich, dass eine Parodontoseprophylaxe und -therapie diese Komplikationen verringert.

Benutze also ausgiebig Zahnseide und gehe für eine professionelle Zahnreinigung und -prophylaxe zum Zahnarzt, damit ungünstige Karies- und Parodontitiskeime keine Chance haben. Dafür ist die Zeit unmittelbar vor einer Schwangerschaft perfekt. Solltest du später sehr unter Schwangerschaftsübelkeit leiden, ist nämlich allein die Vorstellung, dass jemand in deinem Mund herumwurschtelt, ein komplett abwegiger Gedanke, der zuverlässig Würgereize auslöst.

Xylit

Ein natürliches Süßmittel, das aus Birkenholz gewonnen wird, ist Xylit. Zahnpflegekaugummis enthalten Xylit, weil man schon lange um die kariesvermindernde Wirkung weiß. Mittlerweile findet man es auch als Streusüße, meist im Bioladen. Karies ist eine bakterielle Infektionskrankheit, die durch Kohlenhydratkonsum – Zucker, aber auch klebrige Weißmehlnahrung – begünstigt wird. Meist erwerben wir die Erreger durch Ansteckung. Klassischerweise wird sie von Eltern auf deren Kinder übertragen, etwa über abgelutschte Schnuller oder Breilöffel.

Eine finnische Studie hat die Wirkung des natürlichen Zuckerstoffes Xylit bei Müttern und die Auswirkungen auf ihre Babys untersucht. In den Monaten nach der Geburt bis zum zweiten Geburtstag kauten die untersuchten Frauen viermal am Tag Xylitkaugummis, zwei andere Frauengruppen bekamen eine Fluoridbehandlung oder spülten mit Chlorhexidin. Nur 9,7 % der Kinder aus der Xylitgruppe wiesen mit zwei Jahren eine Streptokokkenbesiedlung im Mund auf, aus der Chlorhexidin-Gruppe waren es 28,6 %, und die Kinder der fluoridbehandelten Mütter kamen auf 48,5 %. Nach fünf Jahren untersuchte man die Kinder erneut und fand 70 % weniger Kariesschäden in der Xylitgruppe. Xylit hat also hochsignifikant positive Wirkungen auf deine Mundflora, auch die Reduktion pathogener Keime im Darm wurde beobachtet.

UNVERTRÄGLICHKEITEN UND ANTISTOFFE

In diesem Kapitel für Fortgeschrittene widme ich mich einigen Nahrungs-
bestandteilen, die für manche Menschen nicht besonders gut verträglich
sind und die damit auch auf das Fertilitätsthema direkt Einfluss haben
können.

Autoimmunes Geschehen

Sabotage an deinen eigenen Körperzellen und -geweben – etwa so könnte
man autoimmunes Geschehen beschreiben. Dein Immunsystem rich-
tet sich gegen sich selbst. Es ist in ständiger Alarmbereitschaft und tritt
wie wild geworden um sich. Das ist nicht gut, wenn du schwanger werden willst, da eine Schwangerschaft selbst eine gewisse Sanftheit deines
Immunsystems erfordert: Frauen lassen eine fremde Körperzelle in ihren
Körper, daraus entwickelt sich ein eigener Mensch in ihrem Inneren. Und
das sollte sich dein Immunsystem langmütig einfach so gefallen lassen.
Menschen mit einer Autoimmunerkrankung haben statistisch gesehen
häufiger ein »Thema« mit ihrer Fruchtbarkeit. Frauen werden weniger
schnell schwanger und sie haben häufiger Fehlgeburten, Männer haben
ein schlechteres Spermiogramm. Frauen mit Autoimmun-Issues leiden
häufiger an Beeinträchtigungen ihrer → *ovariellen Reserve.*
Dabei gibt es einige recht offensichtliche Erkrankungen, die schon vor dem
Kinderwunsch bekannt sind, andere äußern sich so subtil, dass sie erst im
Zusammenhang einer Kinderwunschbehandlung entdeckt werden.
Ebenfalls klar ist, dass wir uns damit auf etwas dünneres Eis am Rand
einer Neurose begeben können. Irgendetwas muss es doch sein, irgendetwas *»habe ich bestimmt«*. Etliche dieser Themen genießen in der Schul-
medizin auch einen zweifelhaften Ruf, recht bekannt dürfte etwa die
Diskussion um das Gluten sein.

Mimulus

Die Beschützerblüte

Mimulus ist die Blüte für die zarten Seelen. Du warst schon immer ein sehr sensitiver Mensch, jetzt in der Kinderwunschphase fühlst du dich durch all das noch dünnhäutiger und verletzlicher als sonst. Du gehst Small Talk aus dem Weg und wunderst dich permanent, wie unsensibel Menschen mit ihren unbedachten Sprüchen und tollen Tipps eigentlich sein können. Manchmal fühlst du dich zu fragil für die Welt da draußen, mit ihrem Lärm, den vielen Menschen und der ganzen Rauheit. Dich macht das reizbar und du möchtest nur noch die Flucht ergreifen. Manchmal erwischt dich auch die nackte Angst vor konkret benennbaren Dingen, etwa: noch eine Fehlgeburt zu erleben. Niemals ein Kind zu bekommen. Das Leben mutet dir manchmal ganz schön viel zu ...

Typische Zitate im Mimulus-Zustand:
»Die beste Anschaffung des Jahres: Meine neuen Noise-Cancelling-Kopfhörer!«
»Ich hoffe, ich kippe beim Blutabnehmen nicht um.«
»Meine Freundin heiratet im August. Ich weiß nicht, ob ich diesen ganzen Happy-Rummel aushalte, ohne mich ständig auf dem Klo einzuschließen.«

Dein Kraftsatz:

»Ich wappne mich und begegne der Welt geschützt.«

Anwendung: *Nimm 3-mal täglich einen Pipettenspritzer unter die Zunge und lasse die Blüte oder die Bachblütenmischung im Mund zergehen. Bei akuten Ereignissen (Angst, Schock, körperlichen Akutsituationen) auch öfter: Du kannst alle zehn Minuten einige Tropfen unter die Zunge geben.*

Gluten

Gluten ist einer der Stoffe, über den es viel Unterschiedliches zu hören gibt. Ist es nun ein Problemzeugs oder ist das alles Hysterie? Hier gilt es, zwei wesentliche Dinge zu unterscheiden: Zum einen gibt es Zöliakie. Zöliakie ist eine Autoimmunerkrankung, bei der das Gluten die Dünndarmzotten zerstört. Zöliakiepatientinnen dürfen kein Gluten essen, *forever and ever*. Schon kleinste Spuren sind schädlich.

Längst nicht alle Menschen, die unter Zöliakie oder einer Glutensensitivität leiden, entwickeln klassische Magen-Darm-Symptome. Zöliakie gehört zu den eher unterdiagnostizierten Erkrankungen, die Häufigkeit von 0,5 bis 1 % innerhalb der Bevölkerung ist vermutlich zu niedrig angesetzt. Unter den Frauen mit Kinderwunsch findet sich keine erhöhte Quote, unter den Frauen mit unerklärlicher Kinderlosigkeit aber schon.

Davon zu unterscheiden ist die Glutensensitivät, die Glutenempfindlichkeit. Laborchemisch kann man bei beiden Erkrankungen Gliadin-Antikörper (Antikörper, die gegen bestimmte Eiweißstrukturen im Getreide gerichtet sind) nachweisen. Den Autoantikörper Gewebstransglutaminase-IgA-Antikörper, der gegen körpereigene Strukturen gerichtet ist, jedoch meist nur bei Zöliakiepatienten. Die endgültige Diagnose kann hier erst durch eine Dünndarmzottenbiopsie gestellt werden.

Was ist Gluten?

Gluten ist das sogenannte Klebereiweiß im Getreide. Es kommt in unterschiedlicher Menge in den verschiedenen Getreidesorten vor, besonders viel davon findet sich im industriell hochgezüchteten Weizen. Dort sorgt es für Backeigenschaften, mit denen sogar Aufbackketten ohne Sachverstand und Liebe knusprige Brötchen hinbekommen. Seitan, ein vegetarischer Fleischersatz, besteht zu nahezu 100 % aus Gluten.

Gluten macht bei glutensensitiven Nicht-Zöliakie-Patienten zweierlei Probleme: Es führt lokal an der Darmschleimhaut zu subtil-entzündlichen Prozessen *(silent inflammation)* und es wirkt als sogenanntes Exorphin (analog zu Endorphin) namens *Gluteomorphin*: Es mimt opioide Wirkungen und passiert die Blut-Hirn-Schranke.

Es gibt mittlerweile etliche Hinweise darauf, dass ein Glutenverzicht Symptome ganz unterschiedlicher autoimmuner oder systemisch-entzündlicher Erkrankungen deutlich lindern oder sogar auflösen kann, was ich – auch anfangs skeptisch – aus meiner eigenen Erfahrung eindrucksvoll bestätigen kann. Solltest du also unter diversen Allergien, Asthma, → *Endometriose,* → *Hashimoto* oder irgendetwas aus dem rheumatischen Formenkreis leiden: Es ist einen Versuch wert.

Milcheiweiß

Milch ist ein weiteres schönes Beispiel dafür, dass es bei vielen Stoffen in unserer Nahrung kein »objektiv gut« oder »objektiv böse« gibt, sondern dass etliche der Sensitivitäten oder Intoleranzen in unserer ganz individuellen Genetik liegen. Ein Großteil der erwachsenen Weltbevölkerung ist beispielsweise laktoseintolerant, nur in Nordeuropa wird Milch verhältnismäßig gut vertragen. In den meisten Kulturen gehört Milchwirtschaft schlicht nicht zum Jahrtausende alten Gencode. Kinder allerdings vertragen Milch üblicherweise ziemlich gut und mögen sie auch gern. Bei allen Säugetieren ist Milch eben als Wachstumsbooster für Babys und Kleinkinder gemacht.

Wenn du Milch nicht gut verträgst, kann es das Milcheiweiß (meist das Kasein) sein, das du nicht gut verträgst. Es kann die Laktose sein oder beides. Die hier wirkenden Exorphine heißen Casomorphine und ähneln denen der glutenvermittelten Stoffe. Sie können im Darm und im Gehirn ähnliche subtil-entzündliche Prozesse auslösen.

Milch – die zum großen Teil von trächtigen Kühen stammt, auch beim Bio-Bauern – enthält durchaus relevante Mengen an Östrogen. Das kann eine Östrogendominanz verstärken und auch die FSH- und LH-Ausschüttung vermindern. Weiterhin triggert es deine Insulinausschüttung, auch über die erwartbare Laktosereaktion hinaus.

Milch ist in jedem Fall eines nicht: ein Getränk. Milch ist immer eine Mahlzeit und ein Nahrungsmittel mit sehr hohem biochemischen Informationsgehalt für deinen Körper.

Wenn du auf Milchprodukte nicht verzichten möchtest

- Vermeide konsequent herkömmliche Milch aus Massentierhaltung. Immer wieder ist das der erste und wichtigste Punkt.
- Weidemilch oder »Grasmilch« stammt von Kühen, die Gras fressen und keine genveränderte Sojasilage oder anderen artfremden Müll.
- Homogenisieren, pasteurisieren oder ultrahocherhitzen (»länger frische« Milch) sind Verarbeitungsschritte, die die Milch verändern. Schaue, dass du möglichst ursprüngliche Qualitäten bekommst.
- Je nach Tierart oder Kuhrasse gibt es seit einigen Jahren auch die Unterscheidung in A1-Milch und A2-Milch. A1-Milch ist vorwiegend die Milch von den normalen »Holsteiner Schwarzbunten«, die einen Großteil unserer herkömmlichen Milch geben. Andere, etwa Guernseys, aber auch Ziegen oder Schafe, geben A2-Milch. Bei der Aufspaltung in einzelne Aminosäuren im Verdauungsprozess entsteht bei der herkömmlichen A1-Milch das Beta-Casomorphin7, das für viele der immunologischen Wirkungen der Milch verantwortlich gemacht wird. In einigen Bioläden gibt es bereits A2-Milch im Kühlregal.

Verzicht – ein Versuch

Wenn du den Verdacht hast, du könntest Gluten oder Kasein nicht besonders gut vertragen – probiere es aus. Für eine belastbare Aussage musst du einen wirklich konsequenten Auslassversuch über sechs bis acht Wochen durchführen.

Mit Sicherheit profitiert die Darmgesundheit *jedes* Menschen von einer Reduktion von Gluten und Kasein. Wenn dein Körper, dein Darm sich erholt hat, ist es oft völlig o. k., hin und wieder etwas von diesen kritischen Stoffen zu essen. Ein gesunder Körper verpackt vieles!

Das Keimen von Korn, wie dies vor dem Mahlen und Verbacken etwa beim *Essener Brot* geschieht, reduziert das Gluten deutlich und wird von vielen glutensensitiven Menschen vertragen. Außerdem verringert Einweichen und Keimen den Gehalt der Phytinsäure, die im Darm die Aufnahme vieler Vitalstoffe hemmt. Fermentierte Milchprodukte (Käse, Joghurt, Kefir) sind wiederum verträglicher als unverarbeitete »pure« Milch.

Neu5Gc

Noch so ein fancy Antistoff: Neu5Gc – eine Sialinsäure, die von den meisten Säugetieren in ihrem Körper gebildet wird, so auch von Rindern, etwas weniger von Schweinen und Schafen. Deshalb ist Neu5Gc auch in Milch und in rotem Fleisch enthalten und wird von uns Menschen über die Nahrung aufgenommen. Im menschlichen Körper kommt das Neu5Gc nicht vor, und so fehlt uns der korrekt gencodierte Umgang damit in Form eines verstoffwechselnden Enzyms. Laut jüngeren Studien kann Neu5Gc mehr oder weniger subtile entzündliche Prozesse im Körper triggern. Viele Menschen bilden Antikörper gegen Neu5Gc. Der Fachbegriff für Neu5Gc ist daher *Xenoautoantigen*. Die Studien zeigen, dass diese Antikörper auf ganz unterschiedliche Weise die Fertilität beeinträchtigen können. Bei Männern führen diese Antikörper zu dysfunktionalen Spermien, bei Frauen können sie die uterinen Abwehrzellen so programmieren, dass diese die Spermien angreifen und auffressen. Gründe also dafür, warum du rotes Fleisch nur in Maßen genießen solltest, vielleicht ein- oder zweimal in der Woche. Auch an dieser Stelle zeigt sich wieder: Hochwertiges, artgerechtes Fleisch ist gesund, einige Vitalstoffe sind nur in Fleisch enthalten, andere hält Fleisch in sehr hoher Nährstoffdichte und unschlagbarer Bioverfügbarkeit bereit. Aber Fleisch beinhaltet eben auch Antistoffe, die einen immunaufgescheuchten Körper zusätzlich triggern können. Wie so oft: Es ist komplex und nie nur schwarz oder nur weiß.

Weitere Antistoffe, die du nur in Maßen genießen solltest

- **Soja** enthält Isoflavone, sogenannte Phytoöstrogene, die der chemischen Struktur körpereigener Östrogene ähneln. Es ist denkbar, dass Soja deine Hormonproduktion beeinflusst. Im Tierversuch gibt es bei hoher Zufuhr von Soja Hinweise auf Auswirkungen auf die Entwicklung der Fortpflanzungsorgane, der Schilddrüse und des Immunsystems, sowie auf die Spermienproduktion bei männlichen Tieren.
- **Lektine** sind Proteine, mit denen sich bestimmte Pflanzen vor Fressfeinden schützen; und das bist in dem Falle du. Lektine gibt es in höherer Dichte vor allem bei Hülsenfrüchten, einige davon sind beim Rohverzehr sogar für den Menschen giftig – grüne Bohnen etwa.

Lektine lagern sich an Zelloberflächen an, dort wo auch Rezeptoren sitzen. So können diese informationsreichen Proteine zu immunologischen Reaktionen führen und etwa ein → *Leaky-Gut-Syndrom* provozieren. Langes Einweichen und Abspülen reduziert die Lektinbelastung, langes Kochen ebenso. Achte darauf, wenn du das nächste Mal eine Dose mit Kichererbsen oder Bohnen öffnest. Spüle sie ab, bevor du sie in deinen Salat kippst.

- **Phytinsäure** ist in den Getreiderandschichten des Vollkorns, in Hülsenfrüchten und in Soja enthalten. Auch Phytin ist ein bioaktiver Stoff, der Eiweiße und Verdauungsenzyme blockieren kann, die Amylase etwa, die du für die Kohlenhydratverdauung benötigst oder das Trypsin für die Eiweißverdauung. Viel Phytin in der Nahrung hemmt die Nährstoffaufnahme im Darm. Verarbeitungsprozesse wie etwa das Einweichen, Keimen und Fermentieren vermindern die Belastung mit Phytin deutlich.

ANTIENTZÜNDLICH ESSEN

Es gibt also Nahrungsmittel, die für Menschen, die unter ausgeprägten oder auch subtilen Autoimmunreaktionen oder einem dauerhaft getriggerten Immunsystem leiden, wahrscheinlich nicht besonders gut verträglich sind. → *Hashimoto*, → *PCOS*, → *primäre ovarielle Insuffizienz (POI)*, → *Leaky-Gut-Syndrom*, Allergien, Erkrankungen aus dem rheumatischen Formenkreis oder → *Endometriose* stehen beispielsweise damit im Zusammenhang. Es gibt noch keine genaue Erklärung dafür, was genau dabei im Immunsystem geschieht. Denn es handelt sich nicht um klassische Allergien oder Unverträglichkeiten im herkömmlichen Sinne. Bestimmte Lebensmittel scheinen aber inflammatorische (= entzündliche) Prozesse zu befeuern, vermutlich in erster Linie deshalb, weil Antikörper auch hier eine zentrale Rolle spielen. Die Antikörper gegen Gluten und Neu5Gc z. B. können ganze Kaskaden von Reaktionen in deinem Körper auslösen. Und da eben autoimmune Erkrankungen besonders gern miteinander vergesellschaftet sind, trifft es Menschen mit dieser Disposition eben besonders.

Ernährungsumstellungen alarmieren und erscheinen uns meistens in irgendeiner Weise bedrohlich. Oft denken wir: »*Wie soll ich leben ohne Croissants/Milchkaffee/Marmorkuchen/Rindersteak – das schaffe ich nicht! Und außerdem ging's bisher ja auch irgendwie.*« Oft begegne ich in diesem Zusammenhang einer inneren Abwehrhaltung, die vehement vertreten wird – nach dem Motto: »*Ich bin total gesund – das hier ist doch einfach übertrieben und hat mit mir sehr wenig zu tun.*« Aber erinnern wir uns: Du bist nicht total gesund. Ihr bekommt kein Baby. Genau das ist ein Marker dafür, dass du eben nicht vollständig gesund bist.

Es ist gleichzeitig unbedingt hilfreich, bei all dem nicht hysterisch zu werden und überbesorgt von heute auf morgen »nichts mehr essen« zu wollen oder zu können. Fundamentalistische Formen der antientzündlichen Diäten (inklusive dem Verzicht auf sämtliche Getreide, auch auf die glutenfreien Pseudogetreide wie Buchweizen, Quinoa oder Amarant, und dem Verzicht auf alle Nachtschattengewächse – Kartoffeln und Tomaten –, auf sämtliche Milchsorten, auf alle Histamine, auf alle Hülsenfrüchte …), die radikal von heute auf morgen befolgt werden sollen, führen mit Sicherheit dazu, dass kein anderes Thema mehr deinen Alltag bestimmt. Vermutlich wirst du früher oder später eine solche Diät sowieso abbrechen, weil sie in dieser Weise kaum alltagskompatibel ist. Sei freundlich zu dir – es gibt mehr Alternativoptionen, als du vermutlich zunächst glaubst.

Schon kleinere Veränderungen an den häufigsten neuralgischen Punkten können viel bewirken! Dennoch braucht es viel Zeit, Geduld und Ausprobieren. Anfangs erscheint es dir möglicherweise wie ein undurchdringlicher Dschungel voller »Verbote«, später sortiert es sich und du bekommst ein Gespür dafür, was dir wirklich guttut – und was nicht.

Wenn du tiefer in die Materie einsteigen möchtest, gibt es mittlerweile dazu etliche Kochbücher, die wertvollen Input liefern (du findest einige im Anhang).

Die Big Points für fruchtbarkeitsfreundliches Essen

- Die schon mehrfach erwähnte Mittelmeerkost hat messbare positive Effekte auf inflammatorische und oxidative Marker. Ein Argument mehr, neben allen sonstigen gesunden Auswirkungen.
- **Reduziere Gluten.** Beginne vielleicht erst einmal mit Weizen und lasse diesen komplett weg.
- **Reduziere deinen Milchkonsum.** Milch ist kein Getränk, sondern ein Nahrungsmittel mit einem enorm hohen biologischen Informationsgehalt. Wenn du etwa viel Milchkaffee trinkst, ersetze Kuhmilch durch Pflanzenmilch, etwa Hafermilch (kein Soja). Glaube mir – man gewöhnt sich schnell daran und möchte gar nichts anderes mehr!
- **Iss rotes Fleisch, vor allem Rind, nur in Maßen,** um deine Neu5Gc-Aufnahme zu begrenzen.
- **Reduziere Fruktose,** vor allem solche, die du nicht direkt mit dem ganzen Obst zu dir nimmst. Iss den ganzen Apfel, statt Apfelsaft zu trinken.
- Das alles bedeutet nicht, dass du »nie wieder irgendetwas davon essen darfst«. Vielen Menschen tut schon eine regelmäßige Fastenzeit mit phasenweisem Verzicht auf die als besonders stark triggernd indentifizierten Nahrungsmittel gut. Probiere aus, was dich wirklich nährt und dir guttut.
- Auch kinesiologische Tests können »Störfelder« – hier: Unverträglichkeiten – präzise identifizieren, dabei dient der Körper selbst als feines Messinstrument. Wenn du einen Zugang zu dieser Art der Diagnose hast, kann das durchaus ein gangbarer Weg für dich sein.

Wenn du einige dieser Punkte beherzigst, gibst du deinem Körper die Möglichkeit zu gesunden. Ein gesunder Körper mit einem gesunden Immunsystem zeichnet sich auch dadurch aus, dass er keine Mimose ist und beim kleinsten Anlass Amok läuft.

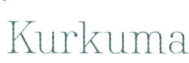

Kurkuma

Curcuma longa

Kurkuma ist eine der ältesten Heilpflanzen und wird vor allem in der traditionellen chinesischen Medizin als auch im Ayurveda genutzt. Beide Heilweisen berücksichtigen auch unsere Ernährung als Basis für jeden medizinischen Ansatz. Deshalb – und weil es zudem gut schmeckt – ist Kurkuma vor allem in der indischen Küche (unter dem Namen *Turmeric)* auch als Küchengewürz bekannt. Sie hat verdauungsunterstützende Wirkungen auf den Darm und das Leber-Gallensystem.

Der Hauptwirkstoff Curcumin (der auch für die gelbe Farbe verantwortlich ist) wurde in den letzten Jahren wissenschaftlich gut untersucht und scheint in den Themenfeldern zu all dem, was wir »Zivilisationskrankheiten« nennen, besonders gut abzuschneiden.

Dafür verantwortlich gemacht wird die gesamte Komposition besonders bioaktiver Polyphenole in der Kurkuma. Diese scheinen das gesamte inflammatorische Geschehen günstig zu beeinflussen – vor allem wirken sie auf die klassischen Marker wie etwa Interleukin-6 und TNF-alpha. Es gibt eine nachgewiesene antidiabetische und antikanzerogene Wirkung und eine signifikante Erhöhung der antioxidativen Kapazität im Blut. Alles Themen, die für eine gute Fruchtbarkeit so wichtig sind!

Curcumin ist fettlöslich und wird allein nicht besonders gut in den Körper aufgenommen. Unbedingt sinnvoll ist deshalb die Ergänzung von Piperin, einem Alkaloid im Pfeffer. Piperin erhöht die Bioverfügbarkeit von Curcumin deutlich, etwa um das 2000-Fache. Deshalb ist den meisten Gewürzmischungen auch etwas Pfeffer zugesetzt. Wenn nicht, gib einfach eine Prise dazu.

Anwendung: *Golden Milk (oder Kurkuma Latte) ist also viel mehr als ein Hipstergetränk und kann wirklich was! Es gibt fertige Gewürzmischungen und -pasten, die du dir einfach als Getränk mit Getreidemilch zubereiten kannst. Besonders lecker schmeckt die feinherbe und mildscharfe (Pfeffer-)Mischung (!) zusammen mit der leichten Süße von Hafer- oder Hirsemilch.*

VITALSTOFFE FÜR DIE FRUCHTBARKEIT – ORTHOMOLEKULARE MEDIZIN

Die Vitalstoffversorgung ist für unzählige Aspekte deiner Fruchtbarkeit von so entscheidender Bedeutung, dass es sehr wahrscheinlich sinnvoll für dich ist, Supplemente, also Vitalstoffpräparate, als Nahrungsergänzung einzunehmen. Besonders dann, wenn bislang eben nicht alles so easy lief und du schon länger mit einem unerfüllten Kinderwunsch zu tun hast.

Alle Untersuchungen zu dem Thema legen nahe, dass deine Eierstöcke profitieren, die Eizellen selbst gesünder sind und du schlicht schneller schwanger wirst, wenn deine Vitalstoffparameter im Blut in einem gut gesättigten Bereich liegen. Auch fetale Fehlbildungen (etwa durch Folsäuremangel) können verhindert werden, und du wirst seltener Störungen in der Frühschwangerschaft oder sogar Fehlgeburten erleben. Für die männliche Fruchtbarkeit, also die Anzahl, Beweglichkeit, genetische Gesundheit und Morphologie der Spermien, gilt das ganz genauso.

Die orthomolekulare Medizin beschäftigt sich mit der Wirkung verschiedener Vitalstoffe (Vitamine, Mineralien, Spurenelemente, Aminosäuren, Probiotika etc.) auf die hochkomplexen biochemischen Abläufe unseres Stoffwechsels.

Bestimmte Abläufe in unserem Körper sind reine Biochemie: Fehlt etwas von einem essenziellen Stoff, kann so einiges im Stoffwechselgeschehen nicht reibungslos funktionieren. Hauptgebiete der orthomolekularen Medizin sind die typischen Zivilisationskrankheiten. Unerfüllter Kinderwunsch ist eine von ihnen. Auch die Sportmedizin (Stichwort »metabolisches Tuning«) und die Anti-Aging-Medizin beschäftigen sich damit.

Eine Unterversorgung mit essenziellen Vitalstoffen hat Folgen, und im Kontext Kinderwunsch gibt es klassische Baustellen. Wenn dein Körper nicht ausreichend mit Jod oder Selen (oder beidem) versorgt ist, hat das oft eine Schilddrüsenunterfunktion zur Folge, die auch im Rahmen der Kinderwunschbehandlung eine Rolle spielt. Es gibt bestimmte genetische Enzymdefekte (zum Beispiel die → MTHFR-Mutation, dazu mehr im Abschnitt *Folsäure*), die die Verstoffwechselung einzelner Vitalstoffe erschweren, von denen man üblicherweise gar nichts weiß, deren Diagnose aber ein wichtiger Schlüssel sein kann.

Es gibt mittlerweile einige Untersuchungen, die allein durch die wenig differenzierte Gabe von handelsüblichen Multivitaminpräparaten eine höhere Empfängnis- und eine niedrigere Fehlgeburtenquote bei Frauen aufzeigen. Die meisten dieser Untersuchungen beziehen sich dabei noch nicht einmal auf den individuellen Bedarf oder die Substitution eines individuellen Mangels oder beziehen die entsprechenden, tatsächlichen Blutwerte mit ein. In diesen Arbeiten sieht man ganz einfach (und deutlich): **Paare, die Multivitaminpräparate einnehmen, werden schneller schwanger und haben weniger Fehlgeburten. Manches ist dankenswerterweise auch banal und simpel.**

Auch dann, wenn du zwar schwanger geworden bist, aber Komplikationen entwickelt hast (Fehl- oder Frühgeburten, eine Plazentainsuffizienz, Gestosen oder einen Gestationsdiabetes hattest, sehr kleine Babys geboren hast oder auch eine schnelle Schwangerschaftsfolge – ohne größeren Abstand zum Abstillen deines letzten Kindes – hattest) könnte eine Substitution spezifischer, in Untersuchungen belegter Vitalstoffe Sinn machen. Zu den einzelnen in der Klammer genannten Themen findest du spezielle Informationen im Kapitel *Mehr Medizin*.

Labortests – wer checkt da was?

Theoretisch kann man die meisten Blutwerte, die Auskunft über die spezifische Versorgung mit einzelnen Nährstoffen geben, im Labor bestimmen. Das sind zum allergrößten Teil Blutwerte, die nicht routinemäßig erhoben werden, die auch nicht Bestandteil des sagenumwobenen »großen Blutbildes« sind.

Das Feld der Labormedizin ist mittlerweile enorm weitreichend und auch spezialisiert, im Kontext Kinderwunsch bekommst du es vermutlich mit den unterschiedlichsten Disziplinen zu tun: Da gibt es Hausärzte,

Frauenärztinnen, Endokrinologen, Gerinnungsspezialistinnen, Diabetologen, Umweltmedizinerinnen, Hebammen und viele mehr. Jede/r von ihnen würde im Hinblick auf deine Fruchtbarkeit sicherlich unterschiedliche Schwerpunkte setzen – trotz vieler Gemeinsamkeiten.

Theoretisch kann man viele Dinge im Blut aufspüren, die man vor zehn Jahren noch gar nicht kannte. Will sagen: Es ist einigermaßen uferlos. Und »alles auch nur Denkbare mal durchchecken« ist weder sinnvoll noch praktikabel. Ganz abgesehen davon, dass so ein Vollprogramm durchaus genauso viel wie ein kleiner Gebrauchtwagen kosten könnte. Üblicherweise sind viele dieser Untersuchungen kein Standardprogramm in einer Arztpraxis. Für einige braucht es Speziallabore, aufwendigere Verfahren oder gewisse Details in der Präanalytik. Damit sind die Dinge gemeint, die mit den Blutproben unmittelbar nach der Entnahme passieren: Diese werden eventuell zentrifugiert, UV-Licht-geschützt aufbewahrt, gekühlt oder tiefgefroren. Da die Serum-Konzentration eines Stoffes teilweise wesentlich von dem intrazellulären Gehalt abweicht, sollte eine Diagnostik – je nach Stoff – aus dem Vollblut erfolgen und/oder in der jeweiligen Speicherform gemessen werden. Jedes Labor hat seine eigenen Entnahmematerialien, Laborscheine, Versanddetails. Eine Arztpraxis, die keinen orthomolekularen Schwerpunkt hat, wird diesen organisatorischen Aufwand kaum bereitstellen können.

Zudem sind die meisten dieser Untersuchungen keine Kassenleistung, sondern müssen im Rahmen von *individuellen Gesundheitsleistungen (IGeL)* selbst bezahlt werden, da sie sich im Rahmen der Präventivmedizin bewegen. In der Schwangerschaft gibt es nur einen einzigen Blutwert, den man routinemäßig und regelmäßig als Kassenleistung erhebt, der aber nur eine Aussage über einen einzelnen Vitalstoff treffen kann: Das ist die Bestimmung deines Hb-Wertes. Das ist der Wert des Hämoglobins, des Sauerstoff tragenden Moleküls in deinen roten Blutkörperchen. Gern wird er auch »Eisenwert« genannt, was nicht ganz korrekt ist.

Um allen Beteiligten Frust und Rennereien zu ersparen, würde ich diese Art der aufwendigeren Diagnostik bei einer Ärztin oder einem Heilpraktiker vornehmen lassen, die oder der sich damit umfassend auskennt und ein gewisses Konzept verfolgt. Du findest diese Menschen unter dem Zusatz *Orthomolekulare Medizin.* Das Internet wird dir helfen, sie zu finden.

Wie entstehen Normwerte?

Normwerte in der Medizin werden meistens mit banalen Durchschnittswerten ermittelt. Fische die ersten 100 Menschen aus der Fußgängerzone, die an dir vorbeilaufen. Es sind junge Menschen dabei und alte – gesunde, kranke, dicke, dünne. Der durchschnittliche Vitamin-D-Wert wird dann als »normal« angenommen. Wenn du aber schwanger werden möchtest, geht es darum, quasi das Optimum deiner körperlichen Biochemie zu erreichen. Schwanger werden ist jetzt dein Leistungssport. Du brauchst mehr als »gerade genug«. Es sind in deiner Lebenssituation also hochnormale Werte anzustreben, nicht Werte, die sich gerade noch im Referenzbereich befinden.

Dosierungen von Vitalstoffen und gesetzliche Regelungen

Im Rahmen der Dosierungsangaben von Vitalstoffen gibt es häufig Verunsicherungen, wenn man sich in Kinderwunschforen tummelt, dann aber das Kleingedruckte auf den Verpackungen der Nahrungsergänzungsmittel (NEM) liest. Im Rahmen der orthomolekularen Medizin sprechen wir von *therapeutischen Dosen*. Das sind Dosen, die im Rahmen einer *medizinischen Diagnose* auf fachkundigen Rat hin eingesetzt werden. Wenn es in Studien – auch in den hier zitierten – um positive Auswirkungen von verschiedenen Vitalstoffen geht, arbeitet man vorwiegend mit solchen recht hohen *therapeutischen Dosen*. Unerfüllter Kinderwunsch kann mit den dahinterstehenden Problematiken (→ *ovarielle Reserve*, → *PCOS*) natürlich eine solche Diagnose sein.

Dies ist abzugrenzen von *Nahrungsergänzung* zur Unterstützung der Gesundheit als präventive Maßnahme. Der durchschnittliche »Tagesbedarf«, von dem hier ausgegangen wird, ist das, was ausreicht, um bei guten Ausgangswerten nicht krank zu werden. Um gesund zu werden, wenn man aufgrund einer Mangelsituation krank geworden ist oder der Stoffwechsel an bestimmten Punkten nicht optimal funktioniert, bedarf es manchmal – wohlgemerkt für eine begrenzte Zeit – tatsächlich dieser hohen Dosen.

Nahrungsergänzungsmittel (NEM) dürfen keine therapeutischen Dosen enthalten und fallen in Deutschland unter das Lebensmittelgesetz. Der

Handel mit diesen NEM ist in Deutschland aus guten Gründen streng reguliert. Das bedeutet, dass nur vergleichsweise geringe Dosierungen erlaubt und verkehrsfähig sind. Bei dem Coenzym Q10 sind es beispielsweise 50 bis max. 100 mg pro Tagesdosis. In den Studien zum CoQ10, die hier erwähnt sind (s. auch das Unterkapitel *Coenzym Q10* im Kapitel *Deine Eizellen)*, werden demgegenüber die positiven Effekte bei einer Einnahme von 200 bis 800 mg untersucht.

In jedem Fall aber müssen in Deutschland alle verkehrsfähigen NEM-Produkte, die CoQ10 enthalten und frei verkäuflich (also nicht apothekenpflichtig) sind, den Aufdruck besitzen: »Nicht während der Schwangerschaft oder Stillzeit einnehmen«. Hersteller sind – auch aus haftungsrechtlichen, wettbewerbsrechtlichen und weiteren Gründen – gut beraten, das so zu handhaben (oder es eben wegzulassen und sich damit dem Risiko einer Abmahnung oder eines Bußgeldes auszusetzen – was mindestens die Hälfte der Hersteller, zumindest auf den gängigen Internet-Verkaufsplattformen, auch tut).

Mein Rat ist: Frage deine Ärztin, Apothekerin oder Hebamme, wenn diese sich gut damit auskennt, am besten hat sie einen orthomolekularen Hintergrund. Ich zitiere hier in diesem Buch an den unterschiedlichen Stellen die gut dokumentierten Dosierungsangaben aus den Studien, die natürlich ebenfalls auf unerwünschte Nebenwirkungen untersucht worden sind.

Wann beginnen mit der Einnahme von Nahrungsergänzung?

Alle NEM unterstützen die Funktion der Eierstöcke und helfen ihnen, deine Eizellen gut und gesund heranreifen zu lassen, bei Männern: viele und gesunde Spermien zu bilden. Es ist also sinnvoll, schon ab Beginn deiner Kinderwunschphase, ein schlankes, schwangerschaftstaugliches Multi-Nahrungsergänzungsmittel zusätzlich zu deiner gesunden Ernährung einzunehmen. Paare, die diese einzelne, verhältnismäßig banale Maßnahme ergreifen, werden statistisch gesehen signifikant schneller schwanger als Paare, die das nicht tun. Dies gilt umso mehr, wenn es spezielle Themen gibt, die eines konkreten Blickes bedürfen:

- **Basisprogramm:** Ihr habt die Verhütung beendet und möchtet schwanger werden. Du wartest noch nicht viel länger als ein halbes Jahr auf ein Baby und bist höchstens Anfang 30: Nimm ein gutes Schwangeren-Multi, → *Omega 3,* → *Vitamin D* je nach Labor und Jahreszeit.
- **Für Fortgeschrittene:** Du bist älter als Anfang 30 und/oder dein Mann hat ein subfertiles Spermiogramm und/oder ihr wartet seit sechs bis zwölf Monaten auf ein Baby und/oder du hast bereits eine oder mehr Fehlgeburten hinter dir: Nimm ein gutes Schwangeren-Multi, → *Omega 3,* → *Vitamin D* je nach Labor. Plus eventuell ein kombiniertes B-Vitaminpräparat, wenn du einen erhöhten → *Homocysteinspiegel* hast. Dazu → *CoQ10* und ein weiteres Antioxidans, etwa → *Resveratrol.*
- **Spezielle Issues:** bei → *verminderter ovarielle Reserve,* → *PCOS,* → *Autoimmunerkrankungen (Hashimoto, Endometriose),* Frauen ab Mitte/Ende 30, → *Schwanger werden nach einer Risikoschwangerschaft*: Fortgeschrittenenprogramm plus die im jeweiligen Kapitel gesondert erwähnten Ideen.
- Auf den Innenseiten des Umschlags findest du noch einmal alle NEM und ihre Dosierungen übersichtlich zusammengefasst.

Folsäure

Folsäure ist ein Vitamin aus der Gruppe der B-Vitamine. Sie ist vermutlich der Klassiker unter den bekannten »Schwangerschaftsvitaminen«. Das liegt daran, dass der Folsäurebedarf in der Schwangerschaft seit den 1990er-Jahren recht gut erforscht wurde, was zu immerhin recht einheitlichen Empfehlungen führte: Demnach sollten Frauen 400 µg Folsäure täglich in der Schwangerschaft einnehmen. Viele Autoren empfehlen auch 800 µg Folsäure präkonzeptionell, und zwar zusätzlich zu den über die Nahrung aufgenommenen Folaten. Bei der Folsäure ist die Bioverfügbarkeit, also eine qualitativ gute Folatform enorm wichtig, damit du genug in deinen Körper aufnimmst. Achte bei deinem NEM-Präparat darauf, dass 5-Methyl-THF darin ist, weil Menschen mit einer gar nicht so seltenen Genmutation (→ *MTHFR-Mutation)* »herkömmliche« Folsäure nur unzureichend aufnehmen können.

Was ist Bioverfügbarkeit?

Für die per Supplement zugeführten Vitalstoffe gilt: Es ist enorm wichtig, in welcher exakten biochemischen Form der gewünschte Stoff deinem Körper zur Verfügung gestellt wird. Oft gibt es Formen mit guter und mit weniger guter Bioverfügbarkeit, das heißt, es wird mehr oder eben weniger des Stoffes auch in den Körperzellen ankommen. Manche Stoffe sind für den Körper einfacher aufzunehmen als andere, bei wieder anderen sind die Einnahme-Umstände (auf nüchternen Magen, zusammen mit Fett, nicht zusammen mit Stoff x oder y etc.) wichtig.

Die letzten Verzehrstudien in Deutschland – in ihnen wird gemessen, wie Menschen, die zum Großteil von sich sagen, dass sie gesund essen, *tatsächlich* mit Vitalstoffen versorgt sind – zeigen, dass 86 % aller Frauen mit diesem wichtigen Vitamin unterversorgt sind. Eine Unterversorgung mit Folsäure vor allem vor und in den ersten Tagen der ganz frühen Schwangerschaft geht mit bestimmten statistischen Risiken einher. Aber auch schon vorher, bei der Eireifung in den Eierstöcken und bei der Progesteronproduktion des Gelbkörpers in der zweiten Zyklushälfte – das ist etwa bei einer → *Gelbkörperschwäche* relevant – hat Folsäure eine wichtige Bedeutung. Darüber hinaus scheint Folsäure tatsächlich auch die fruchtbarkeitsschädliche Wirkung des Weichmachers → *Bisphenol A* zu reduzieren.

In der frühen Embryonalphase bilden sich die Organsysteme Herz-Kreislauf, Magen-Darm-Trakt und Nervensystem durch spezielle Ein- und Umstülpungsbewegungen der Zellen. Wenn sich das Neuralrohr, aus dem später das Rückenmark und das Gehirn gebildet werden, nicht ganz genau richtig und vollständig umkrempelt, kann es zu Defekten und Fehlbildungen in diesem Bereich kommen. Die Anenzephalie – eine schwere Gehirnfehlbildung – oder *Spina bifida* (»offener Rücken«) gehören in dieses Feld. Bei einer Unterversorgung mit Folsäure ist das Risiko für diese Defekte erhöht. Der Verschluss des Neuralrohrs bildet sich zwischen dem 22. und 28. Tag der Schwangerschaft. Rechnerisch bist du zu diesem Zeitpunkt in der 5. SSW.

Eine ausreichende Versorgung mit Folsäure ist also *vor* der Schwangerschaft und in den ersten Wochen der Schwangerschaft relevant. Man weiß heute, dass eine Substitution von Folsäure in den acht Wochen vor und nach der Konzeption das Auftreten von Neuralrohrdefekten tatsächlich um bis zu 80 % verringert, auch die Rate an Fehlgeburten sinkt. Bei Männern ist Folsäure ebenfalls enorm wichtig für gesunde Spermien (s. *Bestimmung des Homocysteinwerts*), auch sie sollten Folsäure (etwa über ein gutes Multivitaminpräparat) ergänzen.

Homocystein

Ein wichtiger Blutwert, der mit dem Folsäurespiegel in Verbindung steht, ist das Homocystein. Es ist ein Zwischenprodukt des Eiweißstoffwechsels, fällt also ganz regelmäßig und natürlich in unserem Körper an. Homocystein wirkt als Zellgift, deshalb sorgt der Körper dafür, dass es schnell wieder gebunden und abgebaut wird. Dazu benötigt dein Körper → *Folsäure* und die → *Vitamine B6 und B12*. Wenn diese aber fehlen oder zu wenig davon vorhanden ist, steigt das Homocystein an und kann einiges Unheil anrichten. Unter anderem wirkt es stark gefäßschädigend. Deshalb gilt es außerhalb der Schwangerschaft als ein wesentlicher Risikofaktor für Herz-Kreislauf-Erkrankungen, Bluthochdruck, Arteriosklerose und Alzheimer. Homocystein provoziert darüber hinaus DNA-Schäden – keine gute Voraussetzung für die frisch befruchtete Eizelle.

In der Kinderwunschphase korreliert ein hoher Homocysteinspiegel direkt mit unerfülltem Kinderwunsch, mit dem Auftreten von Fehlgeburten (→ *habitueller Abort*) und mit ungünstigen Spermiogrammen. Darüber hinaus begünstigt Homocystein verschiedene Schwangerschaftskomplikationen, die im Wesentlichen die frühe Anlage der Plazenta mit ihren feinen, spiralförmigen Blutgefäßen betreffen: Präeklampsie, HELLP-Syndrom, Plazentainsuffizienz und Frühgeburten. Frauen mit einem erhöhten Homocysteinwert haben generell ein höheres Thromboserisiko, auch das ist im Kontext Kinderwunsch von Bedeutung.

Dadurch dass dein Homocysteinspiegel von der Versorgung mit Folsäure, Vitamin B6 und B12 beeinflusst wird, ist er natürlich auch ernährungsabhängig. Eine Vitamin-B-reiche Kost, wie das etwa in der Mittelmeerküche der Fall ist, führt zu niedrigeren Homocysteinwerten.

Vegan oder vegetarisch lebende Menschen, die nur sporadisch auf die Nahrungsergänzung der B-Vitamine achten, haben oft einen besonders hohen Homocysteinwert.

Offenbar gibt es eine genetische Komponente, die einen Enzymdefekt mit sich bringt und die die Ursache dafür sein kann, dass einige Menschen einen höheren Homocysteinspiegel aufweisen als andere. Menschen mit einer recht verbreiteten sogenannten → MTHFR-Mutation haben besonders oft einen hohen Homocysteinspiegel. Sie können Folsäure nicht oder nur unzureichend in die aktive Transport- und Speicherform umwandeln. Dadurch kann das Homocystein nicht (gut) abgebaut werden. Frauen mit diesem Gendefekt leiden besonders häufig unter wiederholten Fehlgeburten. Für sie ist es besonders wichtig, Folsäure in einer gut bioverfügbaren Form aufzunehmen (→ Bioverfügbarkeit). Natürlich gibt es auch Männer mit diesem Gendefekt. Männer mit einer MTHFR-Mutation haben signifikant häufiger deutlich weniger fertile Spermien.

Glücklicherweise kannst du deinem Körper helfen und ihm das bioaktive 5-Methyl-THF – welches entweder so oder als Metafolin® deklariert wird – direkt zur Verfügung stellen. Schau also auf deinen Beipackzettel, welches Folat genau in deinem Präparat drin ist. In vielen (günstigen) Folsäurepräparaten ist diese bioaktive – und auch teurere – Form nämlich nicht enthalten.

Dosierung für Frauen:
800 µg Folsäure ist die Standarddosis für alle Frauen mit Kinderwunsch. Wenn du einen erhöhten Homocysteinwert hast, benötigst du zusätzlich eine hohe Dosis von Vitamin B6 und B12 (s. Bestimmung des Homocysteinwerts).

Dosierung für Männer:
400 µg Folsäure, etwa über ein gutes Multivitaminpräparat, bei einem hohen Homocysteinspiegel zusätzlich ein »Homocystein-Defense«-Produkt mit hohen Vitamin-B-Dosierungen, ggf. zusätzlich 600 mg ACC.

Bestimmung des Homocysteinwerts

Für eine Blutentnahme solltest du unbedingt nüchtern sein, eine eiweiß-reiche Mahlzeit in den Stunden vor der Blutabnahme erhöht den Homo-cysteinwert kurzfristig. In der Schwangerschaft ist ein Wert von unter 9 μmol/l ein guter Wert.

Ab einem Wert von 12 μmol/l solltest du versuchen, über die zusätzliche Einnahme der beteiligten B-Vitamine den Wert zu senken. Glücklicher-weise gelingt das damit auch sehr zuverlässig.

Es gibt spezielle Kombipräparate, die sich gezielt um die Neutralisierung des Homocysteins kümmern. Sie enthalten eine tägliche Dosis von meist 800 μg Folsäure, 20–50 mg Vitamin B6 und etwa 400–500 μg Vitamin B12. Achte dabei auf gute Bioverfügbarkeit: Die Folsäure sollte als Methylfolat (Metafolin® oder 5-Methyl-THF) vorliegen und das Vitamin B12 als Methylcobalamin oder Adenosylcobalamin – daran erkennst du ein hochwertiges Produkt.

Hier sei noch einmal ausdrücklich erwähnt, dass diese hohen, therapeu-tischen Dosen nicht in den handelsüblichen Multivitaminpräparaten für Schwangere enthalten sind. Zum Vergleich: Femibion® etwa enthält nur 1,9 mg Vitamin B6, 3,5 μg B12 und 800 μg Folsäure. Die Dosen in diesen Kombiprodukten betragen also noch nicht einmal ein Zehntel der für eine gezielte Therapie notwendigen Menge und reichen deshalb bei einem hohen Homocysteinwert bei Weitem nicht aus.

Das Antioxidant → N-Acetylcystein (ACC) kann ebenfalls dazu beitragen, den Homocysteingehalt im Blut zu reduzieren, nimm davon 600 mg täglich.

Wenn dein Homocysteinspiegel o. k. ist, reicht die Dosierung der B-Vita-mine aus deinem guten (!) Multivitaminpräparat aus.

Weitere wichtige Vitalstoffe, Spurenelemente, Mineralien

In den nächsten Abschnitten gibt es ein paar wichtige Details zu den ein-zelnen Vitaminen, Mineralien und Spurenelementen. Es kann dabei in dieser Kürze nur um einzelne Aspekte dieser Vitalstoffe gehen. Nimm es als gegeben hin, dass Vitamine wichtig sind. Da sie so enorm vielschichtig in ihrer Wirkung und in ihrem Zusammenspiel sind, kann ich ihnen hier nicht vollständig gerecht werden. Hier soll es darum gehen, besonders auf kritische Stoffe einzugehen, bei denen häufig ein Mangel auftritt oder die einen spezifischen Bezug zum Thema Fruchtbarkeit aufweisen.

Vitamin A

Vitamin A (Retinol) ist ein Pro-Hormon, genau wie Vitamin D. Das bedeutet, dass Retinol eine wichtige Hormonvorstufe darstellt und hormonähnlich wirkt. Damit ist es auch direkt an unterschiedlichen hormonellen Regelkreisen, etwa an denen der Schilddrüse und denen der Steroide beteiligt, ferner an der Zellneubildung, ihren Differenzierungen, der Eizell- und Spermienbildung und der Embryogenese.

Als informierter Mensch hast du im Kontext »Vitamin A und Schwangerschaft« vermutlich schon mal den Rat gehört, dass du in der ersten Zeit der Schwangerschaft nicht zu viel Vitamin A zu dir nehmen solltest, also keine Leberwurst, die sehr reich an Vitamin A ist. Vor *teratogenen Wirkungen* (potenziell embryoschädigend), vor allem in den ersten beiden Schwangerschaftsmonaten, warnt das Bundesamt für Risikobewertung (BfR) und liegt damit fast richtig – aber eben nicht ganz. Denn auch ein deutlicher Vitamin-A-Mangel ist teratogen.

Vitamin A ist nämlich gleichzeitig eines der wichtigsten Vitamine für die Fortpflanzung und das BfR stellt eben auch richtigerweise fest, dass Schwangere einen erhöhten Tagesbedarf haben. Vitamin A ist auch später enorm wichtig für die kindliche Lungenreifung, vor allem im zweiten und dritten Trimester.

Die empfohlene, sichere Tagesdosis für Schwangere liegt bei 2500 bis 3000 IE (Internationale Einheit) täglich. Vitamin A wird vor allem in der Leber, aber auch in Lunge und Schleimhäuten gespeichert. Von dort wird es – fein dosiert – und je nach Bedarf in seiner Transportform zum jeweiligen Zielgewebe transportiert, sodass sein Gehalt im Blut dabei relativ konstant bleibt. Gut gefüllte Speicher in deiner Leber reichen etwa drei Monate lang. Sorge also in deinem Premester (der unmittelbaren Zeit vor der Schwangerschaft) dafür, dass du gut versorgt bist, wenn du dich in der frühen Schwangerschaft mit einer Supplementierung zurückhalten möchtest.

Bei Vitamin A kann man besonders schön sehen, dass es bei Vitaminen eben überhaupt nicht egal ist, wie man sie aufnimmt: Es ist ein Unterschied, ob du einen Vitalstoff eingebunden in ein echtes Lebensmittel isst, oder ob du dir eine Pille einschmeißt. In einer interessanten Untersuchung hat man sich einmal angeschaut, wie sich die Vitamin-A-Konzentration im Blut und in den Speicherorganen verhält. Und siehe da: Isst man Leber, also Vitamin A in seinem natürlichen Umfeld, steigt das Hormon Retinsäure im Blut nicht über physiologische Grenzen an. Ganz anders ist es allerdings, nimmt man Vitamin A direkt als Monostoff zu sich. Die Autoren schlussfolgern unmissverständlich: *Advice to pregnant women on the consumption of liver based on the reported teratogenicity of vitamin A supplements should be reconsidered.* Also: Guten Appetit beim gelegentlichen Konsum von verzehrüblichen Mengen – d. h. 100 bis 200 g – von guter Bio-Leber. Sehr gesund.

Weitere wichtige B-Vitamine neben der Folsäure: B6 und B12

Neben Folsäure, die ein B-Vitamin ist (unter der Bezeichnung Vitamin B9 oder B11 ist es nur kaum bekannt), gibt es weitere B-Vitamine, die nicht umsonst in dieser B-Vitamin-Gruppe zusammengefasst werden, weil sie wechselseitig aufeinander wirken und aufeinander angewiesen sind. Ihre Rolle beim Abbau des Homocysteins wurde zuvor bereits ausführlich beschrieben, aber das ist es natürlich nicht allein.

Vitamin B6 kommt vorwiegend in Fleisch, Fisch, Eiern, Vollkorn, Soja und grünen Blattgemüsen vor. Weil es so weit gestreut im Essen vorkommt, ist ein echter Mangel selten. Die meisten Menschen nehmen ausreichend Vitamin B6 mit der Nahrung zu sich – außer bei lang andauernder Pilleneinnahme und bei bestimmten genetischen Enzymdefekten, die gar nicht so selten sind, wie die zuvor beschriebene → *MTHFR-Mutation* oder die → *HPU*. Vitamin B6 ist ein wichtiges Vitamin für den gesamten Eiweißstoffwechsel, der für sehr vieles gebraucht wird: Zellteilung, Immunsystem, Nervensystem, den Aufbau von Hämoglobin und die Bildung und Modulation der Steroidhormone – dazu gehören auch Östrogen, Gestagen und Cortisol.

Vitamin B12 ist so gut wie ausschließlich in tierischen Produkten vorhanden, selbst Spirulina-Algen oder Sauerkraut enthalten nur vom Körper kaum verwertbare Analoga. Daher sind vegane Frauen grundsätzlich *immer* Mangelkandidatinnen und müssen Vitamin B12 unbedingt substituieren. Wegen der zunehmend fleischärmeren Ernährung bei vielen Frauen sehe ich einen Vitamin-B12-Mangel bei Schwangeren in der Praxis tatsächlich gar nicht so selten. Vitamin B12 ist wichtig für die Blutbildung und für das Nervensystem. Anämien, Reflex- und Empfindungsstörungen, aber auch depressive Verstimmungen und Fertilitätsprobleme gehören zu den Mangelsymptomen.

Auch bei Vitamin B12 ist es nicht ganz egal, in welcher Form du es zu dir nimmst. Vitamin B12 wird über den Magen-Darm-Trakt nicht besonders gut resorbiert. Deshalb wird es manchmal bei einem deutlichen Mangel gespritzt, mittlerweile gibt es aber auch gute Präparate, die als Nasenspray oder als Sublingualtablette direkt über die Schleimhäute aufgenommen werden können. Achte drauf, dass es möglichst in den Formen Methylcobalamin oder Hydroxocobalamin (nicht als Cyanocobalamin) in deinem Präparat vorkommt, gerne auch in einer Mischung. Die ersten beiden sind die bioidentischen Formen von Vitamin B12.

Weil die B-Vitamine so wichtig für die Balance des Homocysteinspiegels (→ *Homocystein)* in deinem Körper sind, sind sie immer in guten Schwangerschafts-Multivitaminpräparaten enthalten.

Vitamin D

Eine gute Versorgung mit Vitamin D ist für viele zelluläre Prozesse in deinem Körper enorm wichtig. In den letzten Jahren rückte dies durch zahlreiche Studien mehr und mehr in den Fokus der Medizin. Vitamin D ist eigentlich ein Hormon – das weiß man allerdings erst seit circa 30 Jahren. Als man das Vitamin D in den 1920er-Jahren im menschlichen Blut entdeckte, ordnete man es den Vitaminen zu.

Anders als die meisten anderen Vitamine kann Vitamin D unter guten Bedingungen vom Körper selbst hergestellt werden. Dazu braucht es nur das eine »Superfood«, nämlich die Sonne. Für eine ausreichende Bildung über die Haut muss man sich in unseren Breitengraden – mit so vielen unbekleideten Körperteilen wie möglich – an sonnigen Tagen für zehn

Minuten in die pralle Sonne, auf den Balkon, auf die Wiese, ans (offene) Fenster legen. In den Monaten Oktober bis März ist selbst das wirkungslos, der Einstrahlwinkel der Sonne reicht dann hierzulande nicht aus, um Vitamin D über die Haut zu produzieren. Heutzutage verhindert zusätzlich die ausgiebig benutzte Sonnencreme selbst im Sommer eine ausreichende Vitamin-D-Synthese. Ab einem Sonnenschutzfaktor von 8 findet im Prinzip keine Bildung von Vitamin D mehr statt, sodass selbst im Sommer die Versorgung mit Vitamin D oft nicht ausreichend ist.

Vitamin D ist eines der wichtigsten Vitamine für deine Fruchtbarkeit, das gilt für Männer und Frauen. Es hat unzählige Auswirkungen auf die Fortpflanzung und die Fertilität, unter anderem reguliert Vitamin D direkt die Hormonrezeptoren in den Zellmembranen. Es steuert also die Interaktion der Hormone mit den Zellen und sorgt so für eine gute Funktion der Ovarien und für die Spermienbildung.

Mittlerweile deuten unzählige Untersuchungen auf einen Zusammenhang zwischen einer Unterversorgung mit Vitamin D und Unfruchtbarkeit sowie dem Auftreten verschiedener Schwangerschaftskomplikationen hin. Neben Fehlgeburten gehören Präeklampsien, Frühgeburten und der Gestationsdiabetes zu den genannten Risiken.

Nach einer Untersuchung des Instituts für Ernährungswissenschaften an der Uni Gießen hatten 98 % aller Schwangeren einen Vitamin-D-Spiegel, der im Mangel- oder Unterversorgungsbereich anzusiedeln ist. Auch im Sommer lagen 50 % aller untersuchten Frauen noch darunter. Das sind exakt die Zahlen, die ich auch aus meiner Praxis bestätigen kann.

Tanke also reichlich Sonne im Sommer, dosiert auch ohne Sonnencreme und natürlich ohne einen Sonnenbrand zu riskieren. Mindestens in den Wintermonaten solltest du Vitamin D substituieren.

Dosierung: Ein guter Vitamin-D-Spiegel im Blut liegt bei 60 ng/ml.
Die Dosierungsempfehlungen (im Winter für normal große und schwere Erwachsene) reichen von etwa 2000 IE pro Tag bis zu 20 000 IE pro Woche.
Es gibt wenig deutschsprachige Literatur, die sich auf eine »sichere Höchstmenge« in der Schwangerschaft festlegen möchte. Das führt natürlich zu Verunsicherungen. Tatsache ist, dass eine Tagesdosis von 800 IE definitiv nicht ausreicht, um im normalen Referenzbereich zu bleiben, geschweige

denn, um Mangelzustände zu beheben, obwohl genau das die von der DGE (Deutschen Gesellschaft für Ernährung) empfohlene Tagesdosis ist. Das Institute of Medicine (IOM) gibt als unbedenkliche Obergrenze eine Tagesdosis von 4000 IE an. Embryotox, die von der Pharmaindustrie unabhängige Datenbank, nennt etwa 3000 IE als sichere Dosis. Die »Arbeitsgemeinschaft Gestose-Betroffene e. V.« empfiehlt bei Kinderwunsch und in der Schwangerschaft eine Substitution von 4000 IE pro Tag im Winter.

Es gibt spezielle Umrechnungsformeln (du findest solche Vitamin-D-Rechner im Internet, s. Anhang), die aus Körpergewicht und dem Ist- und Sollwert im Blut deine benötigte Tagesdosis errechnen, um aus dem Mangelzustand herauszukommen.

Wichtig: Wenn du Vitamin D substituierst, sollten immer auch Magnesium (300–450 mg pro Tag), Kalzium (600–800 mg pro Tag) und Vitamin K2 (100 µg pro Tag) ergänzt werden. Auch Männer benötigen Vitamin D, für sie sind 4000–5000 IE täglich (je nach Körpergewicht und Laborwert) eine vernünftige Richtgröße.

Vitamin E

Vitamin E ist ein fettlösliches Vitamin mit einer weitreichenden antioxidativen Wirkung. Schon die griechische Bezeichnung des Vitamin E, *Tocopherol*, legt einen expliziten Bezug zur Fruchtbarkeit nahe: *Tocos pherein* bedeutet »Geburt bringen«. Das 1922 entdeckte Vitamin wurde damals im Labor als unabdingbar für die Fortpflanzung von Ratten identifiziert. Tocopherol ist ein potentes Antioxidans. Bei Männern erhöht es Spermienanzahl und -qualität, bei Frauen kann es die Qualität der Gebärmutterschleimhaut verbessern. In der Einnistungsphase des Embryos erhöht Vitamin E die Zellanzahl im Endometrium und unterstützt die Neubildung von Kapillargefäßen, um das winzige Baby besonders gut zu versorgen.

Dosierung für Frauen: 100 mg (oder 150 IE) täglich.
Höhere Dosierungen haben möglicherweise Auswirkungen auf die Blutgerinnung. Dies sollten vor allem Frauen, die gleichzeitig Acetylsalicylsäure (ASS) – etwa nach einer oder mehreren Fehlgeburten oder bei einer Blutgerinnungsthematik – einnehmen, beachten und mit ihrer Ärztin besprechen.

Dosierung für Männer: 400 mg (oder 600 IE) täglich, dazu täglich 1000 mg Vitamin C.

Vitamin C ist ein weiteres wichtiges Antioxidans und ein wichtiger Bestandteil der Außenhülle eines Spermiums. Eine gezielte Gabe von Vitamin C verbesserte die Spermiogramme subfertiler Männer signifikant in allen drei Parametern: Spermienzahl, Beweglichkeit und Morphologie.

Zink

Zink ist nach Eisen das zweithäufigste Spurenelement in unserem Körper. Es ist zum Großteil nicht frei fluktuierend im Körper unterwegs, sondern hauptsächlich in den Muskeln und Knochen, aber auch in den menschlichen Keimdrüsen, den Ovarien und Hoden, gebunden. Es ist mit Beteiligung an über 300 Enzymreaktionen – darunter die Regulation des Vitamin D, des Vitamin A und der Insulinsignalwege – so enorm wichtig für viele wesentliche Körperfunktionen, dass es nicht verwundert, dass auch die so komplexe Fruchtbarkeit ganz wesentlich von einer guten Zinkversorgung abhängt.

Zink ist in großem Maße für die Funktionalität der Zellmembranen und für das Zellwachstum verantwortlich. Und es greift regulierend in den Stoffwechsel der Schilddrüsen- und Sexualhormone ein. Darüber hinaus ist es enorm wichtig für das Immunsystem, denn es wirkt antiallergisch, entzündungshemmend und reduziert die Histaminausschüttung.

Zink ist reichlich enthalten in Austern (für die meisten von uns nicht unbedingt regelmäßiger Bestandteil der Ernährung und in der Schwangerschaft zumindest nach offiziellen Angaben wegen des rohen Verzehrs nicht empfohlen). Außerdem kommt es in Krebstieren (Krabben und Co.), Innereien, Rind- und Kalbfleisch, Hartkäse, Sonnenblumenkernen oder Haferflocken vor. Besonders reich an Zink ist auch Schweineleber (unter → *Vitamin A* findest du mehr Informationen).

Dosierung für Frauen: Vegetarische und vegane Menschen können ihren Zinkbedarf oft nicht allein über die Nahrung decken. Zink sollte mit 5–10 mg in deinem Multivitaminpräparat enthalten sein. Besonders gut bioverfügbar ist Zink als Zink-Bisglycinat.

Dosierung für Männer: Auch für die Spermienentwicklung hat Zink einen besonderen Wert. Der flotte Andrologenspruch dazu lautet: »Zink macht flink« – damit sind deine Spermien gemeint. Ein Zinkmangel hingegen macht zuverlässig schlechte Spermiogramme. Wenn du regelmäßig mehrmals in der Woche die zuvor genannten Nahrungsmittel isst, brauchst du Zink nicht gesondert zu substituieren. Ansonsten gilt die folgende Dosierungsempfehlung: 30–45 mg täglich (je nach Blutwerten und Spermiogramm).

Jod

Jod ist ein Spurenelement, das auf unserem Planeten hauptsächlich im Meerwasser vorkommt, in unserer Nahrung somit in relevanten Mengen im Meeresfisch und in Meeralgen. Die Böden sind durch die Eiszeiten relativ ausgewaschen und arm an Jod. Obst und Gemüse enthalten daher kaum etwas davon. Schilddrüsenhormone benötigen Jod, um überhaupt gebildet zu werden. Der andere Baustein, der hierzu nötig ist, heißt Tyrosin. Wenn nicht genug von beiden da ist, vergrößern sich die Schilddrüsenzellen und das Schilddrüsen stimulierende Hormon TSH steigt an. Du entwickelst eine Schilddrüsenunterfunktion → *Deine Schilddrüse*.

Jod ist enorm wichtig für die Fortpflanzungsorgane, die Ovarien und die Prostata, und auch für die weiblichen Brüste. Sie alle gelten als große Jodverbraucher. Lange Stillzeiten etwa kosten enorm viel Jod, was der wahre Grund für so manche Stilldemenz sein dürfte.

Denn Jod ist bedeutsam für das zentrale Nervensystem und die Kognition. Auch auf die Hirnentwicklung und den Hirnstoffwechsel deines Babys hat eine gute Jodversorgung in der Schwangerschaft großen Einfluss. Deshalb gehört Jod zu den drei Vitalstoffen, die selbst von den diesbezüglich zurückhaltenden Fachgesellschaften empfohlen werden – Folsäure und Omega 3 sind die beiden anderen.

Dosierung für Frauen: In der Schwangerschaft werden 150–200 µg Jod täglich per Supplement empfohlen, auch in der Kinderwunschzeit ist das eine vernünftige Dosierung.

Selen

Selen besitzt enorm hohe antioxidative und immunmodulierende Eigen-schaften. Es wirkt damit schützend gegen oxidativen Stress und gegen Toxine. Im fertilen Kontext ist das besonders wichtig für die Spermien und deine Eizellen. Dein Körper braucht Selen unter anderem für das zellschützende Antioxidans-Enzym Glutathion, das wiederum die DNA schützt. Ein Mangel an Selen korreliert direkt mit einer herabgesetzten Fruchtbarkeit.

Auch deine Schilddrüse benötigt neben Jod eine ordentliche Portion Selen, um gut zu funktionieren. Dein Selenbedarf ist sehr einfach über ein natürliches Vorkommen in einem Nahrungsmittel zu decken: mit Paranüssen. Iss davon 2 bis 3 Stück pro Tag.

Dosierung für Frauen: Wenn Paranüsse keine Option sind, nimm alterna-tiv ein NEM mit etwa 50 µg. Bei einem im Blut festgestellten Mangel oder Schilddrüsenstörungen auch kurzfristig mehr: bis zu 200 µg täglich.

Dosierung für Männer: Männer benötigen etwas mehr Selen: Decke deinen Bedarf entweder ebenfalls über Paranüsse oder nimm täglich ein NEM mit 50–100 µg., bei Mangelzuständen kurzfristig 200 µg täglich.

Magnesium

Magnesium ist von allen Mineralien das »Supermineral«. Es spielt auf zellulärer Ebene eine wichtige Rolle für die Produktion und Bereitstel-lung des Energiespeichermoleküls → ATP in den Mitochondrien. Und diese sind, wie du im Kapitel *Deine Eizellen* gelesen hast, so essenziell wichtig für deine Eizellen. Alles, was in deinem Körper im engeren oder weiteren Sinne mit »Energie« zu tun hat, braucht Magnesium. Es ist als einer der wichtigsten Co-Faktoren an Hunderten von enzymatischen Pro-zessen beteiligt, die wiederum auf Protein-, Kohlenhydrat- und Fettstoff-wechsel wirken. Weil es für die insulinvermittelte Glukoseaufnahme in die Zellen bedeutsam ist, ist eine gute Magnesiumversorgung auch für deine Glukosetoleranz wichtig.

Weiterhin spielt Magnesium eine wichtige Rolle bei der Reizweiterlei-tung in der Muskulatur und wirkt auf das ganze Prinzip Spannung –

Entspannung. Auch die Herzmuskulatur spricht in vielfältiger Weise auf das Mineral an. Ein Magnesiumspiegel im hochnormalen Bereich senkt die Herzfrequenz und den Blutdruck. Darüber hinaus wirkt Magnesium vielfältig auf das Adrenalinsystem, bei erhöhtem Stress ist es eines der zentralen Stoffe, die im Körper »weggesaugt« werden. So gilt Magnesium gemeinhin als das »Salz der inneren Ruhe«.

Dosierung für Frauen: Magnesium tut den meisten Menschen in Form einer leichten Ergänzung gut. Das kann per magnesiumreichem Mineralwasser geschehen, je nach Blutwert eventuell ergänzt durch Supplemente. 150–300 mg täglich sind eine gute Standarddosis. In Sachen Bioverfügbarkeit hat Magnesiumcitrat oder -chelat (=-bisglycinat) bessere Karten als Magnesiumoxid.

Dosierung für Männer: Ergänze etwa 400–600 mg täglich, entweder auf zwei Dosen aufgeteilt oder auch auf einmal am Abend.

L-Arginin und L-Carnitin

Einzelne Aminosäuren sind ebenfalls natürliche Nahrungsergänzungsmittel, die die Fruchtbarkeit ausgesprochen effektiv unterstützen können, bei Männern und Frauen. Sie sind vor allem dann sinnvoll, wenn bei dir die Einnistung (das gilt für Spontanschwangerschaften genauso wie für IVF) schwierig ist oder du in einer vorherigen Schwangerschaft eine → *Gestose* entwickelt hast (Arginin). Carnitin kann helfen deine Eizellqualität zu verbessern, beide können unterstützend wirken, wenn du schon Fehlgeburten hattest. Bei Männern zeigt sich eine deutliche Verbesserung des Spermiogramms durch die Kombination beider Aminosäuren.

L-Arginin

L-Arginin ist eine der semiessenziellen Aminosäuren. Dieser Nährstoff hat eine zentrale Bedeutung rund um die Gefäßgesundheit des Menschen. Arginin ist unter anderem die Vorstufe des Signalmoleküls NO (Stickstoffmonoxid) das für unsere Gefäßgesundheit eine wichtige Rolle spielt. Intaktes, gesundes und weiches Gefäßendothel (die innere Auskleidung unserer Blutgefäße) setzt Stickstoffmonoxid (NO) frei. Wird diese NO-Bildung gehemmt, spricht man von »NO-Stress«. Bei diesem NO-Freisetzungsprozess ist die Aminosäure L-Arginin wesentlich beteiligt. Untersuchungen konnten zeigen, dass die NO-Synthese durch die Gabe von L-Arginin verbessert wird.

L-Arginin sorgt damit für eine gute Durchblutung des Herzens und macht die Blutgefäße weich und entspannt. Darüber hinaus wirkt es einer Zusammenballung der Thrombozyten entgegen. All diese Aspekte spielen im Kontext der ganz frühen Schwangerschaft rund um die Einnistung des winzigen Embryos in deine Gebärmutterschleimhaut und bei der Ausbildung der typischen Spiralarterien bei der Plazentadifferenzierung eine wichtige Rolle.

Sowohl die männliche als auch die weibliche Fruchtbarkeit profitieren von einer Arginingabe. Bei den Männern geht es dabei mal wieder um die Spermienbildung (und um die erektile Potenz – so das ein Thema sein sollte). Arginingaben bei subfertilen Männern verbessern die Spermiogrammparameter messbar: Sie erhöhen die Spermienanzahl und ihre Bewegungsfähigkeit.

Dosierung für Frauen: 3-mal täglich 1000–2000 mg L-Arginin, ggf. ergänzt durch Citrullin (die Vorstufe des L-Arginin) in gleicher Menge zur Unterstützung der Einnistung. Einige Autoren empfehlen Arginin erst nach der Ovulation. Es gibt widersprüchliche Aussagen dazu, ob die vorherige Einnahme von Arginin die Qualität der Eizellen beeinträchtigen könnte.

Dosierung für Männer: 1- bis 2-mal täglich 3000 mg L-Arginin.

L-Carnitin

L-Carnitin ist eine körpereigene Verbindung, die aus den beiden Aminosäuren L-Lysin und L-Methionin gebildet wird. Carnitin ist ein ganz wesentlicher Bestandteil deiner → *mitochondrialen Gesundheit*, sowohl für deren Stoffwechsel (ATP-Bildung) als auch für deren Struktur, vor allem für ihre Zellmembran. Wenn deine Mitochondrien schwächeln, schwächelst du als ganzer Mensch. Du wirst müde, antriebsarm, und zwar körperlich und emotional bis hin zur Depression. Du wirst infektanfällig und bekommst Kopfschmerzen. Auch Herzrhythmusstörungen sind typisch für

einen massiven Carnitinmangel. Und – wie immer, w
im Spiel sind – auch deine Fruchtbarkeit ist dann be
es mal wieder um die Qualität der Eizellen und der ₀ₚ
Frauen mit einer eingeschränkten → *ovariellen Reserve*, mit ·,
auch Endometriose profitieren von einer guten Carnitinversorgung.
L-Carnitin kommt – wie der Name vermuten lässt – fast ausschließlich
in Fleisch vor, besonders reich an Carnitin ist Schaf-, Ziegen- und Lamm-
fleisch und Wild. Pflanzliche Nahrung enthält so gut wie gar kein Carnitin.

*Dosierung für Frauen: 1- bis 2-mal täglich 500–1000 mg L-Carnitin; für
vegetarische oder vegane Frauen oder bei Risikoschwangerschaften 2-mal
täglich 1000 mg.*

*Dosierung für Männer: Spermien sind die carnitinreichsten Zellen über-
haupt. Sie enthalten 2000-mal mehr Carnitin als etwa deine Blutzellen. Eine
Gabe von L-Carnitin verbessert alle Spermienparameter, vor allem ihre Anzahl und ihre Motilität. Dosierung: 2000–4000 mg L-Carnitin täglich.*

Vorschlag für ein schlankes Vitalstoff-Basislaborprogramm
1. Vitalstoffversorgung:
- **Homocysteinwert:** im Plasma, zeitnah zentrifugiert, unbedingt nüch-
  tern nach zwölfstündiger Nahrungskarenz
- **Vitamin D:** als 25(OH)D, die Transportform des Vitamin D im Serum
- **HOMA-Index** *(→ Insulinresistenz)*: nüchtern, zentrifugiert, gekühlt und
  sehr zeitnah ins Labor
- **Vitamin B12:** nüchtern, als Holo-Tc im Serum
- **Vitamin B6:** nüchtern, im Serum
- **Zink und Selen:** im Vollblut
- eventuell **Magnesium:** im Vollblut
- **Speichereisen:** Ferritin im Serum

2. Autoimmunes Geschehen:
- Hashimoto-Antikörper
- Gliadin-Antikörper (zum Ausschluss einer Glutenunverträglichkeit)
- Zonulin (zum Ausschluss eines Leaky-Gut-Syndroms)

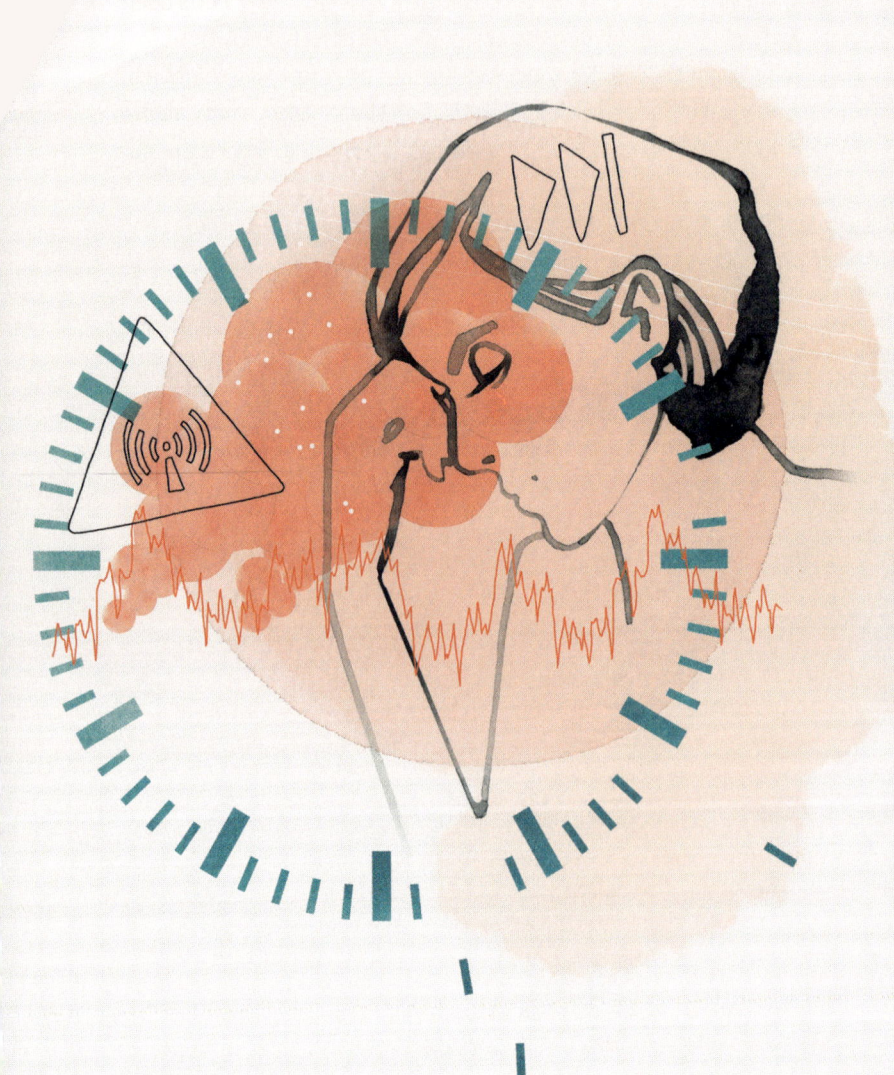

KAPITEL 5

Modernes Leben

Uns Menschen gibt es – je nach anthropologischer Definition des Homo sapiens – seit etwa 300 000 Jahren in ungefähr dieser Genausstattung. Unsere modernen Lebensumstände sind dagegen der viel zitierte Wimpernschlag in der Geschichte: Die Faktoren, die unser Leben heute so maßgeblich beeinflussen, existieren überhaupt erst seit zwei- oder dreihundert Jahren. Evolution ist langsam. In mancherlei Hinsicht ticken wir noch wie im Neandertal. Das hilft uns zu verstehen, warum uns bestimmte Einflüsse guttun – andere jedoch nicht. Einfach weil die Biologie möglicherweise noch ein paar zehntausend Jahre bräuchte, um sich auf all das Neue einzustellen. Gleichzeitig sind wir auch nicht mehr dem strengen darwinistischen Regime der Natur ausgeliefert. Zumindest gilt das für uns, die wir im privilegierten Teil der Welt wohnen. Wir haben sauberes Trinkwasser, elektrisches Licht, geheizte Wohnungen und die segensreichen Errungenschaften der modernen Medizin. Und gleichzeitig gibt es auch Einflüsse, die sich unter diesen Bedingungen offenbar so sehr in unsere Körperbiochemie einmischen, dass sie uns nicht guttun. Das gilt auch – und vielleicht besonders – im Kontext Fruchtbarkeit.

BELASTUNGEN AUS DER UMWELT

Wir sind in unserer Umwelt tagtäglich Stoffen ausgesetzt, die auf unterschiedlichem Weg in unseren Körper gelangen – guten, die uns nähren, aber auch bösen, die uns schaden können. Da unser Körper ein Wunderwerk ist, kommt er mit einer gewissen Menge feindlicher Einflüsse gut klar. Täglich beweist er immer wieder seine enorme Reparatur- und Regenerationsfähigkeit. Einige dieser Stoffe jedoch stören massiv die Fruchtbarkeit, und zwar die von Frauen und Männern gleichermaßen.

Einigen Umwelteinflüssen sind wir fast unvermeidlich ausgeliefert: Etwa der Luftverschmutzung, wenn wir in einer Großstadt leben und nicht einfach aufs Land ziehen können oder wollen, oder dem Trinkwasser, das aus unserem Hahn fließt. Bei anderen können wir uns durch unsere Lebensführung entscheiden: Wir können – mit einiger Anstrengung zumindest – beispielsweise mit dem Rauchen aufhören oder damit, versifftes Discounterfleisch zu essen. Oder das Handy aus der Hosentasche nehmen und es häufiger auf Flugmodus schalten. Von anderen ungünstigen Einflüssen, die sich in unseren Körper schleichen, wissen wir möglicherweise gar nichts. Diese können wir aber, wenn sie erst identifiziert sind, ebenfalls reduzieren.

Vermutlich ist es tatsächlich so, dass die Summe all dieser schädlichen Umwelteinflüsse, die unser modernes Leben parat hält, einen deutlichen Anteil daran hat, dass das Phänomen »unerfüllter Kinderwunsch« zu einem Problem bislang ungekannten Ausmaßes geworden ist und damit sicher den »Zivilisationskrankheiten« zuzuordnen ist. Diese werden so genannt, weil man ihre Ursachen in den Umständen sucht, in denen wir heute leben und die uns weit von unserer im Neandertal geprägten Genausstattung entfernt haben. Kaum anders ist es zu erklären, dass sich beispielsweise die Spermiendichte – als gut messbarer Parameter – in den letzten 50 Jahren bei jungen, gesunden Männern tatsächlich halbiert (!) hat.

Einige dieser teilweise extrem belastenden chemischen und physikalischen Faktoren aus unserer Umgebung wirken als sogenannte *endokrine*

Disruptoren. Das bedeutet, dass diese Stoffe unser empfindliches Hormonsystem stören können. Sie imitieren eine östrogene Wirkung und binden sich an die Östrogenrezeptoren deines Körpers. Daher werden solche Stoffe auch als *Xenoöstrogene* (»fremdartige Östrogene«) bezeichnet. Bei Männern behindern diese Xenoöstrogene unter anderem die Spermienproduktion und beeinträchtigen massiv deren Qualität, bei Frauen führen sie vermutlich zu einer relativen Östrogendominanz.

WIE GELANGEN HORMONELLE STÖRFAKTOREN IN UNSEREN KÖRPER?

Über Kunststoffverpackungen. Besonders *Phthalate* und *Bisphenol A (BPA),* spezielle Gruppen von Weichmachern, können erwiesenermaßen das Erbgut in den Spermien und in den Eizellen verändern und somit die Entwicklung unfruchtbarer Spermien und schadhafter Eizellen begünstigen.

Zudem behindern sie offenbar unser natürliches antioxidatives System, sodass der oxidative Stress verstärkt wird, was für jugendliche und nicht mehr ganz so jugendliche Eizellen ein ernsthaftes Problem darstellen kann. Man hat bei Frauen, die mindestens eine frühe Fehlgeburt erlitten haben, nachgemessen und gefunden, dass die Phthalat-Urinausscheidungen bei diesen Frauen deutlich erhöht waren. Phthalat scheint die Eizellen also deutlich zu schädigen. Glücklicherweise hat in den letzten Jahren eine Neubewertung der Toxizität dieser Stoffe stattgefunden und strengere Gesetze sorgen nun dafür, dass nach und nach diese extrem schädlichen Weichmacher aus Kunststoffen verschwinden und die Belastung wieder geringer wird. Auch in anderen Bereichen wächst glücklicherweise ein stärkeres Bewusstsein dafür heran. Sicher ist es heute viel leichter, diesen unterschiedlichen Stoffen aus dem Weg zu gehen als noch vor zehn oder 20 Jahren.

Über die Nahrung. Viele dieser schädlichen Stoffe werden über die Nahrung aufgenommen: Pestizide aus konventionellem Obst- und Gemüseanbau, Hormone und Antibiotika über Fleisch aus konventioneller

Tierhaltung. Zusatzstoffe wie Aromen, Geschmacksverstärker, Zucker-austauschstoffe, Hilfsstoffe jeglicher Art (etwa Emulgatoren, Schaum-verhüter, Rieselhilfen und Co.). All das sind Fremdstoffe, die in deinem Körper nichts zu suchen haben.

Für die unguten Phthalate gilt: Auch diese können aus dem Kunststoff in deine Lebensmittel gelangen. Je mehr ein Lebensmittel verarbeitet wurde, je mehr Schritte dazu notwendig sind und je weniger du über die Umstände des Herstellungsprozesses weißt, desto höher ist vermut-lich dessen Belastung mit entsprechenden Umweltgiften, die aus Her-kunft, Verarbeitung und Lagerung herrühren und in das Produkt auf deinem Teller gelangt sind. Das ist messbar. In einem Schmelzkäse aus der Plastikverpackung ist mehr Müll drin als in einem Käsestück, das du am Marktstand einer kleinen lokalen Käserei kaufst, in dem Burger einer Fast-Food-Kette mehr als in deinem Steak vom Weiderind.

Über die Haut (durch Kosmetikprodukte). Flüssige Kunststoffe in gel- oder wachsartiger Konsistenz werden in herkömmlichen Duschgels, Shampoos, Waschmitteln und Sonnencremes eingesetzt und dadurch in den Körper aufgenommen. Nagellacke enthalten besonders viele Weich-macher, vor allem die UV-härtenden Lacke aus dem Nagelstudio.

Über die Kleidung. Ein wesentlicher Anteil aller industriell eingesetz-ten Chemikalien weltweit wird von der Textilindustrie verarbeitet. Pflege-leicht, bügelfrei und so schön bunt: Unsere modernen Ansprüche an ein Kleidungsstück verlangen offenbar nach diesen Ausrüstungsstoffen, da-mit nichts einläuft, pillt oder knittert. Wer einmal in einer Fast-Fashion-Filiale der fiesen Sorte gestanden hat, weiß, wie diese Chemie riecht. Über deine Haut und deine Atemwege gelangt sie in deinen Körper.

Über die Luft. Gasförmige Stoffe gelangen über die Atemwege in den Kör-per. Typische Problemstoffe sind hier etwa Formaldehyd, Feinstaub oder auch klassische Kunststoff-Ausdünstungsmixe, etwa aus Autoinnenaus-stattungen vor allem im Sommer und in neuen Autos. Toluol, ein giftiges Lösungsmittel aus der Gruppe der aromatischen Kohlenwasserstoffe, ist einer der Bestandteile von Autoabgasen und auch von Farben, vor allem

Druckerfarben. In Laienfarben aus dem Baumarkt darf es seit 2012 nicht mehr enthalten sein. Vor allem für Menschen, die täglich mit diesen Stoffen arbeiten, ist das ein Problem: Menschen in der Möbelindustrie, in Druckereien, im Nagelstudio, beim Friseur oder im Copyshop. Duftstoffe können anorganische Moschusverbindungen enthalten, ebenso die bereits beschriebenen Phthalate.

Was du tun kannst, um deine individuelle Belastung zu senken

Das alles klingt gruselig, und es scheint kaum umsetzbar, sich komplett vor diesen Einflüssen zu schützen. Wie bei allen größeren Projekten oder Umstellungen von Gewohnheiten: Nähere dich dem Ziel in vielen einzelnen kleinen Schritten – jeder einzelne ist wertvoll. Die gute Nachricht: Es dauert bei vielen dieser Stoffe tatsächlich nur wenige Tage, um die Nachweisbarkeit der Abbaustoffe im Urin deutlich zu senken. Folgende Maßnahmen gelten für euch beide, Männer und Frauen:

- **Kaufe Bio-Nahrungsmittel** ein, so viel es geht und du dir leisten kannst. Damit reduzierst du die Belastung mit Pestiziden bei Obst und Gemüse und bei tierischen Produkten die mit Hormonen und Antibiotika.
- **Reduziere Fast Food** aus vielen unterschiedlichen Gründen. Hier zählt dieser: Burger werden nicht nur in plastikbedampften Pappverpackungen und Salate in Plastikschalen über den Tresen gereicht. Bereits bei der Verarbeitung der einzelnen Bestandteile (Pommes in Gefrierbeuteln, einzeln eingeschweißten Patties, Ketchup aus Weichplastikflaschen etc.) haben diese Nahrungsmittel jede Menge Kontakt zu Plastik gehabt. Koche lieber mehr selbst! Mehr dazu findest du im Kapitel *Ernährung und Vitalstoffe*.
- **Überprüfe mit den Apps** *ToxFox* oder *Codecheck* **eure Kosmetikprodukte** auf mögliche schädliche Inhaltsstoffe. Das gilt auch für die Abteilung »männliche Pflegeprodukte« in eurem Badezimmerregal.
- **Verändere das Wichtigste zuerst:** Eine Bodylotion verwendest du für deinen gesamten Körper und diese ist somit wichtiger als dein Augenserum. Wirf also die belastete Bodylotion sofort in die Tonne und kaufe ein unbedenkliches Augenserum erst dann nach, wenn das alte leer ist.

- **Kaufe deine Reinigungsmittel** im Bio-Regal deines Drogerie-Discounters.
- **Verzichte gänzlich auf** die meist hochbelasteten Produkte Weichspüler und Möbel- oder Raumsprays.
- **Vermeide künstliche Duftstoffe,** vor allem »Frischesprays«, Raumdiffusoren, Aromasticks, parfümierte Toilettensteine. Damit sind auch die Duftstoffe in Kosmetik gemeint. Nutze am besten Naturparfüms und Produkte, die nur mit naturreinen ätherischen Ölen beduftet sind.
- **Lass so viel an Nagellacken und Haarstylingprodukten weg,** wie dir möglich ist. Sie sind besonders hoch mit Zusatzstoffen wie Phthalaten und Silikonen belastet. Und mache in deiner Kinderwunschzeit einen großen Bogen um Nagelstudios.
- **Achte bei der Auswahl der Farben und Lacke,** Fußbodenbeläge und Kleber, Teppiche, Möbel auf Schadstofffreiheit, sollte ein Umzug oder eine Renovierung anstehen.
- **Nimm dein Handy aus der Hosentasche** und das Laptop vom Schoß. Sorge für eine strahlenarme Schlafumgebung und schalte nachts mindestens das Handy auf Flugmodus.

Im Detail: Bisphenol A

Bisphenol A, auch kurz BPA genannt, ist ein Weichmacher, der in vielen Kunststoffen vorhanden ist. BPA spielt als einzelnes Umweltgift eine besondere Rolle in der Schädigung der Fruchtbarkeit, in zahlreichen Studien wurde gezeigt, dass es vor allem das fragile System der Sexualhormone nachweislich stört. Außerdem hat es einen schädigenden Einfluss auf die Genetik deiner Eizellen, die Zellteilung in frühen Schwangerschaftsstadien und die Fehlgeburtenquote bei Frauen. BPA hat zudem eine epigenetische Wirkung, das bedeutet, es kann die Expression einzelner Gene an- oder abschalten, kann also dafür sorgen, dass eine genetische Information zum Ausdruck kommt oder nicht.

Wie gravierend die schädigende Wirkung ist, zeigt der Umstand, dass dieser Stoff in der EU in Babyfläschchen seit 2011 verboten ist. Allerdings nur dort. Du bist in deiner Umgebung mit Sicherheit mit BPA konfrontiert, vermutlich bisher ohne dass du es weißt.

BPA wirkt auf unterschiedliche Weise schädlich. Es ist erstens ein sogenannter *endokriner Disruptor.* Wenn also dein Körper mit mimetischen
»Nachahmer-Östrogenen« konfrontiert ist, werden deine Östrogenrezeptoren von ihnen belegt, nicht von deinem »echten« eigenen Östrogen, welches aber deine Eizellen brauchen, um reifen zu können. Darüber hinaus
wirkt BPA offenbar störend auf die Bildung der Progesteronrezeptoren in
deiner Gebärmutter. Bei Männern ist es das Gewebe der Hoden, das besonders reich an Hormonrezeptoren ist, an die sich das BPA fälschlich bindet.
Das ist alles nicht gut für euch, vor allem dann, wenn ihr schwanger werden möchtet, es ist aber auch ein hochproblematischer epigenetischer
Schalter für das sich entwickelnde hormonelle System eures Babys, denn
auch bei eurem Kind kommt dieses BPA über die Plazenta an. Bisphenol A kann im Fruchtwasser nachgewiesen werden. BPA belastet dein
Baby sowohl intrauterin als auch in der frühen Kindheit (daher das Ver-
bot in Babyfläschchen). Auch andere negative Auswirkungen wie Hirn-
entwicklungsstörungen sind möglich und werden in der Wissenschaft
diskutiert. Darüber hinaus hat BPA eine erbgutschädigende Potenz. BPA
stört die chromosomale Entwicklung in den Eizellen während der Folli-
kelreifungsphase in den drei bis sechs Monaten vor dem Eisprung.

BPA und auch Phthalate sind in vielen Lebensmittelverpackungen aus
Plastik enthalten, besonders in jenen, die weich und biegsam sein sollen,
etwa in Joghurt- oder Sahnebechern, in der Innenbeschichtung von Obst-
und Gemüsedosen, in verschweißbaren Kunststoffen zur Verpackung von
Wurst und Käse und etlichen mehr. Renommierte Wissenschaftler laufen
Sturm dagegen. Bisphenol A ist wirklich ein Miststoff mit »*large effects
from small exposures*«, wie der Titel einer endokrinologischen Studie aus
dem Jahr 2006 konstatiert.

Vor allem aus Verpackungen, die mit Fett oder Säuren in Berührung kommen oder die mit heißen Nahrungsmitteln befüllt (oder in der Mikrowelle
erwärmt) werden, löst sich das BPA und geht in die Nahrungsmittel über.
Schon regelmäßiges Wassertrinken aus Plastikflaschen reicht aus, um
BPA in deinem Urin nachweisen zu können, da auch eine lange Lagerung,
Temperaturschwankungen und UV-Licht diesen Lösungsprozess begünstigt. Darüber hinaus ist BPA auch in Thermopapier von Kassenbons enthalten und kann so über die Haut in deinen Körper gelangen.

Wie du BPA aus dem Weg gehen kannst

Anders als bei Umweltgiften, denen du etwa über die Luft oder das Trinkwasser fast unvermeidlich ausgesetzt bist, kannst du die Belastung mit Bisphenol A gut selbst beeinflussen. Es geht dabei – wie bei fast allem – nicht um eine unrealistische *Null-*, sondern um eine alltagstaugliche *Wenig*-Belastung.

- **Kaufe Aufschnitt und Käse möglichst nicht in Kunststoffverpackungen.** Vor allem in Scheiben geschnittene oder geriebene Sorten sind problematisch, weil sie über ihre größere Oberfläche mehr BPA aufnehmen. Kaufe deinen Gratinkäse also am Stück an der Theke.
- **Kaufe Milchprodukte in Gläsern oder Glasflaschen.**
- **Verwende möglichst wenig Konserven,** da die lebensmittelechte Beschichtung im Inneren der Dosen BPA enthalten kann. Besonders problematisch sind säurehaltige Obst- und Gemüsekonserven (Tomaten!).
- **Ersetze Plastikgefäße zum Aufbewahren** von Lebensmitteln gegen Glasschalen oder Edelstahlbehälter.
- **Trinke Leitungswasser,** wenn es eine gute, schwermetallarme Qualität hat – kein Mineralwasser aus Plastikflaschen –, oder kaufe Wasser in Glasflaschen. Ersetze deinen Plastik-Wasserkocher gegen einen aus Glas oder Edelstahl.
- **Verwende Bienenwachstücher** als Alternative zu Frischhaltefolie für belegte Brote und Ähnliches.
- **Melamin enthält kein BPA, kann aber** bei hohen Temperaturen Formaldehyd und andere Stoffe in die Nahrung abgeben, die ebenfalls schaden können (aber nicht die fulminanten schlechten Auswirkungen haben wie BPA). Verwende es also eher zurückhaltend und nur mit kalten Nahrungsmitteln. Das in letzter Zeit zurecht in Verruf geratene »Bambusgeschirr« besteht außer aus Bambus zu einem wesentlichen Teil aus oft nicht deklarierten, unterschiedlichen Kunststoffen, die ganz und gar nicht dem entsprechen, was man annehmen sollte: eine natürliche, nachwachsende Verpackung aus Bambus-Holz.

- **Benutze am besten nur noch Kunststoffe, die kein BPA enthalten.** Das sind Polypropylen (PP) und Polycarbonat (PC). Auch diese aber sollten möglichst nicht mit Hitze, Säure oder Öl in Kontakt kommen.
- **Beginne mit der Einnahme von Folsäure rechtzeitig,** also schon in der Kinderwunschzeit. Eine relativ neue Erkenntnis ist, dass ausreichend → *Folsäure* die schädliche Wirkung von Bisphenol A zu reduzieren scheint. Mehr dazu findest du im Kapitel *Ernährung und Vitalstoffe*.

Schwermetalle

Schwermetalle sind gefährlich, weil sie sich im Körper einlagern und dort sehr lange ihre schädigende Wirkung entfalten können. Vorrangig speichert der Körper sie in den Knochen und im Fettgewebe, aber auch in den Organen und vor allem im Gehirn. Letztlich findet man jahre- und jahrzehntelang aufgenommene Mengen von Blei, Quecksilber, Aluminium und weiteren Metallen in unterschiedlicher Konzentration in allen anderen Geweben. Schon lange kennt man ihre auch reproduktionstoxische Wirkung. Typische Belastungsquellen für Schwermetalle sind:

- **Amalgam.** Wegen seines Quecksilbergehalts empfiehlt das Robert-Koch-Institut seit 2007 die Verwendung von Amalgam als Zahnfüllungsmaterial nicht mehr bei Kindern, Schwangeren und Stillenden. Erst seit Juli 2018 ist es laut EU-Richtlinie bei diesen Personengruppen kontraindiziert. Seit Jahrzehnten gibt es zu der Frage, ob die chronische Belastung bei liegenden Amalgamfüllungen für Menschen nun relevant ist oder nicht, einen erbitterten fachlichen Diskurs mit unklarer wissenschaftlicher Datenlage. Unstrittig ist, dass Einbauen und Herausnehmen von Amalgamfüllungen akute Quecksilberbelastungen mit sich bringen, weil dabei kleinere Partikel und Bohrstaub in den Körper gelangen. Eine Amalgamsanierung intakter Füllungen ohne Beschwerden will gut abgewogen und vor allem ganzheitlich im Sinne einer vernünftigen Ausleitung begleitet werden.
- **Tätowierungen.** Diese enthalten ebenfalls einen wüsten Mix an Stoffen, die unter Umgehung aller physiologischen Barrieren direkt in den Körper gelangen. Darunter sind Schwermetalle, aber auch reichlich Nanopartikel und polyzyklische aromatische Kohlenwasserstoffverbin-

dungen (PAKs). Diese Stoffe reichern sich in deinem Körper an und können dort ihre ungünstige Wirkung entfalten. Wenn du großflächig tätowiert bist (oder ein Teil deiner Tattoos in fremden Ländern, in denen andere Materialien und Farben erlaubt sind, gestochen wurden), solltest du über einen Belastungstest bei einem kundigen Umweltmediziner nachdenken.

- **Wasserleitungen.** Eher subtil-chronischer Art ist die tägliche Schwermetallbelastung, die du etwa über Leitungswasser erfahren kannst, wenn es noch (alte) Bleirohre oder (ganz neue) Kupferrohre in deinem Haus gibt. Du kannst bei deinen Wasserwerken oder privaten Organisationen die Belastung deines Wassers auf unterschiedliche Stoffe testen lassen. Der Einbau eines guten Filtersystems ist immer eine Überlegung wert, aber auch nicht ganz billig.

- **Fisch.** Eine typische Schwermetallbelastung über die Nahrung geschieht über Fisch. Da die Meere zunehmend mit Schwermetallen verunreinigt sind, reichern sich diese vor allem in den Raubfischen am Ende der Nahrungskette an. Iss diese Fische (etwa Thunfisch oder Schwertfisch) nur selten und stattdessen lieber die kleinen: Heringe, Makrelen, Sardinen oder Lachs aus Wildfang.

WAS DIE PILLE IN DEINEM KÖRPER TUT

Die *Pille* ist ein sehr sicheres Verhütungsmittel. Sie ist einfach anzuwenden und findet von der Sexualität entkoppelt statt, sodass die Gefahr von »Unvernunft im Angesicht« ausgeblendet werden kann. In der öffentlichen Wahrnehmung gilt sie immer noch als »das sicherste Verhütungsmittel«, mitunter sogar als »das einzig sichere Verhütungsmittel« (im amerikanischen Sprachgebrauch wird *»using birth control«* teilweise gänzlich mit »*die Pille nehmen*« gleichgesetzt). Gemessen am unbestechlichen Pearl-Index – hier liegt er zwischen 0,1 und 0,9 – ist das natürlich Blödsinn. Trotzdem ist die als maximal angenommene Sicherheit der Grund, warum so viele Frauen zumindest zeitweise die *Pille* nehmen. Viele sind damit so mittelglücklich und nehmen sie nur aus Mangel an Alternativen. Nach einer Umfrage unter meinen Followerinnen auf

Instagram waren es bei knapp 2500 Antworten nur 8 % der Frauen zwischen 18 und 45, die angaben, bisher noch niemals in ihrem bisherigen Leben die *Pille* genommen zu haben.

Natürlich verändert die *Pille* etwas in uns. Sie mischt sich ein – das ist ja der Grund, warum sie wirkt. Es ist ein einigermaßen abwegiger Gedanke anzunehmen, die Veränderung des Menstruationszyklus, einer so grundlegenden Sache im Leben einer Frau, lege lediglich phasenweise unsere Fruchtbarkeit lahm, habe sonst aber keine weiteren Effekte. Die Evolution hat unseren Hormonhaushalt so angelegt, dass er viel mehr Dinge beeinflusst als nur eine Eizelle springen zu lassen oder eben nicht. Unsere Sexualhormone lassen uns einen Mann (oder eine Frau) wollen, sie lassen uns Sex wollen, sie lassen uns in verschiedenen Stimmungen in die Welt blicken. Die *Pille* beeinflusst also all das, was unser Zyklus auch ganz natürlich tut: die Amplituden der Hormone, unser Befinden, unsere Libido, vermutlich sogar unsere Partnerwahl.

Im Hinblick auf Depressionen und Suizidalität gab es Anfang 2019 einen sogenannten Rote-Hand-Brief zu hormonellen Kontrazeptiva – ein offizielles Warninstrument des Bundesinstitutes für Arzneimittel und Medizinprodukte (BfArM), das nur in wenigen und gut begründeten Einzelfällen zum Einsatz kommt. Bekannt ist, dass die *Pille* die DHEA-Produktion hemmt, also die Herstellung der Ausgangssubstanz für weitere wichtige Steroidhormone. Dieser Prozess ist möglicherweise ein Grund dafür, warum in den USA bereits Pillen mit DHEA-Zusatz und einer vermuteten antidepressiven Wirkung vertrieben werden.

Die Pille in jungen Jahren

Enorm viele Teenies nehmen die *Pille*, unter den 18-jährigen Mädchen waren es 2015 in Deutschland knapp 70 %. Sie wird also häufig genau dann verschrieben (sicher auch, weil sie bis zum 20. Lebensjahr von den Kassen erstattet wird), wenn der Zyklus sich in seiner jugendlichen Einspielphase befindet. Was das genau für Auswirkungen hat, ist weitgehend unbekannt, weil *die Pille* an jungen Mädchen nicht getestet werden durfte und darf. Es ist haarscharf am Rande der Legalität, wie etliche Pillenhersteller das Heilmittelwerbegesetz auslegen und im Rahmen von »lifestylig« aufgemachten »Informationsportalen« und Youtube-Channels mit Schminkinhalten fleißig am Image einer »Beautypille« schrauben, die noch schönere Haut und noch größere Brüste verspricht. Es ist bekannt, dass der initiale Start in die Verhütungsbiografie natürlich jahrelange Auswirkungen auf das Verhütungsverhalten hat. Deshalb geben sich diese Firmen bei dieser Zielgruppe auch besonders große Mühe.

Nach dem Absetzen der *Pille* dauert es – vor allem dann, wenn du sehr früh begonnen hast, sie zu nehmen – oft einige Zeit, bis dein Zyklus sich wieder eingespielt hat. Das ist vollkommen normal und ist natürlich von Frau zu Frau mal wieder sehr unterschiedlich. Die *Pille* hat monate- oder jahrelang erst einmal die Kommunikation zwischen deiner Hypophyse und deinen Eizellen unterbrochen. Deshalb gibt es zu Beginn manchmal zunächst verlängerte Zyklen ohne Eisprung, weil die Eireifung länger dauert. Oder die Lutealphase nach dem Eisprung fällt kürzer aus. Auch eine Phase ganz ohne Zyklus ist nach dem Absetzen der *Pille* nichts Besonderes. Hab ein bisschen Geduld – und hilf deinem Körper gern ein wenig beim → *Detoxen*.

Darüber hinaus »klaut« die *Pille* Nährstoffe. Die Blutserumkonzentration von Folsäure, Vitamin B2, B6 und B12, Selen, Zink und Magnesium sind bei langjährigen Pillenkonsumentinnen deutlich niedriger. Kümmere dich also gut um deine Leber, die alle Hormonreste abbauen soll. Substituiere die kritischen Nährstoffe und pflege → *deine Darmflora*.

DEINE LEBER

Deine Leber tut alles für dich. Sie stoffwechselt unermüdlich vor sich hin, gibt feindosiert gespeicherte Glukose und Nährstoffe in deinen Körper ab, zerhackt mit ihren Globulinen und Enzymen große Moleküle in kleine, sortiert Stoffe je nach Bedarf in die Blutbahn und in den Darm oder speichert sie. Auch im Hinblick auf die Themen rund um die Fruchtbarkeit ist die Leber wichtiger als vielleicht auf den ersten Blick gedacht, weil sie eben selbst kein Fortpflanzungsorgan ist, aber zahlreiche (hormon)regulierende Funktionen hat. Sie ist über den Glykogenspeicher und die Abgabe von Glukose indirekt mit dem Insulinstoffwechsel verbunden. Mit der Bildung des SHBG *(Sexualhormon-bindendes*

Globulin), ebenfalls ein insulinabhängiger Stoff, sorgt sie – bei Männern und Frauen – für die Regulation von Testosteron und Östrogen. Und natürlich ist eine gesunde Leber ganz grundsätzlich das zentrale Detoxorgan. Es ist also eine sehr gute Idee, wenn du gut zu ihr bist, sie pfleglich behandelst und sie in ihren Funktionen unterstützt. Gerade dann, wenn du lange die *Pille* genommen hast oder anderen der zuvor beschriebenen ungünstigen Umweltfaktoren ausgesetzt warst, kann die Leber sicher etwas mehr Zuwendung und Unterstützung gebrauchen:

- **Vermeide Alkohol** so weit wie möglich.
- **Iss Nahrungsmittel mit Bitterstoffen,** die die Leberfunktion unterstützen: Artischocken, Chicorée, Radicchio, Endiviensalat, Grapefruit oder Kräuter – ein Klassiker ist Löwenzahn –, je nach Saison.
- **Trinke spezielle Leber-Kräuterelixiere** oder -säfte aus Reformhaus oder Apotheke.
- **Mache Leberwickel.** Im Rahmen von Fastenkuren sind sie sehr beliebt, da sie mit ihrer feuchten Wärme die Leberfunktion unterstützen und anregen. Dazu legst du ein großes feuchtwarmes Tuch auf deinen Oberbauch, umwickelst dich mit einem trockenen Tuch und legst darauf eine leichtwarme Wärmflasche. Dann deckst du dich mit einer Wolldecke schön warm zu. Dieses »Paket« lässt du eine halbe bis dreiviertel Stunde wirken – danach noch etwas nachruhen.
- **Nimm Mariendistel.** Das Heilkraut für die Leber ist sehr hilfreich, wenn es eine konkrete Belastung oder eine lange Pilleneinnahme gab.

Detoxen

Dein Körper hat einen regen Stoffwechsel und sorgt grundsätzlich mit deinen sehr potenten Organen Leber und Niere dafür, dass er alles, was er sinnvollerweise loswerden sollte, auch loswird. Aber natürlich kannst du ihm, mit unterschiedlichen Maßnahmen, beim Abbau oder bei der Ausleitung helfen:

- **Alles, was deinen Stoffwechsel ankurbelt, hilft beim Detoxen:** Sport, Schwitzen, die Darmtätigkeit anregen.
- Damit gewisse Stoffe nicht diverse Male zwischen Leber und Darm hin- und herwandern, bevor sie den Körper verlassen können (der sogenannte *enterohepatische Kreislauf*), solltest du **ausreichend Ballaststoffe (viel Gemüse!) essen.** Du kannst auch gequollene Lein-, Chia- oder Flohsamen ergänzen und gezielt für eine gute → *Darmflora* sorgen.
- Im Rahmen einer zwei- bis dreiwöchigen Detox-Kur können **Giftstoffe im Magen-Darm-Trakt gebunden** werden. Das geschieht etwa mit Silicea, schwermetallfreiem Zeolith oder Kohle. Wichtig ist dabei: Der Körper kann nicht immer unterscheiden, ob er gute oder böse Stoffe bindet. Auch Vitalstoffe und wichtige Spurenelemente werden so aus deinem Darm herausgefischt. Es ist also zum Beispiel einigermaßen kontraproduktiv, über längere Zeit täglich einen hippen, vitaminreichen Kohle-Smoothie zu trinken.
- Auch **pflanzliche Quellstoffe helfen bei der Bindung von Substanzen:** Pektine zum Beispiel sind reichlich in Äpfeln vorhanden – das wusste schon Oma mit ihrem Apfel, den sie zur Oberflächenvergrößerung bei Durchfallerkrankungen gerieben verabreichte.
- **Weitere Nahrungsmittel mit einer ausgewiesenen Detoxwirkung** sind Zwiebeln und Lauchgewächse, vor allem Bärlauch und Knoblauch, aber auch Brokkoli- und Alfalfa-Sprossen. Sie enthalten Thiole. Das sind schwefelige Verbindungen, die sich an giftige Substanzen binden können, sodass diese ausgeschieden werden können.
- Eine **ausreichende Vitalstoffversorgung** ist beim Detoxen immer enorm wichtig. Eine wichtige Rolle spielen hier unter anderem Selen und Zink, aber auch die Antioxidantien Vitamin C, E und CoQ10.

Wenn es besondere und spezifische Anlässe gibt, über eine gezielte Ausleitung von Schadstoffen nachzudenken (zum Beispiel bei beruflicher Exposition, nach Amalgamsanierungen, bei jahrelanger Bleibelastung durch alte Wasserrohre etc.), rate ich dringend von einer Entgiftung auf eigene Faust, allein begleitet durch Informationen aus dem Internet, ab. Wenn wirklich relevante Mengen von Schadstoffen im Körper lagern, müssen diese nicht nur gut gelöst und mobilisiert, sondern auch gebunden und ausgeschieden werden. Dazu benötigt es Wissen, Untersuchungen und detaillierte Protokolle. Auch vermeintlich »natürliche« Detoxmittel wie Chlorella müssen kundig eingesetzt und vor allem ausreichend hoch dosiert werden. Die üblichen Löffelchen im Smoothie mobilisieren zwar, können die Giftstoffe aber möglicherweise nicht ausreichend binden.

Suche dir hierbei die Hilfe von einem Umweltmediziner, der sich mit diesen komplementären Methoden auskennt und sich mit dir gemeinsam auf die Suche nach einer gezielten Diagnostik machen kann – und diese auch durchführt.

EINE SCHWANGERSCHAFT VORBEREITEN

Die Mehrheit der Kinder wird vermutlich geboren, ohne dass ihre Eltern viel vorbereitenden Aufwand betreiben müssen. Bei Paaren, die schon länger eine Schwangerschaft sehnlich herbeiwünschen, Fehlgeburten erlebt oder bereits eine Risikoschwangerschaft – etwa mit einer Präeklampsie, einem Schwangerschaftsdiabetes, einer Frühgeburt – hinter sich haben, ist das etwas ganz anderes.

In den vorausgegangenen Kapiteln haben wir uns intensiv damit beschäftigt, welche ganz konkreten Faktoren du weglassen kannst und welche Dinge du zuführen solltest, um deine Zellbiologie anzukurbeln, deine Eizellen (und die Faktoren, die sie reifen lassen) aufzufrischen oder deine Spermien zu reparieren. Es ist also eine Menge, was du effektiv tun kannst! Die wichtigste biologische Tatsache, an die du immer wieder denken kannst, ist diese: Dein Körper will nichts mehr, als Leben weiterzugeben und sich zu vermehren. Und er wird dies tun, wenn du ihm das Türchen einen kleinen, entscheidenden Spalt öffnest.

Mit einigen Maßnahmen verbesserst du grundlegend die Startbedingungen für dein Baby. Viele der im Kapitel Ernährung und Vitalstoffe beschriebenen Nährstoffe sind besonders in den ersten Tagen einer Schwangerschaft wichtig. Zu einer Zeit also, in der du üblicherweise noch gar nicht weißt, dass du schwanger bist. Umso wichtiger mögen daher die vorbereitenden Maßnahmen sein. Und nicht umsonst spricht man – analog zu den drei Trimestern einer Schwangerschaft – von → Premester, wenn man die drei Monate vor einer Empfängnis meint.

Rituale

In vielen Kulturen gibt es Rituale für Lebensübergänge. Der Eintritt in die Kinderwunschphase ist so ein Übergang. Viele dieser Rituale beziehen sich darauf, Ballast abzuwerfen, den Körper und die Seele aufzuräumen, zu reinigen und vorzubereiten.

Meistens geht es dabei um andere Ebenen der Vorbereitung, die vielleicht etwas weniger fassbar sind und eher deine spirituellen oder feinstofflicheren Wurzeln berühren.

Eine moderne Interpretation der körperlichen Reinigung ist das im vorhergehenden Kapitel beschriebene »Detoxen«. Letztlich geht man dabei von der Annahme aus, der Körper sei oder beinhalte etwas Unreines, Schmutziges oder gar »Giftiges«. Man spricht von »Schlacken«, die es loszuwerden gelte und – dazu bräuchte es ein besonderes Tun. Auch in vielen Religionen finden wir solche Vorstellungen, mit dieser nicht immer nur lebensbejahender Botschaft. Diesseits dessen fühlt es sich aber auch einfach gut an, das Feng-Shui deines Körpers ein wenig aufzuräumen.

Nest-Tees

Die Idee hinter den Nest-Tees ist das Ausleiten von möglichen Schwangerschaftsstörfeldern. Das können Medikamente (nach Absetzen der *Pille*, der Hormonspirale oder nach einer Antibiotika-behandlung), Umweltgifte oder auch überstandene eigene Erkrankungen, Schwangerschaften und Geburten sein.

Frauenmantel, Brennnessel, Zitronenmelisse, Lemongras, Gundelrebe, Storchenschnabel, Johanniskraut, Taubnesselkraut und -blüten, Stiefmütterchenkraut, alle Zutaten in Bio-Qualität.

Teemischung: **Happy Nest** (into life)
Nest-Tees haben eine gewisse ausleitende Detoxwirkung. Sie sollen das »Nest«, deine Gebärmutterschleimhaut, vorbereiten und sie aufnahmefähig für eine Schwangerschaft machen. Stiefmütterchenkraut hat eine innerlich und äußerlich reinigende, regenerierende Wirkung auf alle Häute und Schleimhäute. Gundelrebe hilft bei allen Zuständen von Erneuerung. Und Brennnessel ist eine der wichtigsten Erneuerungs- oder Entgiftungs-pflanzen schlechthin.

Anwendung: *2 TL Kräuter pro Tasse mit kochendem Wasser übergießen und 10 Minuten ziehen lassen. 2 Tassen täglich trinken.*

Wenn du schwanger geworden bist, kannst du aufhören, diesen Tee zu trinken. Er wird deiner Schwangerschaft ganz sicher nicht schaden, jetzt aber geht es nicht mehr um Ausleitung. Wenn du weiterhin einen Tee trinken möchtest, kann das in der frühen Schwangerschaft purer Frauenmanteltee sein oder natürlich auch ein leckerer Schwangerschaftstee.

SCHLAF

Der Wechsel aus Wachen und Schlafen ist der zentrale Rhythmus in unserem Leben – für unseren Körper und für unsere Seele. Die Chronobiologie beschreibt das, was in unserem Körper während einer Umrundung der Erde um die Sonne, also innerhalb von 24 Stunden, geschieht. 2017 wurde für grundlegende Erkenntnisse zur Wirkung des Tag-Nacht-Rhythmus auf menschliche Zellen der Nobelpreis für Medizin/Physiologie vergeben.

Schlaf beeinflusst unzählige Vorgänge im Körper. Kaum ein »Entzug« von irgendetwas anderem führt so schnell zu Wahnsinn und letztlich zum Tod wie der Entzug von Schlaf. Im Schlaf verarbeiten und sortieren wir unsere Erlebnisse des Tages und die dazugehörigen Gefühle. Da auch in dieser Hinsicht in deinem Leben gerade eine ganze Menge passiert, ist ein tiefer, gesunder und erholsamer Schlaf wichtig.

Unsere Schlafenszeiten sind heutzutage im Wesentlichen von unseren Erwerbsarbeitszeiten vorgegeben, die einigermaßen willkürlich sind und eben für die meisten von uns am frühen Morgen beginnen. Als dynamisch gilt, wer früh aufsteht und die Ärmel hochkrempelt. Entwicklungsgeschichtlich gesehen schlafen wir erst seit dem Zeitalter der Industrialisierung so wie heute, nämlich typischerweise mit nur einer Schlaf- und nur einer Wachphase innerhalb von 24 Stunden. Elektrisches Licht hat unser Leben maßgeblich verändert, auch bezogen auf den Schlaf.

Vor der industrialisierten Zeit gab es vermutlich einen Biorhythmus mit zwei kürzeren Schlafphasen in der insgesamt längeren Nacht. Man ging früh ins Bett und wachte in den sehr frühen Morgenstunden wieder auf. Dann schaute man nach dem Feuer, den Kindern und den Tieren, setzte vielleicht einen Brotteig an, hatte Sex. Die Romantiker schrieben einen Brief, die Frommen beteten – und kam die Müdigkeit zurück, legte man sich noch mal für ein paar Stunden hin. Zusammen mit unseren Frühaufsteher- oder Langschläfergenen ergab das innerhalb einer Lebensgemeinschaft den evolutionsbiologischen Vorteil, dass immer irgendjemand innerhalb der Sippe Wache halten konnte. Nahe an dieser ursprünglichen Schlafbiologie sind übrigens kleine Kinder, schwangere Frauen und alte Menschen, deren Schlafrhythmus sich wieder dieser ursprünglichen Form annähert.

In unserer modernen Welt ist der Schlaf für viele von uns insgesamt zu kurz und qualitativ zu schlecht. Der durchschnittliche Arbeitnehmer schläft eher sechs bis sieben Stunden pro Nacht (Schichtarbeiter noch weniger) als die gemeinhin für gesund gehaltenen sieben bis acht Stunden. Wir arbeiten zu viel und gehen zu spät ins Bett. Das, was noch nie so richtig entspannend war, nämlich Fernsehen, wird heute für dein Gehirn noch einmal mehr zu Leistungssport und Synapsenalarm wegen der inzwischen üblichen Benutzung des *Second Screen*, des Mobiltelefons. Niemand sitzt heute mehr tatenlos auf dem Sofa. Während wir gucken, gibt's noch nebenher ein paar kurze WhatsApps, einen Faktencheck auf Wikipedia, eine schnelle Recherche zu der Frage, wo denn diese Schauspielerin noch mitgespielt hat und natürlich Nachschauen, wer was auf irgendeinem der Social-Media-Kanäle kommentiert und geliked hat. Über diesem Verhalten stumpfen nicht nur deine Konzentrationsfähigkeit und deine Aufmerksamkeitsspanne aufgrund der überstrapazierten Dopaminrezeptoren dauerhaft ab, sondern auch deine Schlafqualität verschlechtert sich messbar.

Der Einfluss von blauem Licht über Bildschirme, also über deinen Computer, dein Smartphone oder deinen E-Reader, führt bekanntermaßen nicht nur zu längeren Einschlafzeiten (und damit zu kürzerem Gesamtschlaf), sondern auch zu einer messbaren Senkung des Melatoninspiegels, also des Spiegels des zentralen Schlafhormons.

Wenn wir endlich im Bett liegen und uns zu entspannen versuchen, poppen dann die Dinge auf, die wir im Laufe des Tages verschoben, verdrängt oder unter dem Berg anderer wichtiger Dinge vergessen haben. Weil der Serotoninspiegel nachts am niedrigsten ist, ist es auch die beste Zeit, um sich ungestört Sorgen zu machen und sich allen Ängsten ohne Schutz und das dicke Fell des Tages hinzugeben. Also grübeln wir noch eine Weile herum, bis wir dann endlich – mal wieder zu spät – in den Schlaf finden.

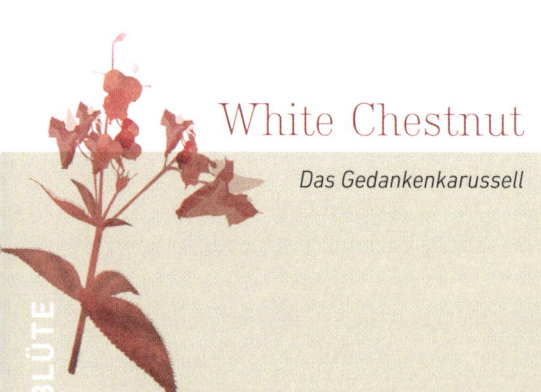

White Chestnut

Das Gedankenkarussell

Deine Gedanken drehen sich unaufhörlich im Kreis, du machst dir Sorgen und brütest vor dich hin. Nachts liegst du grübelnd wach und bewegst dich in ewig gleichen Angstspiralen, gleichst IVF-Szenarien ab und durchdenkst alle Optionen von Eizellspenden bis Adoption und der Alternative eines fröhlichen kinderlosen Lebens – und findest nicht in den Schlaf. Du bist eine clevere Frau, und im Denken bist du zu Hause – und im Moment findest du keinen Ausweg aus diesem Karussell. Wie in einem inneren Selbstgespräch, in dem du die Stopp-Taste nicht findest. Du fühlst dich ruhelos und sehnst dich nach einem Moment innerer Stille.

Typische Zitate im White-Chestnut-Zustand:
»Was ist, wenn es nie klappt? Wie geht unser Leben dann weiter?«
»All diese Gedanken habe ich schon tausend Mal gedacht.«
»Wenn es nur einmal so ganz still wäre!«

Dein Kraftsatz:

»In der Stille hinter den Gedanken komme ich zur Ruhe.«

Anwendung: *Nimm 3-mal täglich einen Pipettenspritzer unter die Zunge und lasse die Blüte oder die Bachblütenmischung im Mund zergehen. Bei akuten Ereignissen (Angst, Schock, körperlichen Akutsituationen) auch öfter: Du kannst alle zehn Minuten einige Tropfen unter die Zunge geben.*

Melatonin

Auch im Schlaf zeigt sich, wie eng ganz unterschiedliche hormonelle Systeme miteinander interagieren. Im Dunkeln schütten wir Melatonin, das klassische Schlafhormon, aus, Cortisol, unser Aktivierungs- und Stresshormon, dagegen so gut wie gar nicht. Melatonin wirkt maßgeblich auf Zellteilungsprozesse, regenerierend und heilend. Und es ist eng mit der ganzen Kaskade deiner Fortpflanzungshormone verbunden. Viele Säugetiere sind – anders als der Mensch – saisonal fruchtbar und bekommen im Frühjahr ihre Babys. Sie werden also im Winter schwanger, in der lichtarmen und melatoninreichen Zeit. Auch im Hinblick auf den Zeitpunkt der Geburt kann man Zusammenhänge mit der Chronobiologie und dem Melatonin erkennen. Tagaktive Säugetiere, wie wir Menschen es sind, gebären häufiger in der melatoninreichen Nacht. Zudem sind Nachtgeburten im statistischen Durchschnitt die einfachsten, also diejenigen mit den wenigsten medizinischen Interventionen – auch dann, wenn man die geplanten Kaiserschnitte und Geburtseinleitungen, die natürlich am Tage stattfinden, herausrechnet. Wunden von Unfällen und Verletzungen hingegen heilen signifikant besser, wenn sie tagsüber entstanden sind, zu Zeiten, in denen das Cortisol regiert.

Melatonin beeinflusst darüber hinaus weitere Rhythmen in deinem Körper. Seit einiger Zeit ist bekannt, dass es eine zyklusregulierende Wirkung hat. Vor allem Frauen mit einem → PCOS scheinen davon zu profitieren, wie eine Arbeit aus dem Jahr 2018 zeigt.

Der Höhepunkt der Melatoninausschüttung liegt zwischen 22 und 2 Uhr. Deshalb ist ein früher Schlaf, der vor Mitternacht beginnt, besonders erholsam.

Melatonin als Medikament

Ergänzend zur natürlichen Ausschüttung in deinem Körper kann Melatonin – wie viele andere Hormone auch – ebenfalls als Medikament verabreicht werden. Melatonin scheint die Eizellenreifung zu unterstützen, eine Gabe in höherer mg-Menge kann sich aber wiederum negativ auf deinen Zyklusrhythmus auswirken. Deshalb wird Melatonin seit einigen Jahren in den USA experimentell vor allem bei der assistierten Befruchtung (IVF) eingesetzt, nicht aber bei Frauen, die spontan empfangen möchten.

In den USA wird Melatonin (meist 2–3 mg pro Dosis) im Supermarkt als Lutschbonbons für besseren Schlaf, etwa gegen Jetlag, verkauft. In Deutschland sind Einzeldosen bis 1 mg/Dosis freiverkäuflich erhältlich. Eine Einnahme auf eigene Faust empfehle ich dir ausdrücklich nicht. Wenn es eine Indikation gibt, sprich aber mit deiner Kinderwunschärztin darüber.

Viel wichtiger ist, dass du deine körpereigene Melatoninausschüttung gut pflegst – sprich: ausreichend schläfst.

Gut schlafen

- **Gehe früh ins Bett.** Der Schlaf vor Mitternacht ist tatsächlich der erholsamste. Und da der Schlaf am Morgen üblicherweise mit dem Weckerklingeln beendet wird, musst du ausreichend früh mit dem Schlafen beginnen. Gehe konsequent zwei- bis dreimal in der Woche spätestens um 22 Uhr ins Bett.

- **Schalte grundsätzlich dein Handy auf Flugmodus** – spätestens ein bis zwei Stunden vor deiner Schlafenszeit. Das ist für viele Menschen der schwierigste Teil einer neuen Schlafkultur. Es kann sein, dass du es mit Entzugssymptomen zu tun bekommst, die dich vor diesem Schritt zunächst einmal zurückschrecken lassen.

- **Installiere einen Blue-Light-Filter** auf allen Geräten oder aktiviere den Night-Shift-Modus auf Apple-Geräten, spätestens ab 21 Uhr.

- **Schaue dich auf spotify oder im App-Store nach Einschlafmusik,** -meditationen oder -podcasts um, falls du so etwas magst. (Diese kann man auch im Flugmodus benutzen.)

- **Schaffe eine optimale Schlafumgebung.** Diese ist bekanntermaßen dunkel, frisch gelüftet und reizabgeschirmt. Denke über eine Schlafbrille oder Ohrenstöpsel nach, wenn das nicht so einfach umsetzbar ist.

- **Mache das Schlafzimmer zu einer Ruheoase,** die auch das ist, was du für deinen Geist brauchst, um gut in den Schlaf zu finden: aufgeräumt. Mit schönem Licht und ohne herumstehende Wäscheständer. Für das Umsetzen neuer Gewohnheiten hilft manchmal auch eine symbolhafte neue Tagesdecke.

- **Treibe Sport am Abend.** Er hilft einigen Menschen beim Runterkommen und später beim Einschlafen. Ein weiterer Vorteil: Es ist schön leer im Gym nach 21 Uhr.
- **Auch andere Rituale können helfen:** Eine Tasse Kräutertee, eine warme Milch mit Honig, Tagebuch oder Journal schreiben, eine Meditation. Etabliere etwas Tägliches, das dir als Tagesabschluss guttut.
- **Gerade in der dunklen Jahreszeit hilft ein Lichtwecker,** um deinen Schlaf- und Wachhormonen eine gute Koordination zu erleichtern. Viele Menschen werden dann besser wach (und können ihre morgendliche Kaffeedosis möglicherweise spürbar senken).

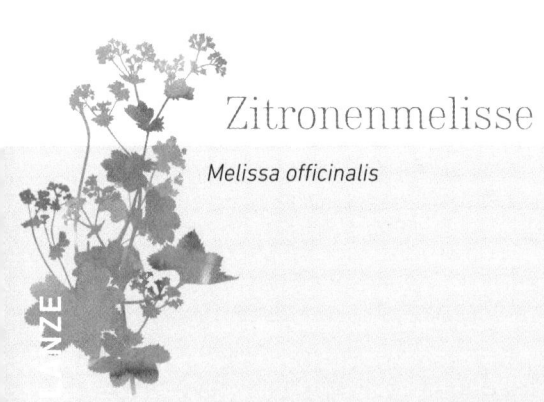

Zitronenmelisse

Melissa officinalis

Melisse ist eine wohlriechende Pflanze mit frisch-krautigem, zitronigem Duft. Sie wirkt ausgleichend gegen alle Formen innerlicher Spannung und Überlastung, wie ein weicher Filter, der sich schützend über das Zuviel des geschäftigen Lebens legt. Er gleicht Empfindlichkeiten gegen das »raue Leben da draußen« aus. Gleichzeitig fördert Melisse die Sensitivität für intuitives Spüren und Handeln, sie stärkt die Herz-Intelligenz und führt dich zu den Dingen, die gerade wirklich wichtig sind.

Zitronenmelisse, Lindenblüten, Orangenblüten, Rosenblüten, Johanniskraut, Lemongras, Lavendelblüten, alle Zutaten in Bio-Qualität.

Teemischung: Neun Monde *(into life)*
Ob nun Alltagsstress, viele Sorgen oder nächtliche Schlaflosigkeit: Diese besänftigende Teemischung hilft beim Abschalten und Entspannen und wirkt ausgleichend bei besonderen Belastungen. Auch während unruhiger Tage mit viel Wirbel im Innen und Außen ist *Neun Monde* genau richtig. Orangenblüten, Zitronenmelisse, Rose und Lavendel schenken Entspannung und Gelassenheit, Zuversicht, Ruhe in den Gedanken und in der Nacht.

Anwendung: *2 TL Kräuter pro Tasse mit kochendem Wasser übergießen und 10 Minuten ziehen lassen. Abends oder bei Bedarf eine Tasse trinken.*

KAFFEE

Kaffee ist in mehrerlei Hinsicht tatsächlich besser und gesünder als sein Ruf. Neuere Studien bescheinigen moderaten Kaffeetrinkern – damit sind meist um die drei Tassen Kaffee pro Tag gemeint – durchschnittlich eine bessere Gesundheit (in Bezug auf die großen Themen Herz-Kreislauf, Diabetes, Krebs) und eine niedrigere Sterberate im langfristigen Studienzeitraum als den Nicht-Kaffeetrinkern.

Kaffee wirkt auf die unterschiedlichen Organsysteme stimulierend und stoffwechselanregend, antidiabetisch und vermutlich sogar antikanzerogen. Wenn du die Säuren im Magen gut verträgst, wirkt Kaffee durch das Koffein, die Säuren, Gerb- und Bitterstoffe stimulierend auf die Darmperistaltik. Auch die Sekretion von Gallenflüssigkeit wird angeregt. Beides unterstützt den Verdauungsprozess. Die Melanoidine, komplexe hochmolekulare Substanzen, die dem Kaffee seine Farbe geben, entfalten im Darm ihre positive Wirkung und tragen so vermutlich zur Darmgesundheit bei. Ebenso sind im Kaffee viele → *Antioxidantien* enthalten, von deren zellschützenden Wirkung hier schon mehrfach die Rede war.

Blass und krank macht Kaffee dich also tatsächlich nicht. Was aber sicher stimmt: Er schwächt die Nerven, natürlich je nach Dosis und je nach Empfindsamkeit, die unter anderem auch genetisch bedingt ist.

Koffein, der bekannteste Wirkbestandteil des Kaffees, hat einen direkten Einfluss auf deine Neurotransmitteraktivität. Kaffee ist somit eine psychoaktive Droge, deshalb trinkt man ihn ja. Koffein überwindet deine Blut-Hirn-Schranke innerhalb weniger Minuten und wirkt im Gehirn auf das zentrale Nervensystem. Dort findet es reichlich Andockstellen an den Adenosinrezeptoren, da Koffein der chemischen Struktur des Adenosins ähnelt. Adenosin hemmt die Reizübertragung der Nervenzellen und signalisiert dem Körper Müdigkeit. Wenn stattdessen Koffein dort andockt, werden dadurch unter anderem Adrenalin und Noradrenalin ausgeschüttet, und der Kaffee kann seine stimulierende Wirkung voll entfalten: Er hebt die Stimmung, erhöht die Aufmerksamkeit und die Konzentration und steigert kurzfristig die geistige Leistungsfähigkeit – Notstromaggregat Kaffee.

Rezeptoren gewöhnen sich an gewisse Level des passenden Stoffes – und adaptieren. Das bedeutet, dass deine individuellen »zwei Tassen Kaffee am Tag« relativ schnell nicht mehr die Wirkung haben, die sie bei jungfräulichen Rezeptoren hätten oder einstmals hatten. Das heißt, dass Kaffee in dieser Dosis eben irgendwann nicht mehr so »kickt«. Um das zu vermeiden, könnte man zum Beispiel an zwei Tagen in der Woche auf Kaffee verzichten. Wenn man denn wollte.

Kaffee im Zusammenhang mit Stress und Schlaf

Sobald die stimulierende Wirkung von Kaffee aber auf eine sowieso schon angespannte Stressachse trifft, kann das System aus den Fugen geraten. Wenn du Kaffee chronisch zur Müdigkeitsbekämpfung trinkst, weil du zu wenig schläfst und nicht versuchst, auf anderen Wegen deine innere Balance wiederherzustellen, sei es etwa durch regelmäßige Meditation oder Sport, gerät dein Adrenalin-Cortisol-System möglicherweise zusätzlich ins Schlingern. Kaffee senkt die Stresstoleranz deutlich. Und wenn du ohnehin schon mit hoher Schlagzahl unterwegs bist, ist es nur ein kleiner Schritt vom fokussierten Arbeiten zur inneren Anspannung und weiter zu unangenehmen Unruhezuständen, Herzklopfen, Reizbarkeit oder diffusen Angstzuständen.

Wenn du also Probleme mit Themen hast, die Symptome wie innere Unruhe, diffuse Ängste, Schlaflosigkeit, *Restless Legs* (zappelnde Beine) und Ruhelosigkeit mit sich bringen, solltest du deinen Kaffeekonsum überdenken. Es kann beispielsweise schon eine gute Idee sein, Kaffee nicht genau dann zu trinken, wenn dein Cortisolspiegel sowieso gerade hoch ist. Also nicht gleich als erstes am frühen Morgen, um nicht zusätzlich Öl ins Feuer deines Stresssystems zu gießen, lieber erst am späteren Vormittag. *Chronopharmakologie* nennt man das, wenn man Stoffe zu biologisch sinnvollen Tageszeiten zuführt. Kaffee nicht kurz vor dem Schlafen zu trinken, ist eine weitere und allgemein bekannte sinnvolle Idee.

Koffein verzögert das Einschlafen und verringert durch die neurotransmitterartige Wirkung und die Rezeptorenbesetzung die Schlafdauer. Aber dieser Effekt auf den Schlaf ist individuell sehr unterschiedlich. Gewöhnung spielt eine Rolle, aber auch eine genetisch bedingte Variante des Adenosinrezeptors.

Auch das Enzymsystem der Leber, in der Koffein abgebaut wird, arbeitet genetisch bedingt unterschiedlich schnell. Wenn du zu denen gehörst, die Koffein rascher abbauen, macht dir die Wirkung von Kaffee weniger aus als Menschen mit eher langsamen Enzymen. Es ist – wie immer – von Mensch zu Mensch verschieden.

Kaffee und Schwangerschaft

Seit meinem persönlichen Hebammengedenken wird auch um den Kaffeekonsum in der Schwangerschaft gestritten: Wie viel davon ist o. k.? Oder sollte man am besten vorsichtshalber ganz darauf verzichten? Aktuelle Arbeiten zeigen, dass es vermutlich im perikonzeptionellen Zeitraum, also im Zeitraum rund um die Empfängnis, sinnvoll ist, den Kaffeekonsum auf ein bis zwei Tassen (also unter 150 mg Koffein – das ist die Menge eines doppelten Espresso) pro Tag zu reduzieren. Möglicherweise steigt bei einem Konsum darüber das Fehlgeburtsrisiko leicht an, aber eher nicht in einem statistisch signifikanten Bereich. Gegen den einen »Genusskaffee« pro Tag ist demnach sicherlich nichts einzuwenden. Viel mehr würde ich aber nicht empfehlen.

STRESS

Unser modernes Leben ist anstrengend. Natürlich ist es unangemessen larmoyant und zivilisationsverweichlicht, sich über die heutigen Lebensbedingungen allzu sehr zu beschweren. Schließlich hat dein Urgroßvater noch in einem Bergwerk geschuftet, bevor er in den Krieg ziehen musste. Derweil hat deine Urgroßmutter sieben Kinder aufgezogen, von denen nur fünf ihre Kleinkindzeit überlebten. Und alles das ohne Waschmaschine mit Schonschleuderpogramm, ohne Weizengrassmoothies und Smart Home.

Ohne irgendetwas aus den früheren Zeiten, mit denen sicher heute niemand mehr tauschen möchte, romantisieren zu wollen: Unsere heutige Zeit hat nicht unbedingt mehr, aber andere Belastungen parat, als es damals der Fall war.

Ein ganz wesentlicher Unterschied ist die heutige Form des Stresses, der eher subtil und ständig wirkt und nicht akut und potenziell Existenz bedrohend ist wie damals. Die Evolution ist langsam. Unsere Hormone kommunizieren in mancherlei Hinsicht noch immer so mit uns, als seien wir im Neandertal: Auf Stress folgt also eine Ganzkörperreaktion. Wir sind bereit zum Kampf. Nur ist es heute nicht mehr der Säbelzahntiger, sondern eine mehr oder weniger subtil mitlaufende Form von Daueranspannung: Sieben Kanäle piepsen, klingeln, schieben uns Pop-Ups vor die Nase, drängeln sich nach vorn, um unsere Aufmerksamkeit zu erreichen – alles gleichzeitig, in permanenter Eile und im Multitasking. Unsere Müdigkeit begießen wir mit Kaffee und am Abend mit einem Gläschen Wein. Schauen wir uns biochemisch einmal an, was in unserem Körper geschieht, wenn wir so unter Dauerfeuer stehen und was das mit unserer Fruchtbarkeit zu tun hat.

Cortisol und Adrenalin

Wenn dein Körper die Stressachse an Hormonen aktiviert, so hat das zunächst so wie schon zu Beginn der menschlichen Entwicklung einen wichtigen Zweck. Stress im evolutionsbiologischen Sinne aktiviert zunächst Adrenalin. Deine Herzfrequenz, dein Blutdruck, die Durchblutung der Skelettmuskulatur steigt. Deine Pupillen und dein Gesichtsfeld weiten sich. Du bist alarmiert und hellwach, kannst also besonders gut kämpfen oder abhauen. Diese Form der körperlichen Reaktion auf Stress, also Wegrennen oder Kämpfen – die Bewegung, das Ventil – fehlt uns heute nahezu komplett. Ein Grund dafür, warum der moderne Mensch vermutlich deutlich weniger stressresistent ist als früher. Wir werden das Adrenalin schlicht nicht so gut wieder los.

Der hohe Adrenalinpegel aktiviert als nächstes Cortisol. Cortisol hat eine deutliche Biorhythmik. Es wird nicht konstant über den Tag verteilt, sondern am frühen Morgen mit einem klassischen Peak zwischen 5 und 7 Uhr ausgeschüttet. Es weckt sozusagen unsere Tagesaktivität. Der Körper bildet es täglich und auf Vorrat, um gegen stressige Situationen gut gewappnet zu sein. Cortisol hat eine langsamere Verlaufsform im Körper, Adrenalin eine schnelle. Sehr vereinfacht gesagt ist das Adrenalin das akute, das Cortisol das chronische Stresshormon.

Wenn wir nun sehr häufig Adrenalinsituationen erleben, ohne sie körperlich abzureagieren, produziert der Körper allmählich mehr und mehr Cortisol. Ein gestresster Mensch hat also einen insgesamt erhöhten Cortisolspiegel. Ein chronisch hohes Cortisol wiederum hat unterschiedliche Auswirkungen: Zum einen steigt der Insulinspiegel, was sich auf unterschiedliche Aspekte von Gesundheit im Allgemeinen und Fortpflanzung im Speziellen negativ auswirkt. Es begünstigt nämlich die Entstehung einer → *Insulinresistenz*.

Zum anderen wird Cortisol an seinem Bildungsort, der Nebenniere, besonders bevorzugt behandelt. Es konkurriert dort mit anderen Steroidhormonen. Ebenfalls in der Nebenniere werden nämlich Pregnenolon (aus dem wiederum Progesteron gebaut wird) und DHEA, aus dem Testosteron und Östrogen gebildet werden, hergestellt.

Dein Körper setzt damit wichtige, evolutionsbiologische Prioritäten: Eltern unter Stress (d.h. etwa auf der Flucht und/oder Hunger und Kälte ausgesetzt) Kinder kriegen lassen? Lieber nicht. Die Fortpflanzungshormone sind in solchen Situationen weniger wichtig als das akute Überleben. Frauen kriegen also PMS, einen unregelmäßigen Zyklus und werden durch den Progesteronmangel kratzbürstig, Männer werden müde und beiden fehlt es an Libido.

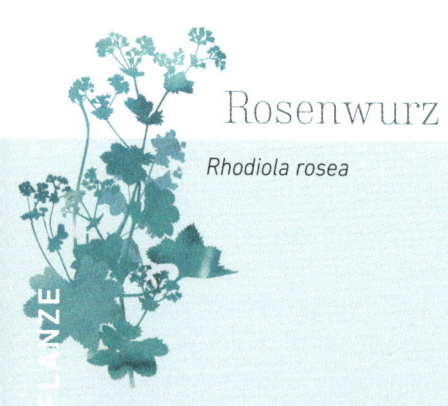

Rosenwurz

Rhodiola rosea

Der sibirische Rosenwurz *(Rhodiola rosea)* gedeiht unter zutiefst unwirtlichen Bedingungen in Sibirien, Skandinavien und Nordamerika. Er wächst in Felsspalten und trotzt dort aller Unbill von Wind, Kälte, Schnee und Dunkelheit. Übertragen auf unser Menschenleben zeigt dies ganz treffend, wo uns Rosenwurz ein Geschenk sein kann. Rhodiola gilt als eines der wenigen *Adaptogene* – so nennt man jene Heilpflanzen, die die Folgen eines dauerhaft erhöhten Stresslevels lindern können. Rhodiola erhöht die Widerstandskraft gegen ganz unterschiedliche Stressfaktoren, und zwar auf psychisch-emotionaler Ebene, aber auch körperlich: Es wirkt antioxidativ, botenstoffregulierend und erhöht die Energiebereitstellung in den Zellen. Vor allem bei psychischen Erkrankungsbildern durch chronischen Stress *(Burn-out)* hat es sich als wirksame Unterstützung in der Heilungsphase bewährt.

Anwendung: *Als heilkräftig verwendet werden die Wurzeln und das Rhizom der Pflanze. Sie sind als Extrakt, meist in Kapselform, erhältlich. Als sinnvolle Tagesdosis gelten 300–400 mg. Die Einnahme in der Schwangerschaft und Stillzeit ist wie so oft nicht gut untersucht, deshalb wird in diesen Zeiten davon abgeraten.*

Nebennierenschwäche – Adrenal Fatigue

Wenn ein Mensch dauerhaft in dieser Stressschleife gefangen ist, erschöpft sich nach und nach die Nebenniere und reguliert als erstes die DHEA-Bildung nach unten. Irgendwann bricht das System komplett zusammen, und auch die Cortisolbildung kann nicht mehr aufrechterhalten werden. Ein Mensch mit dieser Nebennierensituation rutscht damit ins Vollbild eines Burn-out-Syndroms: Der Stecker wird gezogen. Diese Menschen kommen nicht mehr aus dem Bett, jeder Infekt haut sie um, sie werden schwer depressiv – und subfertil. Glücklicherweise ist eine Nebennierenschwäche reversibel, aber es dauert ungefähr ein bis zwei Jahre, bis man sich komplett wieder erholt hat, sehr oft bei monatelanger Arbeitsunfähigkeit. Das, was der Körper jahrelang kompensieren musste, ist eben nicht mit einem ausgedehnten Urlaub, ein bisschen Seelebaumeln-Lassen und dem Einwerfen von ein paar Vitaminpillen schnell wieder hinzubiegen.

Dein Pensum – never not working?

Es ist also wichtig, dass du verstehst, dass Stress ein ganz relevanter Fruchtbarkeitsfaktor ist und dass es hier nicht um Kalendersprüche geht. Wenn du so weitermachst, ist das nicht gut. Du hältst das nicht gesund durch, keiner von uns hält das gesund durch. Es hat auch nichts mit »Einstellung«, mit »Disziplin« oder sonstigen vermeintlichen »preußischen Tugenden« zu tun, sondern mit purer Körperbiochemie. Es wird dich weiter begleiten, gerade während der »Rushhour des Lebens«, also in den Jahren, in denen wir beruflich erfolgreich sind und gleichzeitig das ganze »Familiending« in diese Zeit stopfen wollen.

Unser modernes Leben ist prall gefüllt. Wenn wir Millennials Kinder kriegen, bekommen wir es auch damit zu tun, dass in dieser Fülle irgend etwas ein Stückchen zur Seite rücken muss, um etwas Anderes, Neues, Großes in seiner Mitte willkommen zu heißen. Nur heißt das eben oft: Wo vorher schon 100 % waren, kommt jetzt noch etwas dazu.

Spätestens wenn dein Baby erst mal da ist, wirst du diesen Spagat spüren. Und merken: Irgendwo ist da ein Haken an dem Vereinbarungsding.

Es geht so nicht: Zwei Vollzeithamster im Rad als Eltern und ein Baby, das ihr liebevoll aufziehen wollt.

Wir sind unser Leben lang darauf trainiert, so lange es irgendwie geht, auf diesem hohen Level weiterzumachen. Und von außen sieht es leicht so aus, als würden alle anderen »das ja auch hinkriegen«. Aber: Noch nicht mal auf Instagram stimmt das. Denke frühzeitig darüber nach. Reduziere deine Arbeitszeit. Trefft zusammen als Paar Vereinbarungen darüber, wie das alles funktionieren kann. Es startet genau jetzt.

Mut zur Veränderung

Die Momentaufnahme ist: Du wirst im Moment nicht schwanger. Und das ist ein Signal deines Körpers, dass du vermutlich an deinen Lebensumständen etwas ändern solltest. Wenn alles gut wäre in deinem Körper, würdest Du jetzt ein Baby in deinem Arm halten.

Es ist sehr gut möglich, dass es nicht »den einen Faktor« gibt, an dem es hakt. Ob es für dich persönlich wichtiger ist, Junkfood wegzulassen und dir als Kantinenalternative *irgendetwas* zu überlegen, 5 kg abzunehmen, mehr Sport zu treiben (oder weniger), doch wieder Fleisch zu essen oder weniger zu arbeiten, weiß niemand – ich schon mal gar nicht. Und warum deine Nachbarin trotzdem ein Kind nach dem anderen bekommt, obwohl sie offenbar nichts von diesen bevormundenden Regeln befolgt, weiß auch kein Mensch. Aber du bist nicht sie.

Die Dinge, über die ich hier schreibe, sind keine »weichen Faktoren«, sondern – biologisch betrachtet – sehr zentrale, die unsere gesamte Körperchemie steuern: Ernährung, Bewegung, Erholung, Schlaf. All diese schlauen Lebensregeln haben eines gemeinsam: Wir wissen alle, dass da etwas dran ist, fühlen uns persönlich aber irgendwie doch nicht gemeint. Es ist ja auch sehr gemütlich in unserer Komfortzone.

Das, was dann im ersten Moment geschieht, ist erstmal Abwehr. Wenn du nur ein kleines bisschen so gestrickt bist wie ich, fühlst du dich angegriffen und in den Grundfesten deines Lebens infrage gestellt oder bewertet. Es ist eine sehr gesunde Reaktion, darauf zunächst mit innerlich verschränkten Armen zu reagieren. Dann klappe halt das Buch erst mal zu und halte das alles für übertrieben. Und untersuche etwas später, nach und nach, einzelne Punkte davon.

Die Herzöffnerblüte

Holly ist die Blüte für intensive Gefühle, die auf der Attraktivitätsskala eher weiter unten eingeordnet sind: Wut, Aggression, Bitterkeit und Neid. Und es ist überhaupt kein Wunder, dass du dich so fühlst. Gestern hat die blöde Kuh aus der Buchhaltung verkündet, dass sie schwanger ist. »Ging ganz schnell, war eigentlich erst für nächstes Jahr geplant, aber upsi ...« Und alle flippen natürlich aus – super. Du erkennst dich selbst kaum wieder und fühlst dich grässlich. Deine frühere feine Ironie, dein gelassener Witz ist beißendem Zynismus gewichen. Rettet dich das? Nein. Aber irgendwie kannst du gar nicht mehr anders. So viel Frust und so viel ekliger Zuckerguss auf dem Leben anderer Menschen da draußen, kann man ja auch nicht aushalten. Sollst du dich noch mitfreuen oder was? Aber eigentlich würdest du das so gern.

Typische Zitate im Holly-Zustand:

»Wenn ich noch eine glückliche Mutter sehe, muss ich kotzen!«
»Müssen die alle ihre nervigen brüllenden Babys ins Café mitschleppen?«
»Na toll, mein Mann geht feiern und ich sitze hier rum und heule.«

Dein Kraftsatz:

»Ich bin traurig und darf das manchmal einfach alles scheiße finden. Darunter entdecke ich mein weiches Herz.«

Anwendung: *Nimm 3-mal täglich einen Pipettenspritzer unter die Zunge und lasse die Blüte oder die Bachblütenmischung im Mund zergehen. Bei akuten Ereignissen (Angst, Schock, körperlichen Akutsituationen) auch öfter: Du kannst alle zehn Minuten einige Tropfen unter die Zunge geben.*

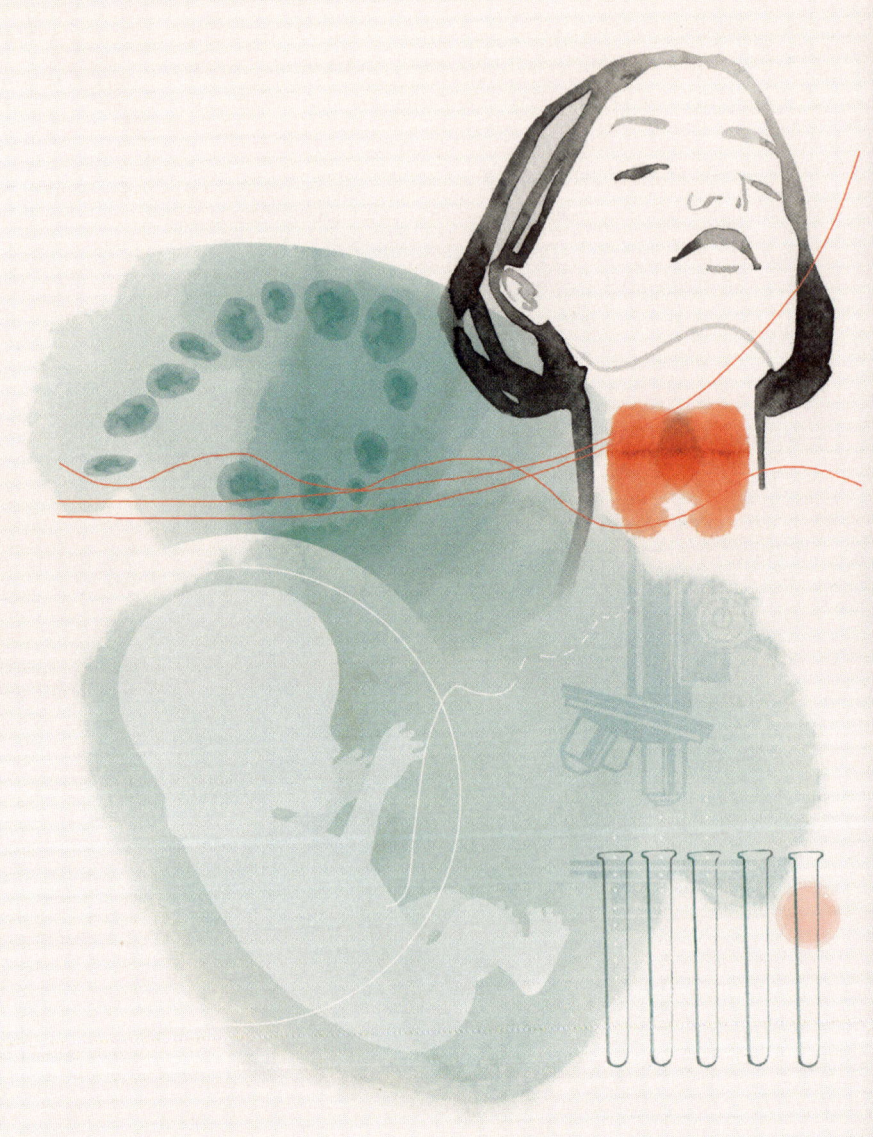

KAPITEL 6

Mehr Medizin

Es gibt drei große Fruchtbarkeitsbaustellen, die für alle Paare gelten. Zum Schwangerwerden braucht es einen harmonischen Zyklus, fitte Eizellen und gesunde Spermien. Plus einer ordentlichen Portion Liebe natürlich. Deinen Lebensstil so anzupassen, dass das fertile System deines Körpers wieder ins Lot kommt, ist also das Wichtigste. Und wenn du ansonsten gesund bist, wird dein Körper das umsetzen, was sein höchstes biologisches Ziel ist: sich fortpflanzen.

Manchmal gibt es aber auch eine oder mehrere Besonderheiten, die einen spezielleren Blick benötigen. Ein paar Extrathemen, die gar nicht so selten auf den Plan treten.

Dazu können Grunderkrankungen gehören oder eine Vorgeschichte in der Anamnese deiner bisherigen Schwangerschaften oder Geburten. Die häufigsten unter ihnen und die dazu passenden Lösungsansätze findest du in diesem Kapitel.

201

DAS POLYZYSTISCHE OVAR-SYNDROM (PCOS)

Ein Syndrom beschreibt in der Medizin ein gemeinsames Auftreten einzelner Symptome, die in dieser Zusammensetzung überzufällig häufig sind und dennoch ein nicht immer komplett einheitliches, insgesamt aber typisches Bild abgeben. Es müssen im Einzelfall nicht alle Einzelsymptome des Syndroms erfüllt sein – sehr häufig ist das nicht der Fall. Den »Bilderbuchphänotyp« gibt es eher im Lehrbuch als in der Realität. Oft gibt es nicht mal eine gemeinsame Herkunft der einzelnen Symptome; zumindest ist diese nicht immer bekannt.

Das polyzystische Ovar-Syndrom ist eine der häufigsten Diagnosen rund um den unerfüllten Kinderwunsch und es ist vor allem eines: komplex. Insgesamt sind etwa 5 bis 10 % aller Frauen von einem PCOS in unterschiedlicher Ausprägung betroffen. Es ist damit die häufigste fertilitätsassoziierte Hormonstörung.

In den letzten Jahren wurde das PCOS zunehmend besser verstanden und wird nicht mehr auf die namensgebende Symptomatik reduziert, die eher die Folge einer hormonellen Fehlregulierungskaskade ist, aber nicht das zugrunde liegende Problem erfasst: die typischen, im Ultraschall gut sichtbaren Follikelzysten im Eierstock (*polyzystisch = viele Zysten*), die oft wie an einer Perlenkette aufgereiht sind. Diese Zysten entstehen dadurch, dass beim PCOS die Follikelreifung gestört ist und die Follikel in ihrer Eireifung »hängen bleiben«. Meist wird zu wenig FSH und zu viel LH produziert, sodass die Antralfollikel sich nicht bis zur Sprungreife entwickeln. Frauen mit PCOS haben dadurch oft sehr lange, anovulatorische Zyklen.

Der zweite Symptomkomplex, der zu diesem Syndrom gehört, sind die typischen Laborwerte und ihre Auswirkungen. Beim klassischen PCOS findet sich erstens eine sogenannte Hyperandrogenämie, ein Überhang männlicher Geschlechtshormone, zu viel Testosteron und ein zu niedriges SHBG *(Sexualhormon-bindendes Globulin)*. Dies wird manchmal auch an körperlichen Symptomen sichtbar: Viele, aber längst nicht alle Frauen mit PCOS, haben ein typisches Behaarungsmuster mit viel Körperhaar, dafür aber Geheimratsecken auf der Stirn. Manche leiden auch verstärkt unter Akne. Das neuere Verständnis von PCOS sucht die Ursache für diese hormonellen Verwerfungen in einer sich gegenseitig bedingenden Hormonkaskade. Ohne ganz genau zu wissen, wo die Henne ist und wo das Ei, vermutet man, dass die Hormonkaskade zentral beim LH aus der Hypophyse beginnt. LH verstärkt die Ausschüttung männlicher Hormone und konfrontiert die Follikel in einem noch unreifen Stadium mit diesem Hormonpegel, sodass der Eisprung ausbleibt.

Der zweite Regelkreis ist der des Insulins. Frauen mit PCOS weisen in etwa 50 bis 80 % der Fälle eine vermehrte Ausschüttung von Insulin auf und entwickeln in der Folge dann früher oder später eine → *Insulinresistenz.* Ein hoher Insulinspiegel senkt wiederum das SHBG (→ *Sexualhormonbindendes Globulin*). Das SHBG wird in der Leber produziert und sorgt für den Transport und die Umwandlung der Steroidhormone Testosteron und Östrogen. Eine wichtige Funktion des SHBG ist, bei Frauen einen Überhang von Testosteron quasi »wegzufischen«. Ist dieser Wert aber zu niedrig, wird die Bindung von Testosteron verringert, sodass der Testosteronwert (und auch der Östrogenwert) ansteigt. Zusätzlich erhöht ein hoher Insulinspiegel noch weiter die LH-Produktion und verbindet so beide Regelkreise.

Des Weiteren sorgt eine Insulinresistenz und eine SHBG-Erniedrigung mittelfristig für Übergewicht (ein weiteres klassisches PCOS-Symptom), was die relative Östrogendominanz (im Verhältnis zum Progesteron) noch weiter verstärkt.

Auswirkungen eines PCOS

Das PCOS bedient mehrere Stoffwechselkreisläufe, die unbehandelt in etwas münden können, das die Medizin *Metabolisches Syndrom* nennt. Die verwirrend komplizierte Hormonkaskade des PCOS kann mittelfristig besonders viel Blödsinn im Körper anrichten: Ein hohes SHBG mischt sich in den Fettstoffwechsel ein und erhöht die »schlechten« Blutfettwerte. Ein hoher → *Homocysteinwert* ist bei PCOS ebenfalls recht häufig. Dieser ist nicht nur hochsignifikant mit Gefäßerkrankungen assoziiert, sondern auch mit einem erhöhten Fehlgeburtsrisiko. Insgesamt können sich im

Laufe einiger Jahre aus dem Symptomkomplex aus Insulinresistenz, gestörtem Fettstoffwechsel, Übergewicht, frustrierenden Diätversuchen mit langfristig hochkletterndem Gewicht, oxidativem Stress später die typischen kardiovaskulären Erkrankungen (Herzinfarkt und Schlaganfall) und ein Diabetes Typ 2 entwickeln. Deshalb ist es wichtig, ein PCOS als solches zu erkennen und auch unabhängig vom Kinderwunsch zu behandeln.

Insulinresistenz

Die Bauchspeicheldrüse, ein zentrales endokrines Organ ist mit den weiteren endokrinen Organen der Fertilität (bei Frauen: den Eierstöcken, bei Männern: den Hoden) eng verknüpft. Deshalb steht die Diagnostik und die Therapie der Insulinresistenz im Vordergrund. Im Unterkapitel *Übergewicht und Insulinresistenz* im Kapitel *Ernährung und Vitalstoffe* erfährst du genau, was dabei zu beachten ist.

Therapie des PCOS – oldschool

Die *Pille* zur Zyklusregulation. Die *Pille* ist immer noch die schulmedizinische Standardtherapie beim PCOS, die alle Symptome der Zyklusstörung kaschiert und bei antiandrogenen Pillen auch für eine Regulierung der männlichen Hormone und damit meist auch für ein deutlich verbessertes Hautbild sorgt. Die *Pille* genießt deshalb auch eine enorm hohe Compliance, weil sich Frauen in dieser Zeit der Illusion hingeben können, einen normalen Zyklus zu haben. Haben sie aber nicht, denn die *Pille* reguliert keinen Zyklus, sie entfernt deinen Zyklus.

Dennoch kann die *Pille* natürlich durchaus eine legitime Idee sein – aber man sollte es auch benennen und wissen, was man da tut. Immerhin hemmt das Progesteron der *Pille* deine Eizellreifung, sodass eventuell weniger Zysten »hängengebliebener« Follikel entstehen und durch die Antiandrogene auch die Bindegewebsverfestigung in der Hülle des Eierstocks gemildert wird. Antiandrogene Pillen steigern das SHGB *(Sexualhormon-bindendes Globulin)*, welches so etwas von dem Mehr an Testosteron wegfängt – das Hautbild bessert sich dadurch deutlich. Nicht wenige Frauen leiden bei dieser Pillenart unter dem Verlust von Antrieb und Libido. Und wenn eine Ursache für deinen fragilen Zyklus darin zu suchen ist, dass du schon »zu viel *Pille*« in deinem Leben genommen hast, ist eine erneute Einnahme nicht unbedingt der ursachenzentrierteste Ansatz. Jetzt, in deiner Kinderwunschphase, kommt das aus naheliegenden Gründen natürlich auch nicht infrage.

Metformin. Mit Metformin, dem Basismedikament bei einem Diabetes Typ 2, behandelt man schulmedizinisch die zweite Großbaustelle des PCOS, nämlich die Insulinresistenz. Mit einer verbesserten oder gar umgekehrten Insulinresistenz kommen auch die anderen Hormone häufig wieder ins Lot, die du für einen fruchtbaren Zyklus brauchst.

Genau wie bei Diabetes Typ 2 ist der vielversprechendste Therapieansatz bei Insulinresistenz in erster Linie – mit oder ohne Metformin: mehr Bewegung und eine konsequente Umstellung der Ernährung. Das ist auch dann wichtig, wenn kein Übergewicht vorliegt. Es ist ein weit verbreitetes Missverständnis, dass eine Insulinresistenz immer von Übergewicht begleitet sei: Es gibt sie auch ohne Übergewicht.

Metformin wird bei PCOS als *Off-Label-Verfahren* eingesetzt, also für eine aus klinischer Erfahrung erprobte Nebendiagnose. In der Schwangerschaft und Stillzeit ist Metformin kontraindiziert. Zudem erhöht Metformin den → *Homocysteinspiegel*. Wie gut, dass es mittlerweile eine echte Alternative gibt: → *Myo-Inositol* (mehr dazu im nächsten Kasten).

Myo-Inositol

Spektakulär effektiv – einige Autoren setzen es in der Blutzuckerregulation dem Basismedikament Metformin gleich – wirkt offenbar Myo-Inositol auf die unterschiedlichen Aspekte des PCOS. Myo-Inositol ist ein Isomer der Glukose, ein Zucker also, ohne selbst ein Kohlenhydrat zu sein. Es wird daher insulinneutral verstoffwechselt. Im Körper wird es zum Großteil in den Nieren gebildet, einen deutlich geringeren Anteil nehmen wir über die Nahrung auf. Früher wurde es als »Vitamin B8« den B-Vitaminen zugeordnet. Myo-Inositol wirkt als sekundärer Botenstoff regulierend auf die Signalwege des Insulins und auch die des Testosterons, auf die beiden zentralen Problembaustellen eines PCOS also. Regulierend heißt hier tatsächlich auch nicht in jedem Fall senkend:

Bei Frauen senkt es einen erhöhten Testosteronwert, bei übergewichtigen Männern mit suboptimalen Spermiogrammen steigt der Testosteronwert an, weil das Myo-Inositol den komplexen Signalweg über das SHBG nutzt. Abgefahren, oder?

Die Chancen stehen ausgesprochen gut, dass du in Verbindung mit einer Ernährungsumstellung bereits nach einigen Monaten – aber die wird es vermutlich brauchen – einen deutlich regulierteren Zyklus haben wirst und wieder mehr Eisprünge stattfinden. In Studien zeigt sich die zyklusregulierende Wirkung bei »guten Responderinnen« schon nach wenigen Wochen. Gleichzeitig tust du etwas für die Qualität deiner Eizellen, sodass du gute Chancen hast, spontan schwanger zu werden. Im IVF-Setting zeigte sich eine höhere Befruchtungsrate bei Eizellen von Frauen, die Myo-Inositol eingenommen hatten. Gleichzeitig verringerst du mit Inositol dein individuelles Risiko, im Verlaufe einer Schwangerschaft einen Gestationsdiabetes zu entwickeln – Frauen mit PCOS haben ein erhöhtes Risiko dafür.

Darüber hinaus wirkt Inositol auch als Neurotransmitter im Gehirn auf den Serotonin-, Dopamin- und GABA-Stoffwechsel. Es gibt etliche Ansätze, diesen Effekt für die Therapie von Depressionen zu nutzen, allerdings sind dafür deutlich höhere Dosen notwendig. Myo-Inositol hat offenbar ganz unterschiedliche Effekte auf physiologische Signalwege in unserem vernetzten Körper und ist in der Lage, diese zu regulieren.

Dosierung: *2-mal täglich 1,5–2g, das sind insgesamt etwa 2–3 Teelöffel. Inositol schmeckt angenehm süß, du kannst es wunderbar als Zuckerersatz über den Tag verteilt in deinen Kaffee, Tee oder über deine Erdbeeren streuen. Verschiedentlich wird auch ein anderes der Inositole beschrieben, das D-Chiro-Inositol. Ohne es nun unnötig kompliziert zu machen: Es gibt unterschiedliche Untersuchungen dazu, die meisten von ihnen zeigen, dass beide einen vergleichbar positiven Effekt haben. Geläufiger dürfte aber das klassische Myo-Inositol sein, welches du bei verschiedenen Nahrungsergänzungsherstellern bekommst. Beim Eintreten einer Schwangerschaft kannst du Inositol sehr gern weiternehmen, es senkt dann das Schwangerschaftsdiabetes-Risiko.*

Operative Verfahren. Früher, als man noch nicht so viel von Endokrinologie wusste und eben nur das sah, was man vor Augen hatte, nahm man an, dass die typische Ovarstruktur beim PCOS mit festerer, bindegewebsartiger Kapsel und den vielen Zysten gleichzeitig Problem und Ursache darstellte. Deshalb hat man in operativen Verfahren an den Eierstöcken herumgeschnitzt, später mit Nadeln oder Elektrokoagulation in die Zysten gepiekt. Das geschieht heute nur noch in Ausnahmefällen und erst in zweiter Instanz, wenn die Behandlung der zugrunde liegenden hormonellen Situation nicht fruchtet und eine jahre-(jahrzehnte-)lange untherapierte Situation einen extrem ausgeprägten Ovarbefund darstellt. Sicher jedoch kriegst du weder Krebs noch irgendwelche anderen schlimmen Dinge (so wie es früher manchmal dargestellt wurde), wenn man die Follikelzysten einfach erst mal in Ruhe lässt!

Was du bei einem Polyzystischen Ovarsyndrom (PCOS) tun kannst

- Kümmere dich um eine **gute Diagnostik in Sachen → *Insulinresistenz*** inklusive HOMA-Index. Wie das geht, findest du im entsprechenden Unterkapitel im Kapitel *Ernährung und Vitalstoffe*.
- **Stelle deine Ernährung entsprechend um** und reduziere vor allem die Zufuhr niedrig glykämischer Kohlenhydrate.
- **Schlafe ausreichend** (→ *Melatonin*).
- **Kümmere dich um deine → *Leber*,** um die SHBG-Synthese zu verbessern.
- **Nimm Myo-Inositol!**
- **Ergänze die Basisvitalstoffe,** die für alle gelten – ggf. zusätzlich mit entsprechenden Antioxidantien.
- **Lasse deinen → *Homocysteinwert* checken.** Bei Frauen mit PCOS ist er häufig erhöht, was zu einer statistisch erhöhten Fehlgeburtsquote führt. Ein hoher Wert lässt sich glücklicherweise durch die gezielte (hochdosierte) Gabe von Folsäure und B-Vitaminen senken.
- Lies noch mal den Abschnitt über die Heilpflanze → *Traubensilberkerze (Cimicifuga racemosa)*.
- **Habe Geduld.** Sehr wahrscheinlich wirst du nach spätestens einem halben Jahr – vermutlich schon deutlich früher – Effekte auf dein Zyklusgeschehen bemerken.

Therapieansatz mit Antioxidantien

PCOS ist zusätzlich mit einer Verringerung der antioxidativen Prozesse im Körper assoziiert, deine Eizellen sind also weniger gut gegen oxidativen Stress geschützt. Eine Reihe von Studien zeigt deutlich, dass gerade Frauen mit PCOS von einer unterstützenden Einnahme von Antioxidantien profitieren. → *Folsäure* scheint ebenfalls eine wichtige Rolle zu spielen. Die im Folgenden aufgezählten Antioxidantien sind allesamt frei verkäufliche Nahrungsergänzungsmittel, auch wenn sich die Namen sehr beeindruckend und wenig »natürlich« anhören. Lass dich nicht von den chemischen Bezeichnungen abschrecken. Für eine genauere Analyse empfehle ich dir vertieftes Lesen, etwa in dem ausführlichen Quellenverzeichnis im Anhang des Buches, und eigenes Nachdenken. Ich halte es für sehr gut möglich, dass du bei einer Nullachtfünfzehn-Kinderwunschbehandlung wenig darüber erfährst.

- Ein besonders wichtiges Antioxidans ist → *Resveratrol,* über das du im Kapitel *Deine Eizellen* ausführliche Informationen findest.
- Die Gabe des Antioxidans N-Acetylcystein (ACC) hat ebenfalls einen positiven Einfluss auf die Normalisierung des Zyklus und die Schwangerschaftsquote. Die übliche Dosis sind 600 mg täglich.
- Alpha-Liponsäure (2-mal täglich 300 mg) verbessert die Eizellqualität und normalisiert gleichzeitig den Zyklus, vor allem in Verbindung mit Myo-Inositol. Bei der besser bioverfügbaren R-Form der Alpha-Liponsäure reicht die halbe Dosierung.
- Eine neuere Studie aus dem Jahr 2018 zeigt, dass das (ebenfalls antioxidant wirkende) Schlafhormon Melatonin möglicherweise einen positiven Effekt auf einen regelmäßigeren Zyklus bei PCOS haben könnte, ebenfalls vor allem in der Kombination mit Myo-Inositol. Das ist in erster Linie ein Signal dafür, wie dringend unser Körper erholsamen und ausreichenden Schlaf für alle seine anderen wichtigen rhythmischen Körperfunktionen benötigt (→ *Melatonin).*
- → *L-Carnitin,* eine Aminosäureverbindung, kann dann ein sinnvolles NEM sein, wenn du zu den »Low-Responderinnen« bei einer Clomifenbehandlung gehörst, also nicht gut auf die übliche eizellstimulierende Behandlung ansprichst. Die Tagesdosis beträgt 3 g.

Agrimony

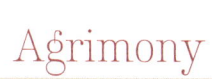

Die Authentizitätsblüte

Auf deinem bisherigen Weg zu deinem Wunschbaby hast du wirklich Federn gelassen. In deinem Inneren finden sich Enttäuschungen und Kummer. Dabei gelingt es dir irgendwie dennoch – unter Mühen, die dir zunächst gar nicht auffallen – einen unerschütterlich heiteren Eindruck zu machen. Du verbirgst Enttäuschungen, quälende Gedanken hinter Unbekümmertheit oder überspielst sie mit »witziger« Stimmung. Wie es hinter dieser Fassade aussieht, geht niemanden etwas an, du willst dich auf keinen Fall verletzlich zeigen. Dass du damit über deinen seelischen Schmerz hinweggehst und ihn bagatellisierst, fällt dir manchmal gar nicht auf. Darunter liegt ein tiefes Harmoniebedürfnis, andere Menschen mit deinen Gefühlen nicht behelligen oder überfordern zu wollen. In Wirklichkeit schenkst du aber dir selbst und diesem tiefen Gefühl von Enttäuschung keine Beachtung und den Respekt, den es unbedingt verdient hätte.

Typische Zitate im Agrimony-Zustand:

»Was? Du bist schwanger? Wow, herzlichen Glückwunsch, ich freu mich riesig für dich!«

»Ach kommen Sie, Herr Doktor. Wenn meine Eierstöcke so traurig gucken würden wie Sie jetzt, dann purzeln da nie genug Eier raus. Das kriegen wir schon hin, Sie haben doch schon ganz andere Omas schwanger gekriegt!«

»Wenn es mit dem Schwangerwerden nicht klappt – auch nicht schlimm. Flieg ich nach New York und hau so richtig auf die Kacke.«

Dein Kraftsatz:

»Ich kann mich und auch meinen Schmerz zeigen und es ist o. k.«

Anwendung: *Nimm 3-mal täglich einen Pipettenspritzer unter die Zunge und lasse die Blüte oder die Bachblütenmischung im Mund zergehen. Bei akuten Ereignissen (Angst, Schock, körperlichen Akutsituationen) auch öfter: Du kannst alle zehn Minuten einige Tropfen unter die Zunge geben.*

Autoimmunerkrankungen sind Erkrankungen des Immunsystems, bei denen körpereigene Strukturen angegriffen und langfristig zerstört werden können. Eigene Zellen und Gewebe werden als fremd eingestuft und fälschlicherweise attackiert. Man kann es als »Amoklaufen deines Immunsystems« verstehen, vor allem die T-Helferzellen sind hier beteiligt. In Deutschland leiden etwa 5 % aller Menschen unter einer oder mehreren dieser Erkrankungen, Frauen sind etwas häufiger betroffen als Männer. Unter den Frauen, die unerklärlich kinderlos sind, ist die Quote an Frauen, die an einer dieser Erkrankungen leiden, tatsächlich etwa doppelt so hoch.

Zu den häufigsten Autoimmunerkrankungen gehören Hashimoto, Morbus Crohn, Diabetes Typ 1, rheumatoide Arthritis, Zöliakie und Multiple Sklerose.

Autoimmunerkrankungen treten unglücklicherweise auch gern im Verbund auf: Frauen mit Hashimoto leiden häufiger gleichzeitig unter Zöliakie (oder Glutensensitivität), Frauen mit PCOS viermal häufiger unter einem Hashimoto.

Deine Schilddrüse

Deine Schilddrüse ist neben den Eierstöcken, dem Hoden, der Bauchspeicheldrüse und dem Magen-Darm-Trakt ein zentrales endokrines Organ, das Hormone ins Blut abgibt. Ihre Hormone wirken auch auf die Sexualhormone. Vor allem bei einer Unterfunktion der Schilddrüse ist oft die Fertilität deutlich herabgesetzt. Schon im Bereich der »subklinischen Unterfunktion«, also einem Verlauf mit kaum ausgeprägten, für dich höchstens subtil spürbaren Symptomen, kann es bereits zu Störungen der Fruchtbarkeit kommen, die dazu führen, dass du gar nicht erst schwanger wirst oder Fehlgeburten erleidest. Vor allem *Morbus Hashimoto,* eine nach dem Entdecker benannte Schilddrüsen-Autoimmunerkrankung, ist mit einer höheren Fehlgeburtenquote assoziiert, vermutlich deshalb, weil die Schilddrüse in diesen Fällen nicht den Extraanforderungen der

Hormonbildung in der ersten Zeit einer Schwangerschaft nachkommen kann und weil zusätzliche immunologische Faktoren hier eine ungünstige Rolle spielen können.

Umso wichtiger ist es, dass eine Unterfunktion der Schilddrüse erkannt und behandelt sowie eine möglicherweise bestehende autoimmune Reaktion besänftigt wird, sodass ausreichende Mengen der Schilddrüsenhormone T3 und T4 gebildet werden können, die für die Entwicklung der Schwangerschaft enorm wichtig sind. Die erste Stufe der Untersuchung erfolgt mit einer einfachen Blutentnahme zur Bestimmung deiner Schilddrüsenwerte und der Hashimoto-Antikörper. Eine Unterfunktion würde dann unter kundiger endokrinologischer Begleitung (!) mit dem Schilddrüsenhormon Thyroxin eingestellt. Kontrollen im Abstand von zunächst einigen Wochen sind sinnvoll.

Hashimoto-Thyreoiditis

Immerhin etwa 10 % aller Frauen in Deutschland im fruchtbaren Alter leiden unter dieser Autoimmunerkrankung, mit einer sicherlich nicht unerheblichen Dunkelziffer. Die Symptome sind meist relativ unspezifisch und ähneln denen einer Schilddrüsenunterfunktion. Sie reichen von (chronischer) Müdigkeit, Konzentrationsschwäche, Gewichtszunahme, permanentem Kältegefühl bis hin zu Depressionen. Die Diagnose erfolgt relativ einfach über den Nachweis spezifischer Antikörper im Blut. Als Auslöser gelten hormonelle Krisen, vor allem Lebensphasen mit einer relativen Östrogendominanz (wie Pubertät, Menopause, Schwangerschaft), Virusinfektionen, Hochdosis-Jodgaben (etwa durch Röntgenkontrastmittel), aber auch chronischer Jodmangel und andere Nährstoffunterversorgungen. Ebenfalls ist eine genetische Disposition bekannt. Auch wenn Hashimoto aus schulmedizinischer Sicht nicht heilbar ist, so gibt es dennoch zahlreiche Faktoren, die die autoimmune Reaktion mildern können. Kümmere dich also gut um deine Schilddrüse, wenn diese ein wenig sensibel ist und du schwanger werden möchtest.

• Es gibt Ernährungsformen, die das Immunsystem deines Körpers besänftigen können. Mehr dazu findest du im Kapitel *Ernährung und Vitalstoffe* unter *Antientzündlich essen.*

- Sorge für eine ausreichende Versorgung mit → *Vitamin D,* → *Selen,* → *Omega 3* und achte auf eine ausreichende, aber achtsame Joddosierung. Trinke keine Milch aus Massentierhaltung (wegen des jodierten Kraftfutters), verwende kein herkömmliches Jodsalz. → *Jod.*
- Wenn das → *antientzündliche Essen* insgesamt eine zu große Herausforderung darstellt, probiere versuchsweise einen Glutenverzicht.
- Antioxidantien können einen Versuch wert sein, besonders → *Resveratrol* kommt hier infrage.

Buchtipp:
Nicole Schaenzler, Markus Breitenberger: Hashimoto ganzheitlich behandeln ... und wieder in Balance kommen, GU Ratgeber Gesundheit, 2018

Andere Stoffwechselabweichungen: HPU, MTHFR-Mutation, Homocysteinämie

Neben den Autoimmunerkrankungen gibt es noch weitere, weniger bekannte genetische Stoffwechselerkrankungen, die gar nicht so selten auftreten. Häufig werden sie zuerst in der Kinderwunschbehandlung diagnostiziert, weil sie subtile, oft schwer zuzuordnende Symptome aufweisen.

- Das HPU-Syndrom (Hämopyrrollaktamurie) ist eine noch weniger bekannte Stoffwechselstörung, bei der während der Eisensynthese im Körper »falsch produziertes Häm« an Vitamin B6 und Zink gebunden und ausgeschieden wird. Darunter leiden die Schwermetallentgiftungsfunktion und Nährstoffversorgung des Körpers erheblich – Vitamin B6 und Zink fehlen dem Körper dadurch. Störungen in der Fruchtbarkeit gehören zum Beschwerdebild einer HPU. Die HPU ist bei Frauen zehnmal häufiger als bei Männern, etwa 10 % aller Frauen leiden darunter, häufig ohne es zu wissen. Nachgewiesen wird sie über einen Urintest, den du selbst zu Hause durchführen kannst. Die Therapie einer HPU liegt in einer spezifischen Nährstoffgabe von Vitamin B6 und anderen relativ hochdosierten Mikronährstoffen.
- Immerhin jede vierte bis fünfte Schwangere kann wegen eines genetischen Enzymdefektes (der sogenannten → *MTHFR-Mutation*) Folsäure

nicht oder nur unzureichend in die aktive Transport- und Speicherform umwandeln. Dadurch können zellgiftige Stoffwechselabbauprodukte, etwa das → *Homocystein*, nicht (gut) abgebaut werden. Frauen mit einer MTHFR-Mutation haben statistisch gesehen häufiger wiederholte Fehlgeburten als Frauen ohne diesen Defekt. Eine ausreichende Versorgung mit gut bioverfügbarer → *Folsäure* ist hier besonders wichtig.

• Eine wichtige Blutuntersuchung bei wiederholten Fehlgeburten ist das → *Homocystein*. Ein hoher Wert (über 10) ist assoziiert mit diversen Fruchtbarkeits- Schwangerschaftsproblematiken. Die Gabe eines Vitaminpräparates mit den wichtigen B-Vitaminen kann das Homocystein wirkungsvoll senken, auch eine Gabe des Antioxidants N-Acetylcystein kann dann sinnvoll sein.

Endometriose

Endometriose gehört wie auch das → *PCOS* zu den gynäkologischen »Hilflos-Diagnosen«. Das heißt: Sie sind einigermaßen verbreitet, skandalös wenig gut erforscht und werden daher in der herkömmlichen Gynäkologie-Praxis oft nur mit einem Achselzucken und/oder einem Rezept für die *Pille* bedacht. Was bestenfalls die Symptome phasenweise lindert, aber nichts an der Ursache tut, die tatsächlich weitgehend im Dunkeln liegt. Die Hälfte der betroffenen Frauen hat vor der Diagnosestellung fünf oder mehr Ärzte aufgesucht.

Bei Endometriose treten kleine, versprengte Inselchen der Gebärmutterschleimhaut außerhalb der Gebärmutter auf. Sie können überall im Bauchraum vorkommen, bluten während der Menstruation ebenfalls ab und verursachen mehr oder weniger ausgeprägte Beschwerden. Es gibt Frauen, bei denen dies als »Zufallsbefund« irgendwann im Rahmen einer Bauch-OP festgestellt wird (bei 30 bis 50 % der Frauen, bei denen eine Bauchspiegelung durchgeführt wird, findet man Endometriose). Viele leiden nie darunter, andere sind sehr schwer beeinträchtigt und ziehen radikale Schritte in Erwägung, wie etwa die Regisseurin, Schauspielerin und Schriftstellerin Lena Dunham, die sich ihre Gebärmutter und einen Eierstock entfernen ließ, als alle herkömmlichen Therapien erfolglos blieben. Indem sie mutig und offen mit ihrer Krankheit umging, hat sie ihr in der öffentlichen Wahrnehmung ein Gesicht gegeben.

Frauen mit Endometriose leiden häufiger unter Fertilitätsproblemen, warum genau, ist noch nicht vollständig erforscht. Da eben nicht immer die »eigentlichen« Fertilitätsorgane Gebärmutter und Eierstöcke direkt betroffen sind, muss es weitere Faktoren geben, die über die lokalen Herde hinaus wirken. Es werden Verwachsungsprobleme im Bauch, eine erhöhte Gebärmutterperistaltik (welche zu einem unguten Gegenwind für die Spermien oder Einnistungsproblemen führen kann) sowie auto-immune und genetische Faktoren diskutiert, ebenso wie ein alarmiertes Prostaglandin- und Zytokin-Geschehen. Frauen mit Endometriose leiden signifikant häufiger unter Follikelreifungsstörungen und einer → *Gelb-körperschwäche*. Eine operative Entfernung von Endometrioseherden bei Kinderwunsch verbessert die Schwangerschaftsraten allein nicht, wie Studien zeigen.

Ein bekanntes Phänomen ist, dass Schwangerschaften (ebenso wie lange Stillzeiten) die Symptome einer Endometriose deutlich lindern können, sodass dies in früheren Zeiten als einzige Therapie galt. Statistisch neigen Frauen mit Endometriose etwas häufiger zu bestimmten Schwangerschaftskomplikationen, wie etwa Blutungen, Fehlgeburten und Präeklampsien.

Über die Einnahme einiger Supplemente kannst du aber diese »fertilen Einzelthemen« günstig beeinflussen.

In großen Städten gibt es **Endometriose-Zentren,** also Gynäkologen, die sich auf das Krankheitsbild der Endometriose in all diesen Aspekten spezialisiert haben. Adressen, weitere Infos und auch Beratung findest du etwa über die *Endometriose-Vereinigung Deutschland e. V.* und die *Europäische Endometriose Liga.*

Unterstützende Maßnahmen bei Endometriose

Es gibt unterschiedliche Fertilitätsthematiken mit letztlich unklaren Ursachen, die aber dennoch gemeinsam in die gleiche Richtung weisen. Autoimmune Aspekte, subtile hormonelle Verwerfungen, statistische Bezüge zu etwas schlechterer Eizellqualität – alles das findet man bei

Frauen mit Endometriose, Hashimoto, häufigen Fehlgeburten un
eklampsien in der Schwangerschaft gleichermaßen. Vermutlich p
ren all diese Frauen von einem ähnlichen Therapieansatz.

- Wahrscheinlich wird dir die → *antientzündliche Ernährung* gut tun. Sie
  kann tatsächlich signifikant deine Menstruationsschmerzen reduzieren
  und dazu beitragen, dass dein Immunsystem besänftigt wird und du
  schneller schwanger wirst.
- Achte auf eine schadstofffreie Umgebung, vor allem die Themen
  Bisphenol A und Phthalate sind wichtig für dich.
- Sorge für eine gute Vitalstoffversorgung für deine Eizellreifung und
  für die Eizellen, wie du sie in den entsprechenden Kapiteln und auf den
  Innenseiten des Umschlags findest → *Deine Eizellen* → *Pimp my Eggs*.
- Antioxidantien: Speziell N-Acetylcystein scheint ein erfolgverspre-
  chendes Nahrungsergänzungsmittel für Endometriose-Frauen zu sein,
  die schwanger werden möchten. Die übliche Dosis sind 600 mg/d.

FEHLGEBURTEN

Jede Fehlgeburt, das Ende »guter Hoffnung«, ist eine Tragödie. Und
einerseits möchtest du vielleicht hier, wo es um das Schwangerwerden
geht, auch einfach gar nichts darüber lesen. Ich weiß aber, dass dieses
Thema sich für dich nahtlos anschließen wird, sobald du schwanger bist.
Und ich möchte dir hier eine Alternative anbieten, damit du nicht nachts
um drei im Internet in irgendwelchen Sternenkinderforen strandest, weil
du komplett am Rad drehst und so große Angst davor hast.
Mir ist dieses Thema aus mehreren Gründen ein wichtiges Anliegen. Zum
einen ist eine Fehlgeburt nicht so selten, wie man hoffen könnte: Etwa
20 % aller Frauen erleben irgendwann in ihrem Leben eine oder mehrere
Fehlgeburten. Vielleicht gehörst du zu ihnen und hast selbst schon eine
erlebt und dieses Thema ist dir daher besonders präsent. Zweitens bist
du in einer besonderen Situation, wenn sich das Thema Kinderkriegen
eben nicht so gestaltet hat, wie du es dir vielleicht immer ausgemalt hattest, nämlich: Entscheidung treffen – schwanger werden – neun Monate

später Baby im Arm halten. Es ist also gut möglich, dass auch das Thema Fehlgeburt für dich mit mehr Angst verbunden ist, weil du ahnst, dass das Schwangerwerden eben erst ein Stück des Weges ist, aber dann die nächste Etappe Schwangerbleiben heißt.

Wenn dich das aber sehr triggert oder sehr verängstigt: Lies nicht weiter. Klappe das Buch an dieser Stelle zu – genau jetzt.

Die Angst vor einer Fehlgeburt ist sehr weit verbreitet. Fast jede Frau hat sie, mehr oder weniger ausgeprägt. Die ungeschlagene Top-1-Suchmaschinenanfrage in der frühen Schwangerschaft dürfte lauten: »*Woran erkenne ich, dass mein Baby noch lebt?*« Denn tatsächlich kannst du das in der ganz frühen Schwangerschaft noch nicht erkennen oder spüren. Mal spürst du massiv spannende Brüste, mal ist dir fühlbar schlecht – aber all diese Symptome schwanken mit deiner Tagesform (und werden natürlich sofort entsprechend interpretiert). Manche Frauen halten diese Unsicherheit kaum aus und würden am liebsten alle zwei Tage bei ihrer Frauenärztin auf der Matte stehen, um einen Ultraschall zu machen. Nur reicht diese »Sicherheit« irgendwann nur noch bis zum nächsten Laternenpfahl auf dem Weg nach Hause. Die nächste schwere Aufgabe ist also für dich: Übe dich darin, deiner Angst zu begegnen. Und irgendwie einen Umgang damit zu finden. Auf deinem Weg als Mutter liegt alles noch vor dir: Die Angst vor der Geburt mit allen Unwägbarkeiten, später vor dem gruseligen plötzlichen Kindstod, vor den ersten hochfieberhaften Nächten, der aufgeschlagenen Stirn wegen einer Laufradfahrt mit vollem Karacho bergab und weiteren, die du dir jetzt noch nicht einmal ausmalst. Das Leben mit einem Mutterherz ist *hardcore*.

Wenn du schon mal eine Fehlgeburt erlebt hast

Nach einer Fehlgeburt ist in verschiedenerlei Hinsicht nichts mehr, wie es vorher war. Es scheint, als sei eine gewisse gefühlte Sicherheit dem Leben gegenüber verloren gegangen: Man kann es Verlust der romantischen Naivität oder erschüttertes Urvertrauen nennen.

Wenn man danach wiederum schwanger wird oder den Wunsch dazu verspürt, fühlt sich alles etwas zaghafter an. Der Wunsch selbst, die Vorfreude, die Unverwundbarkeit. Es entsteht dadurch bei einer erneuten Schwangerschaft oft ein »Freuen unter Vorbehalt«.

Als sei es so besser möglich, sich für sein Schicksal zu wappnen. Dazu ist es wichtig zu verstehen, dass eine Fehlgeburt zwar immer eine biografische Katastrophe ist und ein Fall ins Bodenlose sein kann, mit allem, was an Trauer, Schmerz und weiteren intensiven Gefühlen dazugehört. Unter biologischen Aspekten ist sie allerdings weder selten noch ein Warnsignal dafür, das bei uns etwas ganz grundsätzlich »nicht funktioniert«. So etwas kommt vor. Die Natur sortiert aus: unromantisch, roh, nur Darwin folgend. Je nach Literaturangaben sind es um die 10 bis 15 % aller Schwangerschaften, die mit einer Fehlgeburt enden. Zählt man alle befruchteten Eizellen dazu, die sich nicht oder nicht ausreichend in der Gebärmutter niedergelassen haben, sind es sicher eher 20 %. Andere Autoren sprechen gar von 30 % aller befruchteten Eizellen, die nicht mit der Geburt eines Babys enden. Wenn du dich bereits in einer assistierten Kinderwunschbehandlung befindest (IVF oder ICSI), *weißt* du ja im Einzelfall genau, dass ein Embryotransfer stattgefunden hat, sodass du einen negativen Schwangerschaftstest zwei Wochen später (bzw. ab dem zehnten Tag per Frühtest mindestens zweimal täglich, weil du es schier nicht aushältst) fast schon als Fehlgeburt erlebst.

Persönlich also ist es immer ein Drama, dennoch hilft es wahrscheinlich, es auch so zu betrachten: Fehlgeburten gehören zu unserem Fruchtbarkeitsleben einfach dazu, genauso wie gesunde Babys, kranke Babys, Zwillingsgeburten, Aus-Versehen-Schwangerschaften und alles andere auch, was das Leben parat hält.

Die Erfahrungen und Erlebnisse zeigen, dass es für die einzelne Fehlgeburt im Erleben der Frauen und Paare auch keine Bewertung oder Hierarchisierung in unterschiedlichen Abstufungen von »schlimm« gibt, natürlich nicht. Weder das Alter der Schwangerschaft (also die Schwangerschaftswoche) spielen dabei eine Rolle, noch der Umstand, ob bereits gesunde muntere Kinder in euer Leben getreten sind. Es ist auch egal, wie ihr euer Baby verloren habt, ob als »klassische« Fehlgeburt, durch eine Eileiterschwangerschaft oder durch einen induzierten Abort, weil dein Baby sehr, sehr krank war.

Es geht im Betrauern immer um *dieses* Kind, nicht um *irgendeines*. Mit allen konkreten und abstrakten Ideen, Bildern, Fantasien, die sich um genau dieses Baby ranken.

Viele Frauen erleben irgendwann in ihrem Leben einmal eine Fehlgeburt. Wir sind also nicht allein. Oft ist das ein Trost oder zumindest ein Gedanke, der zwar nicht automatisch versöhnt mit der Unbill und den Zumutungen des Lebens, aber doch klarmacht: Es ist natürlich möglich, dass wir ein Baby bekommen. Nur jetzt sollte es irgendwie nicht sein. Oft müssen wir uns auch tatsächlich ohne einen benennbaren Grund damit abfinden.

Häufigkeiten, Gründe: Was weiß die Medizin?

Wenn man sich die kalte Realität anschaut: Was passiert genau bei einer Fehlgeburt? In den meisten Fällen entwickelt sich schon ganz früh die befruchtete Eizelle nicht weiter. Genau das ist die ganz entscheidende Idee für einen Behandlungsansatz, indem man fragt, warum das so ist? In den neueren Arbeiten dazu versteht man mittlerweile Prozesse, die früher im Dunkeln lagen. Man ist nun ernsthaft geneigt, diese lang bekannten, frustrierend hohen Fehlgeburtsraten nicht als gegeben hinzunehmen, sondern Ansätze zu überlegen, wie genau diese frühen Störungen vermieden werden können.

Auf diesem hochkomplexen Weg des Entstehens einer Schwangerschaft kann einfach so viel schieflaufen. Offenbar geht es hier ganz zentral um die Eizellen- und Spermienqualität.

Chromosomale Störungen

Man geht davon aus, dass mindestens 40 bis 50 % aller Fehlgeburten eine chromosomale Störung zugrunde liegt. Damit ist das die mit Abstand häufigste bekannte Ursache für Fehlgeburten überhaupt. Bei Schwangerschaften durch IVF oder ICSI ist diese Zahl etwas höher als bei Frauen, die spontan schwanger geworden sind. Mit chromosomalen Störungen sind nicht unbedingt (nur) die Fehler im Bauplan gemeint, die wir vielleicht spontan darunter verstehen oder nach denen vielleicht auch später in der Schwangerschaft gezielt gefahndet wird, wenn du das möchtest. Das, woran wir denken, wenn wir »chromosomale Störungen« hören, sind oft die bekanntesten – weil häufigsten – Trisomien: 13, 18 oder 21. Babys mit Trisomie 13 und 18 leben oft nur wenige Monate, während Babys mit Trisomie 21 oft sehr lange und vor allem gesund und sehr glücklich leben.

Die chromosomalen Störungen, die zu Fehlgeburten führen, sind dagegen eher diejenigen, die nicht mit dem Leben vereinbar sind. Es sind diejenigen, die zu so frühen gravierenden Schäden im Erbgut führen, dass die Babys sich im sehr frühen Embryonalstadium eben nicht weiter entwickeln können und sterben. Es gibt abgebrochene Chromosomenäste, gänzlich fehlende Chromosomen oder Fragmentationen der Doppelhelix des DNA-Stranges. Diese Fehler entstehen bei den Reife- und Reduktionsteilungen in den drei Monaten vor dem Eisprung bzw. der Ejakulation.

Das bedeutet konkret, dass die Voraussetzungen für dein ganz winziges Baby exorbitant besser sind, wenn es sich um eine besonders fitte und gesunde Eizelle handelt. Und natürlich auch um ein fittes, gesundes Spermium. In den Kapiteln *Deine Eizellen* und *Männliche Fruchtbarkeit* sind diese wichtigen Reifephasen ausführlich erklärt und ebenso viele Dinge, bei denen du aktiv werden kannst.

Eine Untersuchung auf chromosomale Fehler bei einem fehlgeborenen Embryo gehört übrigens nicht zu den Standarduntersuchungen, zumindest nicht nach einer einzelnen oder zwei Fehlgeburten. Allein deshalb, weil es keine therapeutische Konsequenz hätte. Am medizinischen Rat oder der Tat würde es nichts ändern.

Habitueller Abort – wiederholte Fehlgeburten

Während solche einzelnen Fehlgeburten – die du natürlich als absolute Zumutung des Schicksals erlebst – zu unserer »Kinderkriegen-Biografie« als Frau offenbar zu einem gewissen Teil dazugehören, sie medizinisch oder evolutionsbiologisch betrachtet also letztlich »normal« sind, sind wiederholte Fehlgeburten noch mal eine andere Geschichte. 5% aller Frauen erleben zwei Fehlgeburten in Folge, 1% drei. Oft – das sei vorweg gesagt – findet man keinen erklärenden, einzelnen Grund. Das kann einerseits beruhigend sein. Offenbar steht also einer weiteren Schwangerschaft nichts Grundlegendes entgegen (und immerhin warst du zumindest schon mal schwanger). Mit einer zunehmenden Wahrscheinlichkeit wird es sicher irgendwann klappen. Andererseits kannst du diese Tatsache der Unerklärbarkeit eher beunruhigend finden, weil das »Warum« nicht geklärt ist, und du es mit einem Gefühl von Ausgeliefertsein und Kontrollverlust zu tun bekommst.

Es passt nicht zu unserem Bild von der modernen Medizin. »*Es muss mir doch jemand sagen können, was da los ist.*« Vielleicht hat »die Medizin« in den letzten Jahrzehnten diese Hoffnung auch durch hier und da gehegte Allmachtsfantasien genährt. Etwas Demut tut uns allen sicherlich gut – vonseiten der Medizin, aber auch vonseiten der Patienten. Manches, das uns im Leben begegnet, ist schlicht Schicksal. Aber sich damit abzufinden, dass es Dinge gibt, die wir nicht in der Hand haben, kann verdammt hart sein.

Die Zahl dazu: Bei immerhin 75 % aller Paare mit habituellem Abort findet man in der traditionellen Herangehensweise keine Ursache.

Wenn eine Frau zwei oder mehr Fehlgeburten erlebt hat, nähert man sich solchen Situationen meist per Ausschlussdiagnose. Man wird also sinnvollerweise einige Untersuchungen vornehmen. Einige von ihnen sind relativ einfach und wenig invasiv. Mit ihnen kann ein gewisser Anteil möglicher und behebbarer Ursachen schon mal ausgeschlossen oder behandelt werden.

Wenn du nach zwei Fehlgeburten weiterhin kinderlos bist, solltest du in einer guten Kinderwunschpraxis mit einem weiten Tellerrand Rat bekommen, um die vielen verschiedenen Aspekte und Denkrichtungen individuell berücksichtigen zu können.

Gerinnungsstörungen

Angeborene Blutgerinnungsstörungen aus dem Formenkreis der *Thrombophilien* sind gar nicht so selten. Immerhin 20 bis 25 % aller Frauen mit zwei oder mehr Fehlgeburten weisen eine der verschiedenen Gerinnungsstörungen auf (Faktor-V-Leiden, APS-Antikörper, Protein-C- oder S-Mangel, Antithrombin-Mangel), oft ohne davon zu wissen oder auch ohne zwangsläufig andere gesundheitliche Probleme befürchten zu müssen. Je nach Störung trägt man ein höheres Thromboserisiko als die Allgemeinbevölkerung, das häufig rein statistischer Natur ist, denn Thrombosen sind insgesamt nicht so besonders häufig. In Bezug auf Schwangerschaften geht man davon aus, dass sich Mikrothromben bereits ganz früh in der Schwangerschaft bilden und eine Einnistung und die frühe Versorgung des Embryos stören.

Diese Gerinnungsstörungen lassen sich über eine einfache Blutuntersuchung nachweisen. Diese ist aber nicht eben preisgünstig. Vermutlich ist das der Hauptgrund für die eher zögerliche Durchführung – meist erst nach mindestens zwei Fehlgeburten.

Eine Therapie erfolgt dann über die Behandlung mit dem Gerinnungshemmer Heparin in der gesamten Schwangerschaft.

Eine prophylaktische Low-Dose-Gabe von 100 mg ASS (Aspirin®) pro Tag – beginnend ab Kinderwunsch, ab eingetretener Schwangerschaft 150 mg – wird von einigen Autoren bei habituellen Fehlgeburten ergänzend zur Heparin-Gabe ab festgestellter Schwangerschaft mittlerweile empfohlen, aber ganz einheitlich ist die Studienlage zu den positiven Effekten nicht. Da die Nebenwirkungen in dieser Dosierung vernachlässigbar sind, kann ein Versuch zumindest sinnvoll sein. Ich kenne viele Frauen, die das aufgrund guter Recherche selbst für sich so entschieden haben (ich selbst zum Beispiel). Auch die *Arbeitsgemeinschaft der Gestose-Betroffenen e. V.* empfiehlt diese Gabe prophylaktisch ab dem ersten Kinderwunschzyklus.

Immunologische Faktoren

Das frische kleine Baby und die Plazenta sind eine Herausforderung für das Immunsystem einer Frau. Um eine Abstoßungsreaktion zu verhindern, hilft dem Körper der schwangeren Mutter normalerweise die Bildung von schützenden Antikörpern. Findet diese nicht statt, kommt es immer wieder zu Fehlgeburten. Andererseits werden manchmal auch aggressive Antikörper gebildet, die ihrerseits Abstoßungsreaktionen auslösen. Einige dieser Antikörper lassen sich bestimmen und durch die Gabe spezifischer Immunglobuline besänftigen. Eine spezielle Antikörperreaktion kann das Antiphospholipid-Syndrom auslösen, etwa 4 % aller Frauen leiden darunter. Auch hier kann eine Antikörperbestimmung Aufschluss bringen, ein Therapieansatz ist ebenfalls ASS 100 (Aspirin®).

Frühe Manifestationen von Gestosen

Ein weiterer in der Fachwelt diskutierter Grund für Frühaborte liegt im Themenfeld der komplexen Gestoseproblematik. Auch hier sind weite Teile der genauen Entstehung noch unverstanden, einige Anzeichen sprechen aber dafür, dass es sich um sehr frühe Einnistungsprobleme handelt, die dann im späteren Verlauf einer Schwangerschaft Probleme machen und sich in Form einer *Präeklampsie* äußern können.

Dabei werden die winzig kleinen, spiralig gewundenen Arterien in der Plazenta während der Einnistungsphase aus weitgehend unbekannten Gründen nur unzureichend ausgebildet, sodass von Beginn an die Versorgung des Babys ebenfalls unzureichend sein kann. Möglicherweise sind gehäufte Frühaborte sehr frühe Manifestationen dieser gestosespezifischen Einnistungsstörung. Man weiß tatsächlich nichts ganz Genaues über das Wie und Warum. Eine präkonzeptionelle Versorgung mit spezifischen Nährstoffen und verschiedene Maßnahmen zur → *Unterstützung der Nidation* ist aber einer der vielen Therapieansätze. Weiteres dazu findest du im Kapitel *Schwangerschaft nach einer Gestose oder HELLP-Syndrom.*

Blutungen in der frühen Schwangerschaft – eine drohende Fehlgeburt

Blutungen gehören zu den Symptomen, die einerseits bestenfalls in der Schwangerschaft nicht auftreten, aber andererseits gar nicht so selten sind. Das Ausmaß der Blutung und ihr Zeitpunkt sind dabei nur erste Hinweise für ihre Bedrohlichkeit. Eine leichte Schmierblutung ist sicher anders zu bewerten als eine regelstarke, frischrote Blutung. Nur die Blutungsstärke allein allerdings sagt tatsächlich noch nichts über die Intaktheit einer Schwangerschaft aus.

Immerhin zeigt sich eine Fehlgeburt oft vollkommen ohne die Spur einer Blutung. Man nennt sie dann »verhaltene Fehlgeburt«, *missed abortion).* Gleichzeitig muss auch eine kräftige Blutung nicht zwangsläufig das Ende einer Schwangerschaft bedeuten. Ich habe schon Frauen begleitet, die mit einer Tüte voll durchgebluteter Binden in der Schwangerschaftsambulanz aufgetaucht sind – und alles war gut. Die beruhigende Zahl dazu: Wenn zuvor eine intakte Schwangerschaft diagnostiziert worden ist, bekommen etwa 75 % aller Frauen mit Blutungen in der Frühschwangerschaft einige Monate später ihr gesundes Baby.

Ohne Frage aber: In der Schwangerschaft erschreckt ein Blutfleck in der Unterhose ausnahmslos alle Frauen, gepaart mit dem Gedanken: *»Oh nein. War es das jetzt schon wieder?«* Erst mal ruhig zu bleiben ist nichts als ein schlechter Witz. Gleichzeitig gibt es tatsächlich nichts, was du nun tun kannst oder solltest, um das, was geschieht, zu beeinflussen – das gilt auch für ärztliche Begleitung. Weder kannst du irgendein Medikament nehmen, noch ist es notwendig, dich sofort ins Bett zu legen. Man wartet tatsächlich lediglich ab und hofft, dass es sich schnell wieder gibt. Wahrscheinlich läufst du mindestens stündlich ins Bad, um zu schauen, ob noch etwas Blut gekommen ist oder nicht. Das zentrale Gefühl ist sicherlich deine Angst und die Vehemenz, mit der dich eine Blutung aus der Bahn zu werfen vermag. Eben noch warst du sicher, dass du eine von den ganz entspannten Schwangeren sein wirst – davon ist nun keine Rede mehr.

In der frühen Phase der Schwangerschaft weiß man so gut wie nie, was hinter diesen Blutungen steckt: Ob es eine Störung der Einnistung ist, eine Hormonschwankung, ein empfindlicher Muttermund oder einfach »nur so« passiert, so wie manchmal beim Nasenbluten. Es gibt in den ersten Wochen der Schwangerschaft das sogenannte »Alles-oder-nichts-Gesetz«, welches besagt, dass Kinder, die – aus guten Gründen, die wir alle nicht kennen – gehen wollen, auch gehen werden. Zwischen Verschmelzung von Ei- und Samenzelle und Geburt des Kindes kann in der ersten fragilen Zeit letztlich so viel schiefgehen, dass es manchmal fast ein Wunder zu sein scheint, dass so viele Babys gesund und munter geboren werden.

Wenn du nur eine leichte Blutung hast, einen kleinen Blutfleck, oder nur bräunliches (älteres) Blut entdeckt hast, kannst du erst einmal die nächsten Tage abwarten, was passiert. Wenn du lieber gleich zum Arzt gehen möchtest, kann er im Ultraschall schauen, ob dein Baby zeitgerecht entwickelt ist und jenseits der 6. SSW (vorher nicht!), ob es lebt, also ein Herzschlag zu sehen ist. In der frühen Schwangerschaft kann man oft nicht genau sehen, woher die Blutung kommt, und vor allem nicht, aus welchem Grund du blutest, und tatsächlich auch nicht, was es für eine Prognose gibt, ob also alles gut gehen wird oder nicht.

Bryophyllum

Brutblatt

Bryophyllum ist ein kraftvolles pflanzliches Mittel rund um das Kinderkriegen. Schon allein das Aussehen der sukkulenten Pflanze weist auf rückhaltlose Vermehrung hin. Bryophyllum hat sogar verschiedene Möglichkeiten der Fortpflanzung. *Mother of Thousands* heißt sie deshalb treffend im englischen Sprachraum.

Jedes der dicken, an den Rändern gezackten Blätter ist in jeder Einkerbung mit unzähligen winzigen Brutknospen gesäumt, aus denen jeweils eine vollständige, eigene Pflanze entstehen kann.

Bryophyllum, dieses Symbol von Fruchtbarkeit und verschwenderischen Lebens, gibt Kraft, Gelassenheit und die richtige »Energie«, Babys zu empfangen und in sich heranwachsen zu lassen.

In allen Phasen kann sie Körper und Seele unterstützen, wenn diese Sicherheit infrage gestellt ist: bei unerfülltem Kinderwunsch, wenn Frauen (etwa nach glücklosen Schwangerschaften), schmerzhafte emotionale Déjà-vu-Erlebnisse haben oder aus anderen Gründen voller Angst und Zweifel sind.

Bei vorzeitigen Wehen ist Bryophyllum ein wertvolles und bewährtes Mittel. Ebenso bei jeder Form von Unruhe (in Gedanken und in Lebenssituationen, wie z. B. einem Umzug oder einer angespannten beruflichen Situation), die sich auch in Schlaflosigkeit äußern kann. Bei Ängsten sorgt es für Ausgeglichenheit und verhilft zu innerer Stabilität.

Anwendung: *Das Standardpräparat ist eine 50%ige Trituration, ein Pulver, das du messerspitzenweise dosieren kannst.*

Bei unerfülltem Kinderwunsch nimm 2- bis 3-mal täglich eine Messerspitze und lasse das Pulver im Mund zergehen, bei einer drohenden Fehlgeburt bis zu stündlich eine Messerspitze.

Was bringt Bettruhe bei einer drohenden Fehlgeburt?

Obwohl seit Jahren bekannt ist, dass Bettruhe weder bei drohenden Fehlgeburten, Frühgeburten, Präeklampsien und weiteren komplizierten Schwangerschaftsverläufen auch nur ansatzweise hilfreich ist – sondern, im Gegenteil, eher mehr Folgeprobleme nach sich zieht, wie etwa eine gestörte Glukosetoleranz oder Insulinresistenz und das generalisierte Schwinden von Muskulatur und Fitness –, wird diese Maßnahme noch immer in verschiedenen Ecken der Republik empfohlen, wenn Frauen fragile Frühschwangerschaftsverläufe erleben. Vermutlich geschieht dies auch aus einer gewissen Hilflosigkeit heraus, quasi um »irgendetwas« zu empfehlen, wenn man ansonsten im Nebel stochert. Vielen Frauen tut diese Maßnahme auch erst einmal gut, um innezuhalten und Prioritäten zu sortieren. Das ist natürlich der Sinn dahinter. Ein wenig Pflege, Regulation, mit einem warmen wohlduftenden Tee im Bett verschwinden und sich aus dem hektischen Treiben ausklinken – das sind alles gute und wohltuende Maßnahmen im Sinne der Selbstfürsorge. Wenn du eine Hebamme hast, ruf sie unbedingt an, sie wird dich unterstützen, damit du wieder ein wenig Bodenhaftung bekommst. Wenn du noch keine Hebamme hast, ist es jetzt eine gute Idee, dir eine zu suchen. Bitte eventuell deinen Mann, das zu tun oder eine Freundin. Es ist gut möglich, dass du emotional gerade nicht in der Lage bist, dich durch diverse Hebammenwebsites zu klicken und zu recherchieren, welche Hebamme diese Leistungen auch anbietet und ob sie überhaupt Kapazitäten hat.

Auf keinen Fall sollte diese Ruhemaßnahme dir signalisieren, dass du zuvor mit deinem »zu viel Tun« irgendetwas heraufbeschworen hättest, das nun die Schwangerschaft gefährdet. Oder dass deine Schwangerschaft spätestens ab jetzt als ein rohes Ei zu behandeln sei. Frauen, die Fehlgeburten haben oder bedroht sind, ein Kind zu verlieren, machen sich immer auf die Suche nach Gründen. Wenn du mit Blutungen im Bett liegst, gehst du alle Minuten der letzten Tage einmal grübelnd durch. Oft suchst du dann bei dir selbst zuerst: *»Irgendwas habe ich bestimmt falsch gemacht. Die Yogastunde am Mittwoch war bestimmt zu heftig. Oder war es das Glas Wein, als ich noch nicht wusste, dass ich schwanger bin? Habe ich mich zu heftig mit meinem Mann gestritten – kein Wunder, dass ein*

*Baby sich da nicht willkommen fühlt. Und vermutlich hätte ich sofort auf-
hören müssen zu joggen…«* All das ist es ganz, ganz sicher nicht! Ein gesundes kleines Baby lässt sich von alledem überhaupt null Komma null
beeindrucken!

Progesteron zur Vermeidung von Fehlgeburten

Ein Ansatz in der Therapie oder in der Prophylaxe von Fehlgeburten
ist die Annahme, der Gelbkörper könne in den ersten frühen Wochen
einer Schwangerschaft nicht ausreichend Progesteron produzieren, bevor dann die Plazenta die Progesteronbildung übernimmt. Auf diese Hypothese hin werden seit sicher 20 oder 30 Jahren Frauen mit drohenden
Fehlgeburten mit vaginalen Progesterongaben, etwa mit Utrogest®, the-
rapiert.

In einer neuen großen randomisierten Studie hat man 2019 einmal genau angeschaut, mit welchen Effekten dies geschieht. In dieser PRISM-
Studie *(Progesterone in Spontaneous Miscarriage)* hat man die Schwangerschaften von über 4000 Frauen begleitet, bei denen in den ersten
12 Wochen der Schwangerschaft eine Blutung eingetreten war. Bei allen
Frauen war zuvor eine intakte Schwangerschaft per Ultraschall festgestellt worden. Die Frauen erhielten alle bis zur 16. SSW zweimal täglich
ein Vaginalzäpfchen.

Und siehe da: Die Ergebnisse waren einigermaßen ernüchternd. Mit Progesteron gebaren 75 % der Frauen ein gesundes Baby. 72 % waren es in
der Placebogruppe ohne Progesteron. Unter statistischen Aspekten heißt
das ganz eindeutig: Progesteron zur Verhinderung einer Fehlgeburt ist
nicht wirksam.

Man hat sich aber dann in dieser Studie noch mal eine Untergruppe von
Frauen gesondert angesehen: die Frauen mit drei oder mehr Fehlgeburten in der Vorgeschichte. Und siehe da: Von diesen Frauen bekamen in
der Progesterongruppe 72 % ein gesundes Baby, aber nur 57 % aus der
Placebogruppe. Statistisch geschen ist dieser Unterschied signifikant
und damit natürlich ein Grund, Frauen mit dieser Vorgeschichte auch
Progesteron zu verordnen, vermutlich aber eben nur diesen Frauen.

Wie du siehst: Beide verbreiteten, gut gemeinten, aber hilflosen Ansätze in der Verhütung von Fehlgeburten – Bettruhe und Progesteron – bringen nach neuen Untersuchungen den allermeisten Frauen überhaupt nichts. Wir lernen daraus, dass es sehr wahrscheinlich enorm wichtig ist, viel, viel früher anzusetzen. Und für eine gute Vitalstoffversorgung, fitte Eizellen und Spermien und gute Einnistungsbedingungen zu sorgen, weil die frühen Zellteilungen und eine intakte DNA die ganz zentralen Voraussetzungen dafür sind, dass aus der befruchteten Eizelle ein gesundes Baby heranreifen kann. Letztlich muss man auch an die im Folgenden vorgestellten naturheilkundlichen Maßnahmen die gleichen Maßstäbe für ihre Wirksamkeit anlegen. Da es aber kein wissenschaftliches Interesse an diesen Fragestellungen gibt, existieren dazu fast überhaupt keine Studien. Und da ich grundsätzlich von den Ansätzen der Regulationstherapie – darunter verstehen Alternativmediziner jede Art von Therapie, die einen aus dem Gleichgewicht geratenen Organismus wieder in diesen zurückbringt – und von mir aus auch vom erweiterten Placeboeffekt (die beide ja tatsächlich nachweislich therapeutische Wirkungen besitzen) überzeugt bin, räume ich auch diesen Ansätzen hier einen gebührenden Platz ein: Bryophyllum etwa oder auch Frauenmantel.

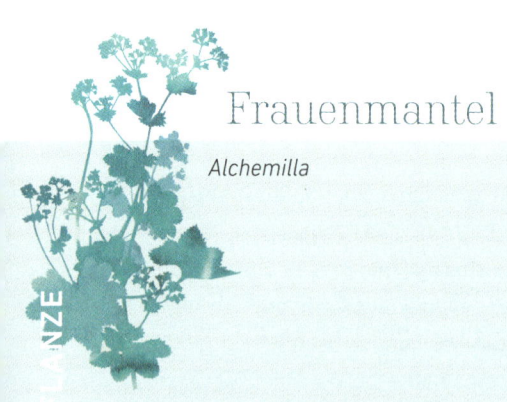

Frauenmantel

Alchemilla

Der Frauenmantel *(Alchemilla)* ist in seinem Wesen genau das, was für viele Frauen in unterschiedlichen Situationen rund um das Kinderkriegen eine Hilfe und Unterstützung ist. Das Blatt dieses Rosengewächses symbolisiert einerseits den weichen Schoß einer Frau, der rhythmisch jeden Morgen einen funkelnden Tropfen gebiert, der im Kelch des Blattes wie ein Tautropfen funkelt. Gleichzeitig wirkt sein flaumiges Blatt wie ein schützender Mantel, der sich um alle Wesensmerkmale des fruchtbaren Lebens herumlegt.

Frauenmantel wirkt ausgleichend auf die hormonelle Situation, kräftigt die Gebärmutter und schützt das Baby, das in deinem Schoß behütet heranwächst.

Anwendung:

- *Du kannst **Frauenmantel als Tee** trinken, um deine Fruchtbarkeit zu unterstützen und die frühe Schwangerschaft zu stabilisieren. Trinke dazu kontinuierlich 2–3 Tassen täglich in der Kinderwunschphase und in der frühen Schwangerschaft (gerne natürlich mit Pausen, wenn er dir zwischenzeitlich aus den Ohren herauskommt).*
- *Alternativ: **Alchemilla Urtinktur (Ceres)**, 1- bis 3-mal täglich 2–5 Tropfen lutschen (Frauenmantel pur).*
- ***Alchemilla comp. (Ceres)** ist eine Komposition, die Frauenmantel zusammen mit weiteren Heilpflanzen enthält. Die schwarze Johannisbeere unterstülzl die Hinwendung zum mütterlichen Element, zur Verschmelzung, Einheit und Liebe. Salbei wirkt sanft hormonell ausgleichend, Wolfstrapp ausgleichend und rhythmisierend und unterstützt so den weiblichen Zyklus. Bärlauch steht für das frühlingshaft Lebendige. 1- bis 3-mal täglich 2–5 Tropfen lutschen.*

Begleitung bei Blutungen und einer drohenden Fehlgeburt

- **Das Allerwichtigste:** Verbinde dich innerlich mit deinem Baby und knüpfe sozusagen ein Herzensband. Begib dich in einen Dialog, dein Baby ist ja da und ein wirkliches, reales Gegenüber. Gibt es etwas, was du deinem Baby sagen möchtest oder es dir?

- **Bachblüten gegen die Angst:** Sie helfen dir, wieder Boden unter die Füße zu bekommen. Als »Notfalltropfen« ist die Rescue-Mischung immer eine gute Idee. Nimm davon 3 Tropfen auf die Zunge und lutsche sie im Mund, diese Gabe kann im Akutfall (bei Panikanfällen) bis zu viertelstündlich wiederholt werden.

- **Bettruhe** ist zwar nicht notwendig und hat keinen Einfluss auf den Fortgang der Schwangerschaft, tut vielen Frauen aber gut. Wenn es dir hilft, zu dir und deinem Kind zu kommen, lasse dich krankschreiben.

- **Widerstehe der Versuchung,** alle zwei Tage beim Arzt per Ultraschall gucken zu lassen, ob dein Baby noch wohlauf ist. Ich weiß, dass das schwer ist! Doch deine kurz gewonnene Sicherheit und Erleichterung reicht nur bis zum nächsten Toilettengang. Die Studien zum Einfluss gehäufter Ultraschalluntersuchungen in der Frühschwangerschaft sind bislang nicht ganz eindeutig. Verzichte darauf, wenn es dir irgendwie möglich ist.

- Wenn die Blutung weiterhin besteht, könnte es eine Alternative sein, den **Wert des Schwangerschaftshormons ß-HCG** im Blut zu bestimmen und dessen Verlauf zu beobachten. Das kann auch deine Hebamme zu Hause auf deinem Sofa tun. Der ß-HCG-Wert steigt bei einer intakten Frühschwangerschaft von Tag zu Tag steil an. Achtung: Ein einzelner Wert sagt sehr wenig aus, auch wenn das Internet natürlich voll ist von Normwertetabellen. Nur eine weitere Bestimmung einige Tage danach dokumentiert den Verlauf – und bestenfalls den Anstieg –, der hier entscheidend ist. Bei einer steigenden ß-HCG-Kurve ist von einer intakten Schwangerschaft auszugehen.

- Das **pflanzliche anthroposophische Medikament → *Bryophyllum*** ist ebenfalls wunderbar geeignet, dich emotional und deine Schwangerschaft zu stabilisieren. Nimm von der Bryophyllum 50 % Trituration (Weleda) 6-mal täglich eine Messerspitze und lasse sie im Mund zergehen.

- **Ein weiteres Mittel bei drohenden Fehlgeburten, die sich aufhalten lassen wollen:** die Urtinktur des Amerikanischen Schneeballs, *Viburnum prunifolium*, 3-mal täglich 10 Tropfen.
- **Vaginale Gaben des Gelbkörperhormons Progesteron** (zum Beispiel Utrogest®), waren früher in diesen Situationen üblich. Neuere Studien zeigen aber, dass es wohl in der frühen Schwangerschaft keinen Einfluss auf den Ausgang der Schwangerschaft hat, es sei denn, du hast schon drei oder mehr Fehlgeburten erlebt.

Der Super-GAU: Ablauf einer Fehlgeburt

In diesem und den folgenden Absätzen beschreibe ich, was bei einer Fehlgeburt passiert und wie sie abläuft. Wenn dir das zu heavy ist, lies bitte nicht weiter. Wenn du es brauchen wirst, sind diese Informationen nicht so einfach zu finden. Weil ich weiß, wie wichtig sie sind, folgen sie hier im Detail, an den Stellen, an denen es Details braucht. In manchen Regionen erhalten Frauen überhaupt keine Aufklärung in Sachen Fehlgeburt, zu ihren Handlungsoptionen und zum unterschiedlichen denkbaren medizinischen Prozedere. Das ist, mit Verlaub, unethisch und teilweise leider hinter dem Mond. In meiner Begleitung von Frauen bei Fehlgeburten (und auch aus eigener Erfahrung) weiß ich, wie wichtig ein differenzierter, sensibler und begleitender Umgang damit ist. Dazu sind die folgenden Abschnitte da.

Einige Fehlgeburten starten mit Blutungen, die dann kräftiger werden und später dann in wehenartigen Krämpfen münden, viele andere aber zeigen sich zunächst ganz still im Sinne einer sogenannten *verhaltenden Fehlgeburt*, medizinisch: die *missed abortion*.

Diese macht sich erst mal nicht an bestimmten äußerlichen Symptomen bemerkbar. Oft wird nur zufällig bei der zweiten oder dritten Vorsorgeuntersuchung entdeckt, dass das Baby nicht mehr gewachsen und keine Herzaktion mehr nachweisbar ist. Eine Blutung fehlt also zunächst. Diese Diagnose ist immer ein Schock und eine emotionale Katastrophe. Dein Baby ist gegangen, einfach so.

Die missed abortion: eine Fehlgeburt wurde diagnostiziert

Noch immer ist es vielerorts medizinische Routine, die Frauen sofort für eine Curettage, eine Ausschabung also – warum nur gibt es in der Frauenheilkunde so viele verletzende, schmerzhafte Worte? –, in die Klinik einzuweisen. Leider entspricht das eher einer über Jahre gewachsenen und verknöcherten Tradition und nicht dem schonendsten Weg nach neuer Datenlage. Auch nicht dem, wie es mittlerweile in angrenzenden europäischen Ländern gehandhabt wird und wie man alternativ damit umgehen könnte. Die neueren Arbeiten zu dem Thema zeigen eindrucksvoll, dass eine Curettage in den allerseltensten Fällen notwendig ist – wir reden hier von weit über 90 %. Meine praktische Erfahrung aus zehn Jahren Begleitung *Kleiner Geburten*, wie ich es viel lieber nenne, bestätigt das. So kann vielleicht auch auf anderen Ebenen als der körperlichen eine Verletzung vermieden werden: auf der der weiblichen Integrität, auf der der Seele.

Eine Fehlgeburt wurde diagnostiziert: Was du jetzt tun kannst

- **Erst einmal gar nichts.** Außer realisieren, was da geschehen ist. Zunächst stehst du unter Schock und machst von nun an – in sehr individuellem Tempo – alle Phasen der notwendigen Trauerarbeit durch: Bodenlose Verzweiflung, Trauer, Wut und natürlich auch die große Frage nach dem »Warum?« stürzen dich in eine emotionale Achterbahn. Von jetzt auf gleich ist alles anders. Es ist der denkbar schlechteste Zeitpunkt, um Entscheidungen zu treffen. Du bist handlungsunfähig. Gib dir die Zeit, es ist nicht notwendig, im Moment irgendetwas zu tun!

- **Ein winziger Hoffnungsfunken:** Manche Babys wachsen auch zu Beginn einer Schwangerschaft sehr unorthodox. Von den gültigen Normwerten ist das zu halten, was immer von ihnen zu halten ist: Es ist die Mittellinie durch alle Ausreißer. Untersuchungen zeigen, dass ein abwartendes Verhalten auch bei einer fehlenden Herzaktion oder einer leeren Fruchthöhle bis etwa zur 7. SSW durchaus Sinn machen kann. Manche Babys scheinen zu einer ganz frühen Zeit in ihrem Wachstum und sogar mit ihrem Herzschlag in so etwas wie einen Winterschlaf zu fallen. Es spricht überhaupt nichts dagegen, eine oder zwei Wochen lang zu warten, um dann noch einmal zu schauen (nicht alle zwei Tage nachgucken!). Ich habe schon einige Babys im Wochenbett betreut, deren Müttern gesagt wurde: *»Das wird nix, da sehe ich nichts. Da müssen wir eine Ausschabung machen.«* Hänge nicht alles daran, aber überstürze eben auch nichts. Abzuwarten und dann noch mal zu schauen, kann in jedem Fall eine Option sein – und dir ein wenig Zeit verschaffen, mit deinen Gefühlen hinterherzukommen.

- **Wenn es doch so ist, dass dein Baby gegangen ist:** Verarbeiten ist ein Prozess. Körper und Seele brauchen ihre Zeit. Deshalb ist es hilfreich, nichts zu überstürzen und nicht in Aktionismus auszubrechen. Bis vor wenigen Jahren war es noch üblich – und in einigen Regionen ist es das bis heute –, den Frauen direkt nach der Diagnose, dass das Baby nicht mehr lebt, einen Überweisungsschein für die Klinik zur Ausschabung in die Hand zu drücken, wo sie sich spätestens am folgenden Tag auf dem OP-Tisch wiederfanden. Das ist weder notwendig noch ratsam. Für jede weitere Schwangerschaft ist es gut, die Gebärmutter wirklich in Ruhe zu lassen und sie keinem Verletzungsrisiko auszusetzen. Sie kann das allein! Du kannst alternativ eine natürliche *Kleine Geburt* einfach zu Hause abwarten. Das kann allerdings dauern, manchmal nur einige Tage, manchmal auch (wenige) Wochen. Nur in ganz seltenen Fällen ist letztlich eine Curettage nötig!

- **Überlege zumindest, ob eine Kleine Geburt zu Hause eine Option für dich sein könnte.** Es ist verständlich, dass du erst einmal innerlich die Flucht ergreifst und einfach nur in Narkose versetzt werden möchtest, in der Hoffnung, das könne auch deine unendliche Verzweiflung betäuben.

- Ein totes, winziges Baby in deinem Bauch – und einfach so abwarten? Manchmal ist das eine etwas unheimliche Vorstellung. Andersherum gedacht: **Dort bei dir ist es noch ganz sicher und geborgen, und ihr habt alle Zeit der Welt füreinander.** Ganz sicher entwickelst du jedenfalls keine »Vergiftungs-« oder Sepsis-Symptome, zu deren Vermeidung du eilig etwas tun müsstest. Ganz im Ernst und ganz sicher: Es ist *nicht* gefährlich, zunächst einfach abzuwarten!

- **Eine weitere Möglichkeit ohne langes Warten,** welches manchen Frauen als eine zu große Herausforderung erscheint, und ohne eine

Curettage ist die Gabe des Medikaments Misoprostol (Cytotec®), das recht zuverlässig eine natürliche *Kleine Geburt* auslöst (mehr dazu findest du im Kapitel *Schulmedizin: Ohne Curettage).*

- **Suche dir eine Hebamme, die Fehlgeburten zu Hause begleitet.** Sie unterstützt dich während dieses ganzen Prozesses, körperlich, aber auch in deiner Trauer, mit allen deinen Fragen. Falls es nötig ist, gibt es auch verschiedene Möglichkeiten der naturheilkundlichen Unterstützung, die deine Hebamme anwenden kann. Auch diese Hebammenbegleitung wird von deiner Krankenkasse übernommen.

- **Ausnahmslos alle Frauen, die ich mit einer Fehlgeburt zu Hause begleitet habe,** waren sehr glücklich und dankbar, diesen Weg gegangen zu sein, der damit Bestandteil des »Lebens im Fluss« und der eigenen körperlichen Kompetenz war und der keine (chirurgischen) Maßnahmen unter Narkose gebraucht hat.

Wenn du gern auf eine Ausschabung verzichten möchtest, ist das Wichtigste, dass dir vorher klar ist, dass dies Warten bedeutet, und dass das nicht immer leicht ist. Vielleicht erfährst du in dieser Phase auch sehr wenig unterstützende Begleitung, da viele Frauenärzte dieses abwartende Verfahren nicht gut kennen und wenig Erfahrung mit dem Ablauf einer spontanen Fehlgeburt haben. Vielleicht geben sie dir auch mehr oder weniger deutlich zu verstehen, dass sie es für überflüssigen neumodischen Schnickschnack halten, wo man doch »die Sache« schnell beenden könnte. Es kann wirklich dauern! Nimm dir diese Zeit zum Abschiednehmen, zum Weinen, für die Leere, die erst mal leer bleibt – für all das.

Du kannst den Zyklus aus der Zeit vor der Schwangerschaft nachrechnen. Oft verabschieden sich die Kinder zu einem Zeitpunkt, an dem du normalerweise deine Menstruation bekommen hättest, und auch begleitende Maßnahmen (s. die folgenden Seiten) sind zu diesem Zeitpunkt besonders sinnvoll, weil dann die Gebärmutter offenbar auf mehr Aktivität eingestellt ist. Rechne also damit, dass es eher zwei bis drei Wochen dauert, bis dein Körper das Baby hergeben möchte, als zwei bis drei Tage. Das Warten kann zäh sein, traurig, leer und lang. Und es ist eine Herausforderung, deinen Alltag mit diesem Geschehen in dir zu verbinden.

Manchmal wirst du das Gefühl haben, nichts ließe sich jetzt damit vereinbaren. Wie sollst du weitermachen, als sei nichts geschehen? Arbeiten, einkaufen, Elternabend im Kindergarten, Geburtstag einer Freundin? Und dabei darauf zu warten, dass du dein Baby endgültig verlierst? Manchmal tut es auch gut, sich mit diesen alltäglichen Dingen abzulenken. Die Sorge, es könnte jederzeit ohne Vorwarnung losgehen, du also unvermittelt stark zu bluten beginnst, ist fast immer unbegründet.

Im Nachhinein wird sich für dich diese Zeit, die du dir genommen hast, und die Wichtigkeit, die du damit diesem Kind eingeräumt hast – das ab jetzt für immer Teil deiner Biografie (und auch für immer dein Kind) sein wird –, sehr wahrscheinlich friedlich, gut und richtig anfühlen. Es ist manchmal ein notwendiger Weg, und manche Schritte, die wir im Leben zu gehen haben, lassen sich nicht abkürzen.

Dein Baby loslassen

Spüre achtsam nach, wie viel Zeit du euch geben möchtest und kannst, bis dein Baby sich von dir verabschieden kann und du dich von ihm. In Absprache mit deiner Hebamme kannst du ergänzend folgende Maßnahmen erwägen. Die folgende Liste ist eine verkürzte Version, weil es wichtig ist, sich dazu fachkundige Begleitung zu suchen. Leider gibt es diese jedoch nicht immer und überall. Suche dir Unterstützung!

Naturheilkundliche Maßnahmen, um dein Baby loszulassen

- Hirtentäschel-Urtinktur, 2-mal täglich 20 Tropfen.
- Alternativ oder ergänzend: Hirtentäscheltee.
- Ein gebärmutteranregendes Massageöl für deinen Bauch ist das Ut-Öl *(Ingeborg Stadelmann)*. Massiere damit sanft deinen Bauch über dem Schambein. Es kann sein, dass diese Berührung deiner Gebärmutter, in der dein Kind noch weich eingebettet ist, sehr emotional und aufwühlend für dich ist. Nimm dir Zeit für alles, was da kommt, auch für alle Tränen, die geweint werden wollen.
- Rainfarn-Tinktur, alternativ zu Hirtentäschel, 2-mal täglich 20 Tropfen
- Vitamin C hochdosiert, 6 Gramm (etwa ein TL voll) gut über den Tag verteilt. In dieser Dosierung regt Vitamin C die Gebärmutteraktivität an. Achtung, die Darmperistaltik ebenfalls: Diese Dosis kann Durchfall

auslösen. Am besten als Ascorbinsäurepulver, in einer dunklen Glasflasche aufgelöst, über den Tag verteilt trinken. Wenn dir das zu sauer ist, sind retardierte Kapseln eine Alternative.

- **Senfmehlfußbäder** wirken intensiv anregend und ausleitend: 2 EL Senfmehl (aus der Apotheke) in einen großen Eimer mit lauwarmem Wasser geben. Zehn bis 15 Minuten Füße und untere Wade baden, dabei ruhig nach und nach heißeres Wasser nachlaufen lassen *(ansteigendes Fußbad)*. Wahrscheinlich werden deine Füße richtig warm; manchmal brizzelt es auch etwas. Danach ist die Haut leicht gerötet und brennt leicht, das ist normal. Creme oder öle die Füße gut ein, ziehe dir warme Socken an und lege dich zum Nachruhen ins Bett.

Schulmedizin: Ohne Curettage

Es gibt natürlich auch einen schulmedizinischen Weg der abwartenden Fehlgeburtsbegleitung. Nur ist dieser in Deutschland noch nicht so bekannt. Sicher wird sich das in den nächsten Jahren ändern, weil die Zahlen dazu aus den Ländern (etwa Skandinavien, Benelux, Schweiz), in denen dies Verfahren mittlerweile ganz und gar üblich ist, einfach so bestechend gut sind. Einige Frauenärzte, und auch Kliniken, verordnen mittlerweile auch hierzulande recht großzügig das Medikament Misoprostol (Cytotec®), welches im Off-Label-Verfahren (d.h. außerhalb des durch die Arzneimittelbehörden zugelassenen Gebrauchs) sowohl für eine Geburtseinleitung bei Terminüberschreitung, als auch bei einem medikamentösen Schwangerschaftsabbruch verwendet wird. Dieses Medikament ist verschreibungspflichtig und löst bei einer *missed abortion* recht zuverlässig eine Fehlgeburt aus. Auch das kann also eine Option sein, wenn du nicht (weiter) warten kannst oder möchtest, aber dennoch am liebsten um eine Curettage herumkämest.

Diese Tabletten werden vaginal angewandt. Und es braucht eine valide Dosis: In den Studien dazu kommt es nach der vaginalen Gabe von 800 µg Misoprostol bei 90,6 %, nach 600 µg bei 87,8 % aller Frauen (das sind 3–4 Tabletten à 200 µg) zu einer vollständigen Fehlgeburt, die keiner weiteren Behandlung bedarf. Oftmals folgt das In-Gang-Kommen der *Kleinen Geburt* mit Blutungen und wehenartigen Schmerzen wenige Stunden später.

Wichtig ist hier, dass die Dosis stimmt! Manche Frauenärzte »trauen« sich offenbar noch nicht so recht an diese noch neue und zudem Off-Label-Anwendung heran. Aber nur halbherzig einzelne Tabletten zu verteilen, führt meist nicht zum Ziel.

Eine solche medikamentös unterstützte Fehlgeburt gehört auch in eine gute Begleitung, die der Frauenarzt im Praxisbetrieb oft nicht angemessen übernehmen kann. Es ist nämlich wirklich eine *Kleine Geburt*, viel mehr als eine verstärkte Menstruation!

Was passiert bei einer natürlichen Fehlgeburt

Die meisten Frauen beginnen zuerst stärker zu bluten und bekommen dann wehenartige Schmerzen, die sich – wenn du noch keine Babys geboren hast – ungefähr anfühlen, wie intensive Regelschmerzen. Es ist absolut in Ordnung, dabei Schmerzmittel zu nehmen. Bei einer Einleitung mit Cytotec® lasse ich meinen Frauen Ibuprofen 600 und Buscopan® da, die sie einfach nach Gefühl nehmen können oder auch gleich zusammen mit dem Cytotec®. Auch ein Tee aus Gänsefingerkraut kann helfen, Schmerzen zu lindern. Die Kräuterexpertin Margret Madejsky empfiehlt, das Kraut *in Milch gesotten* zuzubereiten: Nimm dazu 1–2 EL auf einen Viertelliter Milch und lasse alles zusammen 5–10 Minuten köcheln.

Am einfachsten ist es, wenn deine Frauenärztin dir Cytotec mitgibt, sodass du es zu Hause, an einem guten Ort, zu einem Zeitpunkt, den du selbst bestimmst, anwenden kannst. Wichtig ist, dass du nicht allein bist! Dein Mann kann bei dir sein und/oder eine Freundin. Und mit etwas Glück ist auch deine Hebamme in Rufnähe. Sorge für eine gute, gemütliche und geschützte Umgebung. Mach das Handy aus. Dein Mann wird vermutlich froh sein, irgendetwas tun zu können, vielleicht macht er dir Schnittchen und eine Wärmflasche. Ihr betrauert gemeinsam einen großen Verlust.

Von der Cytotec®-Gabe bis zum In-Gang-Kommen der Fehlgeburt dauert es meist eine bis vier Stunden. Viele Frauen unterschätzen den Umfang der Blutung – erschrick nicht darüber. Es ist gut möglich, dass mehrere Handvoll Blut mit Gewebsanteilen aus dir herauskommen. Manchen Frauen wird auch etwas übel und sie müssen sich übergeben. Gar nicht selten löst sich dann auch die etwa walnussgroße Fruchthöhle und kommt gänzlich intakt mit dem kleinen Embryo aus dir heraus. Manche Frauen wollen das Baby achtsam auffangen und vielleicht im Garten verbuddeln. Achte also darauf, wenn du auf die Toilette gehst: Es kann gut sein, dass es dort aus dir herausflutscht.

Hebammenbegleitung ist dabei und auch in den Tagen drum herum enorm wichtig und hilfreich. Allein bist du auf allen Ebenen damit vermutlich vollkommen überfordert. Du selbst kannst und sollst nicht beurteilen, ob das alles so richtig abläuft. In seltenen Fällen kann eine Blutung auch mal so kräftig sein, dass du dich lieber in ein Krankenhaus fahren lässt. *Ver*bluten wirst du aber ganz sicher nicht!

Curettage

Auch wenn es sich in den Abschnitten zuletzt vorwiegend darum drehte, wie du eine Ausschabung vermeiden kannst, ist eine Curettage natürlich nicht das Ende der Welt, obwohl sich vielleicht alles in dir gerade so anfühlt. Wenn alles Warten nicht zu einer spontanen (oder nicht zu einer vollständigen) *Kleinen Geburt* geführt hat, oder wenn das für dich kein denkbarer Weg war, ist eine Curettage in der Gynäkologie ein Routineeingriff, der nur wenige Minuten dauert. In vielen größeren gynäkologischen Praxen wird dieser Eingriff ambulant durchgeführt. Du bekommst dazu eine Narkose (eine kurze, angenehme, fast immer mit Propofol, einem intravenös verabreichten Narkosemittel) und kannst kurz darauf nach Hause gehen. Geschabt oder gekratzt wird da übrigens gar nichts. An einer schwangeren Gebärmutter benutzt man nur ganz feine, zarte, atraumatische Instrumente. Die Curette ähnelt eher einem kleinen langstieligen Eiscafélöffel, mit dem man das Gewebe ganz behutsam aus der Gebärmutter entfernt.

Nach einer Fehlgeburt

- **Nach einer Fehlgeburt blutet es** meist noch einige Tage lang leicht, etwa wie bei einer Menstruation. Einige Frauen haben noch einige Zeit – bis zu wenige Wochen lang – eine leichte Schmierblutung. Wenn du dazu etwas Unterstützendes unternehmen möchtest, kann → *Frauenmanteltee* oder → *Nest-Tee* eine gute Idee sein. Oft stellt sich dein Menstruationszyklus auch bald darauf wieder ein.

- **Einige Frauen wollen am liebsten sofort wieder schwanger werden,** andere brauchen etwas mehr Zeit. Meiner Erfahrung nach sind alle Empfehlungen zu den Pausen, die eingehalten werden sollten nicht besonders hilfreich – das sagt auch die aktuelle Studienlage. Du wirst wieder schwanger werden, wenn es so sein soll, und auch dein Körper dazu bereit ist.

- **Der Verlust wird dich auf emotionaler Ebene sicher noch einige Zeit begleiten.** Von einem Moment auf den anderen hat sich deine Lebensperspektive komplett verändert: Auch wenn dein Baby noch winzig klein war, war es eben doch schon ganz da. Mit allen Bildern, die du dazu im Kopf hattest: Du hast dir vorgestellt, wie du im nächsten Frühling mit dem Kinderwagen spazieren gehst. Es gab bereits einen ausgerechneten Entbindungstermin. Deine Eltern haben in überbordender Vorfreude das Familienbabybettchen vom Dachboden geholt ... – alle diese kleinen und großen Dinge.

- **Das plötzliche Zuschlagen des Schicksals ist etwas, mit dem wir nicht gerechnet haben.** Das wirft uns aus unserer vermeintlich so sicheren Welt und nimmt uns etwas von dem Selbstverständlichen, vielleicht auch von dem naiv-romantischen Gefühl, dass immer alles gut gehen wird. Es ist vielleicht im Moment nicht besonders tröstlich, aber auch glücklose Schwangerschaften sind in unserer Frauen-Fruchtbarkeitsbiografie etwas Normales – etwas, das geschieht, und auch etwas, das nicht grundsätzlich die Frage »Können wir jemals ein gesundes Baby bekommen?« verneint. Auch wenn es sich jetzt im Moment so anfühlt.

- **Männer und Frauen trauern möglicherweise unterschiedlich.** Vielleicht hast du das Gefühl, dein Mann könne schon viel schneller zu so etwas wie Alltag zurückkehren und du fühlst dich unverstanden.

- **Auch in deinem Umfeld warten manchmal Momente, in denen du still leidest und einfach unfassbar traurig bist.** Vielleicht verkündet eine Freundin kurz darauf ihre Schwangerschaft – oder traut sich kaum, weil sie auch deine Geschichte mit dir geteilt hat – und du freust dich für sie – natürlich –, aber ...

- **Rechne damit, dass es Zeit braucht.** Eine kleine Narbe auf deiner Seele wird bleiben. Und ein kleiner Platz in deinem Herzen für dieses Kind auch.

Gundelrebe

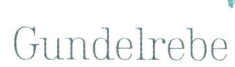

Glechoma hederacea

Gundelrebe wirkt vor allem stabilisierend für die Selbstheilungskräfte und hilft dabei, erstarrte Prozesse wieder in den Fluss des Lebens zu integrieren. Sie stellt Urvertrauen wieder her und hilft bei der Einsicht, dass wir nicht immer aktiv werden müssen, um einen Schritt weiter zu gehen. Sie hilft nach Fehlgeburten, um wieder Vertrauen in das Vermögen des Körpers herzustellen, oder wenn du dich im Aktionismus-Hamsterrad gefangen fühlst – auch etwa in den Pausen von (hormonellen und assistierten) Kinderwunschbehandlungen.

Anwendung: *Gundelrebe ist ein wichtiger Bestandteil in ausleitenden Nest-Tees, und auch als Urtinktur entfaltet sie heilsame Wirkungen. Nimm von der Urtinktur Glechoma hederacea (Ceres) 1- bis 3-mal täglich 2–5 Tropfen.*

Star of Bethlehem

Die Trostblüte

Star of Bethlehem beschreibt einen wirklichen Schock. Du hast eine schwere körperliche oder seelische Erschütterung erlebt, von der du dich bis jetzt nicht erholt hast. Das können Unfälle sein, schlimme Geburtserlebnisse, Todesfälle oder eben auch der Verlust eines Kindes bei einer Fehlgeburt. Auch Narkosen in jeder Form passen gut in das Bild dieser Blüte, sie symbolisieren den Kontrollverlust, den du erlebt hast, in einer Situation, in der du weder körperlich noch emotional handlungsfähig warst. Der Schock sitzt dir noch so sehr in den Knochen, dass du wie erstarrt bist. Das kann länger zurückliegen oder auch erst vor kurzem geschehen sein. Seither leidest du eher still, auch deine Tränen sind erstarrt und können gar nicht so richtig fließen. Star of Bethlehem kann diese Starre auflösen, sodass du ins Leben zurückkehren kannst. Der Weg zur Verarbeitung des Erlebten wird geöffnet.

Typische Zitate im Star-of-Bethlehem-Zustand:
»Alles ist wie durch Glas.«
»Wenn ich an die Fehlgeburt denke, sehe ich das alles von außen, wie in einem Film.«
»Meine Kehle ist wie zugeschnürt.«

Dein Kraftsatz:

»Ich kann mich wieder spüren und endlich Traurigkeit empfinden. Heilung kann Stück für Stück geschehen.«

Anwendung: *Nimm 3-mal täglich einen Pipettenspritzer unter die Zunge und lasse die Blüte oder die Bachblütenmischung im Mund zergehen. Bei akuten Ereignissen (Angst, Schock, körperlichen Akutsituationen) auch öfter: Du kannst alle zehn Minuten einige Tropfen unter die Zunge geben.*

SCHWANGER WERDEN NACH EINER RISIKOSCHWANGERSCHAFT

Wenn du einmal eine Schwangerschaft erlebt hast, auf der durch eine relevante Schwangerschaftskomplikation ein Schatten lag, hat das ganz sicher Spuren bei dir hinterlassen. Wahrscheinlich ist es dir kaum möglich, an das Schwangersein zu denken, ohne dass diese Gefühle zurückkehren. Nie wieder wirst du unschuldig in eine Schwangerschaft hineingehen können. Du bist möglicherweise noch immer belastet von den Gedanken, die damit verknüpft sind oder konkreten Erlebnissen, die hinter dir liegen. Das können Serien von Spezialuntersuchungen in der Pränatalmedizin sein, medizinische Interventionen der unterschiedlichsten Art, vielleicht eine belastende Geburt, die davon überlagert oder viel zu früh war. Oder es waren insgesamt viel mehr Eingriffe notwendig, als du dir jemals hättest ausdenken können. Vielleicht wurde es schlussendlich ein Kaiserschnitt, oder deinem Baby ging es nach der Geburt nicht gut und du hast eine frühe Trennung von deinem Baby erlebt.

Die gute Nachricht ist, dass du Einiges tun kannst, um vorbereitet in diese Schwangerschaft zu gehen und ein wirklich neues Kapitel aufzuschlagen. Einige Schwangerschaftskomplikationen haben ein gewisses Wiederholungsrisiko, wenn man aber um sie weiß, kann man daraus sinnvolle Diagnose- und Prophylaxemaßnahmen ableiten.

Schwanger werden nach einer Frühgeburt oder einer drohenden Frühgeburt

Wenn du schon einmal eine Frühgeburt hattest – das sind Geburten vor der vollendeten 37. Schwangerschaftswoche –, gibt es ein gewisses Wiederholungsrisiko. Fast immer gehen einer Frühgeburt vorzeitige Wehen und/oder eine Zervixinsuffizienz (ein verfrühtes Verkürzen deines Gebärmutterhalses) voraus. Ein paar beruhigende Zahlen zu Beginn: Selbst, wenn du wirklich echte vorzeitige Wehen hast, führt dies in 50 bis 80 Prozent der Fälle nicht zu einer Frühgeburt. Immerhin 50 bis 70 Prozent der Schwangeren mit der Diagnose »vorzeitige Wehen«, die mit Placebo behandelt werden, entbinden in der Nähe des errechneten Termins. Der häufigste Hintergrund einer drohenden Frühgeburtssymptomatik ist eine Störung der → *vaginalen Flora*. Dies sollte konsequenterweise der erste (und wichtigste!) Ansatz sein. Ausführliches dazu mit beeindruckenden Zahlen gleich im folgenden Extrakapitel.

Auch Progesteron hat in der Prophylaxe von Frühgeburten seinen Platz, auch hier ist die Wirkaussage, wie schon bei der Prophylaxe von frühen Fehlgeburten, nicht ganz eindeutig: Aber eine protektive vaginale Gabe scheint tatsächlich die Schwangerschaftsdauer bei drohenden Frühgeburten zu verlängern – vor allem bei Frauen mit belasteter Anamnese (vorzeitigen Wehen, Spätaborten oder Frühgeburten in einer vorausgegangenen Schwangerschaft). Deine Frauenärztin wird dir also in diesen Fällen großzügig Utrogest® verschreiben.

Möglicherweise wird man im Falle einer Vorgeschichte später in der Schwangerschaft auch einen Früherkennungstest durchführen: den Fibronektin-Test. Fibronektin kann man sich wie einen Klebstoff vorstellen, der von deinem Körper produziert wird. Er verbindet die Fruchtblase mit deiner Gebärmutter und verklebt deren Strukturen miteinander. Sobald dein Körper sich auf die Geburt vorbereitet, löst sich dieser Klebstoff und kann dann mit einem Abstrich in deiner Scheide nachgewiesen werden. In der frühen Schwangerschaft (vor der 32. SSW) hat er eine hohe Aussagekraft. Ist der Test negativ, bedeutet das zu über 99 Prozent, dass nicht mit einer Geburt in den nächsten 14 Tagen zu rechnen ist.

Vaginale Flora

Eine der wichtigsten Schutzmechanismen deines Körpers für eine gesunde Schwangerschaft ist eine gesunde Vaginalflora. Deine Vagina beherbergt ein weites Keimspektrum von annähernd 300 bis 400 unterschiedlichen Bakterienarten, davon ungefähr 80% aus verschiedenen Stämmen der Laktobazillen. Diese Laktobazillenflora wird nach ihrem Entdecker »Döderlein-Flora« genannt.

Ein paar Unterarten dieser Laktobazillen sind besonders wichtig: Sie produzieren Wasserstoffperoxid (H_2O_2) und andere Bacteriocine – Stoffe, mit denen das Wachstum anderer, fremder Keime gehemmt wird. Damit wird der pH-Wert deiner Scheide und eine lebhafte Döderlein-Flora stabil gehalten. So kann eine Besiedelung mit anderen, potenziell infektiösen Keimen abgewehrt werden. Ist deine Flora widerstandsfähig und gut etabliert, werden ihr auch ein paar tapfere Pilzsporen oder vereinzelte Gardnerellen keine Probleme bereiten. Sinkt aber die Keimzahl an diesen speziellen Laktobazillen und kommt der pH-Wert dauerhaft durcheinander, bist du gefährdeter, eine vaginale Infektion zu bekommen.

Man weiß heute, dass die günstige Besiedelung der Scheide in vielerlei Hinsicht einen wichtigen Einfluss auf eine gesunde Schwangerschaft hat. Bei der überwiegenden Mehrheit der Komplikationen rund um die Frühgeburtlichkeit (vorzeitige Wehen, Zervixinsuffizienz, frühe vorzeitige Blasensprünge) ist zumindest die Mitbeteiligung einer gestörten Vaginalflora zu vermuten.

In einer amerikanischen Studie gelang es ausschließlich anhand des Vaginalstatus, also der genauen Untersuchung und Differenzierung der Scheidenflora, den Verlauf von Schwangerschaften mit einer an Sicherheit grenzenden Wahrscheinlichkeit vorherzusagen. Acht von neun Frühgeburten wurden in der 20. SSW nur anhand der Scheidenflora vorausgesagt. Eine große Wiener Studie identifizierte 2014 ebenfalls allein auf der Basis des Vaginalstatus bei symptomfreien Frauen um die 20. SSW Risikoschwangere. Dadurch gelang es, mit einer Therapie die Frühgeburtenrate um 50 Prozent zu senken.

Vaginalstatus

Mit einem vollständigen Vaginalstatus kann man Bakterien differenzierter betrachten, als es unter dem Mikroskop (*Nativabstrich*, Standarduntersuchung beim Frauenarzt) möglich ist.

Nur so kann man sehen, ob auch reichlich von den »richtig guten«, Wasserstoffperoxid produzierenden Exemplaren unter all den Laktobazillen sind. Denn ausschließlich um die geht es: Frauen, die vorwiegend nicht-H_2O_2-produzierende Stämme in ihrer Flora beherbergen, haben ein annähernd doppelt so hohes Risiko für Schwangerschaftskomplikationen.

Eine herkömmliche Anzüchtung von Kolonien auf Agarmedien reicht dazu nicht aus, man sieht diese Unterschiede der verschiedenen Laktobazillen nicht. Für einen vollständigen Vaginalstatus entnimmt man einen Abstrich und schickt ihn in ein spezialisiertes (!) Labor (etwa das Institut für Mikroökologie in Herborn). Dort findet durch einen molekularbiologischen Nachweis eine genaue Differenzierung der verschiedenen Keime, also auch der Unterarten der Laktobazillen statt. Eine solche Untersuchung ist keine Standardmaßnahme, auch nicht in der Schwangerschaft im Rahmen der Mutterschaftsrichtlinien.

Es ist möglich, dass dein Frauenarzt diese Untersuchung nicht durchführt, weil er sie nicht kennt oder so wenig darüber weiß, dass er nichts davon hält. Ein solcher Abstrich ist teurer als der übliche Nativabstrich und muss eventuell von dir selbst bezahlt werden, er kostet etwa 80 Euro. In Österreich wird diese Vorsorgemaßnahme nach der genannten Wiener Studie gerade massiv propagiert und auch von den Krankenkassen unterstützt.

Routinemäßig bei der Vorsorge gemessen wird der vaginale pH-Wert, das ist eine mittlerweile überall anerkannte Maßnahme. Doch allein dieser pH-Wert reicht für eine valide Aussage über die Gesundheit der Vaginalflora nicht aus. Er ist ein Indikator, aber kein Beweis für eine gute Scheidenflora. Der Candidapilz fühlt sich auch im sauren Milieu wohl, andere Bakterien produzieren ebenfalls Säuren (etwa Buttersäure), die den pH-Wert günstig erscheinen lassen. Als vor fast 40 Jahren die pH-Wert-Bestimmung zur Erkennung eines Frühgeburtsrisikos von Prof. Erich Saling identifiziert wurde, war man schon auf der richtigen Spur. Nur geht es heute aufgrund der diagnostischen Möglichkeiten exakter. Ich persönlich würde, nach allem, was ich mittlerweile zum fantastischen Mikrobiom des Menschen weiß, allen Frauen zu einem vollständigen Vaginalstatus schon in der Kinderwunschphase raten.

Unterstützung einer gesunden Vaginalflora

• **Schaffe gute klimatische Bedingungen für eine gesunde Vaginalflora.** Dazu gehört atmungsaktive Baumwollunterwäsche und am besten die Abwesenheit von Slipeinlagen. Vor allem solche mit irgendeiner Form von »Auslaufschutz« sind ungünstig, schon schlichte Folien verändern die Temperatur- und Feuchtebedingungen in der Unterhose messbar. Hightech-Multiabsorber oder »24-Stunden-Frischegefühl-Marken« erst recht.

- **Menstruationscups oder Period-Panties,** etwa von *ooshi berlin*, sind deutlich florafreundlichere Periodenprodukte als Tampons.
- **Reduziere deinen Seifengebrauch im Vaginalbereich.** Zu viel Seife entfettet die Haut und beeinträchtigt deine Hautflora damit in ihrer wichtigen Schutzfunktion.
- **Wenn du deine Schamhaare rasierst:** Besonders reichhaltig konserviert sind herkömmliche Rasierschäume. Konservierungsmittel sollen nicht nur vor Infektionen bei Mikroverletzungen schützen, sie dämmen auch deine gesunde, dich schützende Hautflora ein. Eine Alternative ist banales Pflanzen- oder Kokosöl, funktioniert super.
- **Prophylaxe beim Schwimmen:** Entgegen weit verbreiteter Mythen steckt frau sich mit Pilzen nicht etwa an, weil diese im Wasser herumschwimmen oder sich auf Klobrillen aufhalten, sondern durch das Chlorwasser, welches beim Schwimmen an die Haut und teilweise in die Scheide gelangt. Dort wirkt das Chlor – wie im Schwimmbadwasser auch, dazu ist es da – desinfizierend. In diesem Fall desinfiziert es auch deine Scheide und deine schöne, gesunde Döderlein-Flora. Und dann haben Pilze – die endogen aus deinem eigenen Körper stammen – leichtes Spiel.
- Wenn du empfindlich für vaginale Infektionen bist, kannst du deine Schutzflora nach dem Schwimmen oder auch in regelmäßigen Abständen mit **»Döderlein aus der Apotheke«** unterstützen. Führe dazu an zwei aufeinanderfolgenden Abenden pro Woche eine Kapsel oder ein Zäpfchen ein. Wichtig ist, dass du ein Präparat mit Wasserstoffperoxid produzierenden Stämmen wählst, es sollte also L. gasseri und/oder L. acidophilus vorhanden sein, zum Beispiel in SymbioVag® oder Döderlein Med®.
- **Keine gute Idee, aber immer noch ein verbreiteter Tipp: Joghurttampons.** Die Bakterien im Joghurt sind zwar auch Milchsäurebakterien, aber nicht die, die deine Vaginalflora braucht. Es sind keine H_2O_2-produzierenden Stämme, dafür aber bisweilen beispielsweise Schimmelsporen. Mit dem Einführen von Tampons mit fraglicher Botschaft züchtest du also überhaupt nicht das an, was du brauchst.
- Dass eine **gesunde, an positiven Arten reiche Darmflora** auch deine Vaginalflora günstig beeinflusst, gilt mittlerweile als gesichert. Bei

häufigen Infekten – auch häufigen Blasenentzündungen! – ist eine Symbioselenkung der → *Darmflora* eine wichtige begleitende Maßnahme.

- **Deine vaginalen Keime sind auch für dein Baby wichtig.** Denn es sind die allerersten Bakterien, zu denen es in seinem Leben direkten Kontakt hat. Sie stellen gewissermaßen die Starterkultur für die wichtige Keimbesiedelung deines Kindes dar. Aufgrund ihres biologischen Vorsprungs werden sie es sein, die sich bei deinem Kind etablieren werden. Umso besser, wenn sie gesund und besonders variantenreich ist.

Schwanger werden nach einer Gestose oder Plazentainsuffizienz

Gestose bedeutet übersetzt »gestörte Schwangerschaft« und ist ein Oberbegriff für verschiedene stoffwechselinduzierte Erkrankungen, die durch die Schwangerschaft selbst im mütterlichen Organismus und in der Folge auch beim Baby unterschiedliche Kettenreaktionen ganz unterschiedlichen Ausmaßes auslösen können. Etwa 6 bis 8 % aller Schwangerschaften zeigen Symptome aus diesem Formenkreis. Es sind auch heute noch unterschiedliche, teilweise früher übliche Begriffe im Umlauf. Der veraltete Begriff »Schwangerschaftsvergiftung« hält sich hartnäckig im Volksmund, EPH-Gestose war bis Anfang der 1990er-Jahre gebräuchlich (die englischen Kürzel stehen für E = Ödeme, P = Proteinurie, die Eiweißausscheidung über den Urin, H = Hypertonie, Bluthochdruck).

Am verbreitetsten ist mittlerweile der Begriff Präeklampsie (»Zustand vor dem Krampfanfall«). Eine weitere, sehr ernst zu nehmende Störung ist das HELLP-Syndrom, eine seltene Präeklampsieform mit Leberbeteiligung, die sehr schwer verlaufen kann.

Die Ursachen für diese Gestosen sind in ihrer Komplexität noch an verschiedenen Punkten nicht abschließend verstanden. Es gibt viele Theorien, die im Wesentlichen die Einnistungssituation der befruchteten Eizelle, Störungen des Blutgerinnungssystems, immunologische und entzündliche Faktoren sowie verschiedene genetische Komponenten betrachten. Auch eine Unterversorgung mit spezifischen Nährstoffen vor und sehr früh in der Schwangerschaft ist in diesem Zusammenhang als Co-Faktor in den Fokus gerückt.

Präeklampsien sind in den Industrienationen eine der häufigsten Ursachen für Frühgeburten und Mütter- und Säuglingssterblichkeit und daher immer ernst zu nehmen.

Plazentainsuffizienz

Die Ursachen einer Plazentainsuffizienz liegen meistens auch in der gleichen komplexen Pathophysiologie einer Präeklampsie. Oft entwickelt sie sich ebenfalls aus einer ganz frühen Einnistungsstörung der Plazenta. Wenn die Plazenta dein Baby nicht ganz so optimal versorgt, erkennt man das meist zunächst am gehemmten Wachstum deines Babys. Es ist insgesamt kleiner, als es familiäre Größenverhältnisse erwarten lassen, oder die Wachstumskurve verläuft flacher als normal. Beide Schwangerschaftskomplikationen, die Gestosen und die Plazentainsuffizienz, haben ein erhöhtes Wiederholungsrisiko. Wenn man darum weiß, kann man gezielt und frühzeitig, nämlich schon vor einer Schwangerschaft, sinnvolle Maßnahmen ergreifen, die das Risiko deutlich senken können.

Homocystein

Frauen mit schweren Präeklampsieverläufen weisen einen statistisch höheren → *Homocysteinwert* im Blut auf. Homocystein ist ein Abbauprodukt des Eiweißstoffwechsels. Es schädigt die Gefäßinnenwände, dieser Prozess ist an der Entstehung einer Präeklampsie direkt beteiligt. Ein hoher Homocysteinspiegel geht mit einem erhöhten Risiko an Neuralrohrdefekten beim Baby, Fehlgeburten, Präeklampsien, vorzeitigen Plazentalösungen, Frühgeburten und unterversorgten Kindern durch eine Plazentainsuffizienz einher. Bei einem hohen Homocysteinspiegel kannst du den Wert mit gezielten Gaben der im Kapitel *Ernährung und Vitalstoffe* genannten B-Vitamine senken.

Präeklampsie-Prophylaxe

Vor allem Frauen, die mehrere Risiken für eine Präeklampsie haben, können je nach Risikoprofil bereits in der Kinderwunschphase prophylaktisch Maßnahmen ergreifen. Im Wesentlichen sind es Aspekte der Ernährung und der Nahrungsergänzung, die eine wichtige Rolle spielen können und die du beeinflussen kannst.

- Nimm **Kontakt mit der** *Arbeitsgemeinschaft Gestose-Betroffene e.V.* auf. Frauen, die an Präeklampsie erkranken oder zu den wesentlichen Risikogruppen gehören, finden hier umfangreiche Informationen auf aktuellem und höchstem wissenschaftlichen Niveau und vor allem auch: Zuspruch und wichtigen Rat zur Praxis.
- **Ausgewogenes und kalorisch ausreichendes Essen** (vor allem eine gute Eiweiß- und hochwertige Kohlenhydratversorgung) ist enorm wichtig. Iss dich wirklich immer gut satt und trinke genug.
- Eine besondere Rolle spielen weitere typische Ernährungsansätze, die sich durchgesetzt haben, im Wesentlichen die **salz- und eiweißreiche Ernährung.**
- Die **Unterversorgung mit teilweise spezifischen Nährstoffen** ist offenbar ein wichtiger Mosaikstein in der Erklärung einer Präeklampsie-Entwicklung. Folsäure und B-Vitamine wurden bereits im Zusammenhang mit dem Homocystein genannt. Auch weitere Mikronährstoffe spielen im Hinblick auf den oxidativen Stress und den NO-Stress (s. → *Arginin*) auf zellulärer Ebene eine Rolle. Eine Ergänzung mit den antioxidativ wirksamen Vitaminen C und E wird von einigen Autoren als sinnvoll erachtet.
- Auch der **Homocysteinspiegel** selbst kann früh oder bestenfalls schon vor einer Schwangerschaft bestimmt werden.
- **Vitamin D:** Es gibt mittlerweile deutliche Hinweise, dass eine unzureichende Zufuhr und ein niedriger Vitamin-D-Spiegel zu Beginn der Schwangerschaft sich in mehrerlei Hinsicht negativ auswirken können. Ein Vitamin-D-Mangel in der Schwangerschaft ist assoziiert mit diversen Schwangerschaftskomplikationen und eben auch mit einer höheren Rate an Präeklampsien. Deshalb ist es aus meiner Sicht immer und für alle Schwangeren sinnvoll, den Vitamin-D-Spiegel schon vor einer Schwangerschaft zu messen und Vitamin D entsprechend zu supplementieren, um hochnormale Werte zu erreichen → *Vitamin D.*
- **Niedrig dosiertes Aspirin® (ASS 100)** ist auch bei Gestose-Risikofrauen ein vielversprechender Ansatz. Die Studienlage ist noch etwas unklar, da aber keine negativen Effekte zu beobachten sind, kann das von Beginn der Schwangerschaft an eventuell eine sinnvolle Maßnahme sein, die auch von der *AG Gestose-Betroffene e.V.* empfohlen wird.

- **Gabe von Arginin:** In den komplexen Entstehungstheorien einer Präeklampsie spielt die Gefäßgesundheit und Endothelschäden in den feinen Kapillargefäßen und Spiralarterien im plazentaren Gefüge wahrscheinlich eine zentrale Rolle. Das Endothel ist die innere Auskleidung unserer Blutgefäße. Intaktes, gesundes Gefäßendothel setzt Stickstoffmonoxid (NO) frei. Im Falle einer Gestose wird diese NO-Bildung gehemmt, man spricht dann von »NO-Stress«. Bei dem NO-Freisetzungsprozess ist die Aminosäure L-Arginin wesentlich beteiligt. Untersuchungen konnten zeigen, dass die NO-Synthese durch die Gabe von L-Arginin verbessert und damit die Präeklampsie-Symptomatik – vor allem ein erhöhter Blutdruck – positiv beeinflusst werden kann. Eine Dosierung von 3-mal täglich 1–2 g kann ein erfolgversprechender Therapieansatz sein.
- **Magnesium** ist ein wichtiges Mineral, und in der Schwangerschaft besteht ein erhöhter Bedarf um etwa 300 mg. Noch höhere Dosen haben im Gegensatz zu früheren Vermutungen keinen schützenden, prophylaktischen Effekt auf die Entwicklung eines Bluthochdrucks.
- **Spezifische Serum-Marker im mütterlichen Blut** können relativ präzise Hinweise auf frühe (und auch spätere) Manifestationen einer Präeklampsie liefern. Der so genannte sFlt-1/PlGF-Quotient wird dazu bei akutem Verdacht oder bei einer Präeklampsie in der Vorgeschichte in bestimmten Abständen gemessen, in der frühen Schwangerschaft kommt der PAPP-A dazu. So kann das individuelle Risiko besser eingeschätzt und die zuvor erwähnten vorbeugenden Maßnahmen gezielt getroffen werden.

Gestationsdiabetes

Wenn du in einer früheren Schwangerschaft schon mal einen Gestationsdiabetes hattest – und immerhin 5 bis 7 % aller Schwangeren entwickeln einen solchen – gibt es für dich ein gewisses Wiederholungsrisiko, in einer weiteren Schwangerschaft erneut einen solchen Schwangerschaftsdiabetes zu entwickeln und auch ein deutlich erhöhtes Risiko, später im Leben an einem Diabetes Typ 2 zu erkranken, vor allem dann, wenn du dich (weiterhin) kurzkettig kohlenhydratreich ernährst.

Sinnvoll ist daher vor allem eine ausreichend frühe Diagnostik, um eine Insulinresistenz, also eine Vorstufe eines Diabetes, frühzeitig zu entdecken. Man wartet also in diesen Fällen *nicht* auf das routinehafte Screening in der Schwangerschaft, das rund um die 20. Schwangerschaftswoche durchgeführt wird. Screenings sind dazu da, in einer nichtrisikospezifizierten Gruppe (in diesem Fall: alle Schwangeren) mit einem groben Sieb zu fischen. Du gehörst aber – wenn du schon einmal einen Gestationsdiabetes hattest – eben genau zu einer Risikogruppe und solltest daher mit feineren Methoden und vor allem zu einem früheren Zeitpunkt untersucht werden, da schon eine unentdeckte Insulinresistenz den Kinderwunsch ungünstig beeinflusst. Sie erhöht den oxidativen Stress in deinen Zellen und verschlechtert damit die Befruchtungsraten. Gut geeignet ist dazu der sogenannte → *HOMA-Index*, ggf. zusammen mit dem HbA1c-Wert.

Eine prophylaktische Gabe von Myo-Inositol könnte in der Kinderwunschphase bis mindestens in die 20er-Schwangerschaftswochen eine gute Idee sein. Alles Weitere findest du unter *Übergewicht und Insulinresistenz* im Kapitel *Ernährung und Vitalstoffe*.

NEUE ANSÄTZE DER FERTILITÄTSMEDIZIN – EIN (KURZER) ÜBERBLICK

Seit dem Beginn der Nullerjahre gibt es ergänzend zu den assistierten Verfahren neuere Ansätze in den Kinderwunschbehandlungen, die zunehmend Verbreitung finden – vornehmlich in den USA, aber auch hierzulande mehr und mehr.

Bei Störungen der → *ovariellen Reserve*, altersbezogener Subfertilität, niedrigem → *AMH*, vor allem dann, wenn die ovarielle Response nicht gut ist – Impulse zur Unterstützung der Eireifung (etwa mit Clomifen) also nur eine verhaltene Antwort zeigen – gab es bislang außer »oft probieren« keine wirklich guten Ansätze. Nachdem aber mehr und mehr klar wird, dass es möglich ist, große Effekte durch »Anti-Aging für deine Ovarien« und eine Verbesserung der Eizell- und Spermienqualität zu erreichen, kommen nun neue Therapieansätze ins Spiel.

Oft dauert es mindestens zehn Jahre, bis sich »neue Erkenntnisse« aus ersten, pionierhaften Studien auch durchsetzen. Nicht ganz zu Unrecht natürlich, es muss ja alles erst einmal genau unter die Lupe genommen werden. Auch mögliche Nebenwirkungen, die vielleicht nicht zuallererst im Fokus standen, wollen bedacht werden; viele Effekte sieht man erst nach langjähriger Anwendung.

Möglicherweise wird dir also in der konventionellen Fertilitätsbehandlung von Pregnenolon oder DHEA (noch) nichts erzählt oder wenn dies geschieht, dann klingt es sehr exotisch oder experimentell. In der Fachwelt mehren sich die Hinweise, dass DHEA bei verschiedenen zentralen Fruchtbarkeitsthemen eine wertvolle Unterstützung sein kann. Eventuell musst du dich zu diesem Thema also noch mal vertieft einlesen – dabei hilft die lange Quellenliste im Anhang – und diese Ansätze selbst im Kinderwunschzentrum ansprechen und die Initiative ergreifen.

Pregnenolon

Pregnenolon ist gewissermaßen *die* Vorläufersubstanz verschiedener Steroidhormone. Es wird direkt aus dem Hormonausgangsbaustoff, aus → *Cholesterin*, gebildet – und zwar in deinen → *Mitochondrien*. Pregnenolon wiederum ist der direkte Vorläufer des Progesterons. Das nur noch mal als Reminder, warum drei Rühreier zusammen mit CoQ10 das ideale Frühstück bei Kinderwunsch sind: Du brauchst in deinem Essen Cholesterin und du brauchst gesunde Mitochondrien für alles Mögliche, aber zum Schwangerwerden ganz besonders. Ausreichend Progesteron ist wichtig, weil es für eine stabile zweite Zyklusphase sorgt.

Aus unterschiedlichen Gründen kann die Bildung von Pregnenolon beeinträchtigt sein. Die Nebenniere haben wir zuvor schon kennengelernt, dort wird Pregnenolon gebildet. Und die Cortisolproduktion, die dein Körper bei viel Stress ankurbeln muss, wird gegenüber der Produktion von Pregnenolon vorrangig behandelt. Wenn du dauerhaft und besonders viel Stress hast, riskierst du eine Erschöpfung deiner Nebenniere (→ *Adrenal Fatigue*) und dein Fortpflanzungshormonsystem kann einbrechen.

In neueren Ansätzen der Fertilitätsmedizin wird die gezielte Gabe von Pregnenolon genutzt, um die Ansprechbarkeit der Eierstöcke zu verbessern, wenn die *ovarielle Response* eingeschränkt ist oder eine *verminderte ovarielle Reserve* diagnostiziert wird (→ *ovarielle Reserve*).

Aus Pregnenolon wird wiederum eine weitere Hormonvorstufe gebildet, die für verschiedene hormonelle Steuerungsprozesse und deine Fruchtbarkeit wichtig ist: das DHEA.

DHEA

Auch das DHEA ist gewissermaßen ein »Mutterhormon«, es wird wie das Progesteron ebenfalls in der Nebenniere aus Pregnenolon gebildet und stellt wiederum über die Zwischenstufe Androstendion die Basis für Testosteron und die Östrogene dar.

DHEA spielt vermutlich eine zentrale Rolle in den menschlichen Alterungsprozessen, auch diese Grundlagenerkenntnis ist nobelpreisprämiert. In jungen Jahren, etwa um das 20. Lebensjahr herum, ist der DHEA-Spiegel am höchsten, danach sinkt er kontinuierlich ab. Damit ist der DHEA-Spiegel tatsächlich so etwas wie der Blick auf die biologische Uhr des Menschen.

DHEA wirkt »verjüngend« auf die Funktion deiner Eierstöcke und es erhöht die Anzahl der heranreifenden Eizellen und deren Qualität. Vor allem in den frühen Entwicklungsstadien der Eizellen, also einige Monate vor dem Eisprung, spielt das DHEA vermutlich eine entscheidende Rolle. In der Therapie mit DHEA beginnt man also genau in diesem Zeitfenster, etwa zehn bis zwölf Wochen vor der konkreten Kinderwunschphase oder vor dem geplanten IVF-Zyklus.

In den letzten Jahren mehren sich die Studien, in denen gezeigt wird, dass gerade Frauen mit einer eingeschränkten ovariellen Reserve sehr von einer DHEA-Gabe profitieren, dass sie schneller und möglicherweise spontan schwanger werden und tatsächlich pro Zyklus ihre Fruchtbarkeitsquote verdoppeln können. Dies scheint sowohl für assistierte Befruchtungen als auch für die Rate spontaner Schwangerschaften zu gelten. DHEA wirkt direkt auf die mitochondriale Aktivität in den Eizellen und damit auf deren Energiebereitstellung und Qualität. Auch eine Reduzierung der Fehlgeburtsquote wurde in jüngeren Studien festgestellt. Alles in allem könnte DHEA zusammen mit den wichtigen besprochenen Nährstoffen und dem Coenzym Q10 ein wirklicher Ansatz sein für eine Problematik, die bislang kaum lösbar erschien.

Gorse

Die Hoffnungsblüte

Bezeichnend für den Gorse-Zustand ist echte Hoffnungslosigkeit. Du hast schon ziemlich viel durchgemacht, warst erst lange bei deiner langjährigen Frauenärztin, dann zum Störfelder-Ausleiten bei deiner Heilpraktikerin, hast dich im Luna-Style massieren lassen und außerdem hattest du gefühlt mindestens 93 Akupunktursitzungen. Vielleicht hast du schon eine Serie an IVF-Zyklen hinter dir oder hattest schon Fehlgeburten, oder beides. Irgendwie scheint dich das Glück vollkommen verlassen zu haben, und mit ihm die Hoffnung. Innerlich hast du nach all den ernüchternden Diagnosen irgendwie aufgegeben. Aber das kann es doch noch nicht gewesen sein, du wünscht dir so sehr ein Baby! Für einen weiteren Versuch oder noch eine Idee hilft Gorse zu neuem Mut und beim Finden neuer Hoffnung. Egal, wie es ausgeht.

Typische Zitate im Gorse-Zustand:

»Ich hatte jetzt schon drei erfolglose IVF. Warum sollte es jetzt beim vierten Mal klappen?«

»Ich weiß einfach nicht mehr, wo ich noch Hoffnung hernehmen soll nach all den Jahren.«

»Wofür mache ich das hier eigentlich?«

Dein Kraftsatz:

»Ich habe neue Hoffnung und sehe eine Perspektive.«

Anwendung: *Nimm 3-mal täglich einen Pipettenspritzer unter die Zunge und lasse die Blüte oder die Bachblütenmischung im Mund zergehen. Bei akuten Ereignissen (Angst, Schock, körperlichen Akutsituationen) auch öfter: Du kannst alle zehn Minuten einige Tropfen unter die Zunge geben.*

Risiken und Nebenwirkungen der hormonellen Unterstützung

Immerhin sind beide Stoffe, Pregnenolon und DHEA, Hormone, die künstlich zugeführt werden. In den bisherigen Untersuchungen hat man bislang dennoch wenige »klinisch relevante Nebenwirkungen« gefunden, zumal es sich im besten Fall in der Fertilitätsmedizin um einen relativ kurzen und absehbaren Therapiezeitraum handelt. Denkbar wären bei hohen Dosen typische androgene Nebenwirkungen, da DHEA mit dem Testosteron interagiert: Akne, fettige Haut, Haarausfall, eventuell auch eine Störung der Insulinresistenz. Die meisten Quellen halten es deshalb auch für kontraindiziert bei PCOS.

Eine erhöhte Lebensenergie scheint tatsächlich die häufigste Nebenwirkung zu sein, daher mahnen einige Autoren zur Vorsicht bei bipolaren Persönlichkeitsstörungen. Auch bei durchgemachten hormonrezeptorsensitiven Krebserkrankungen wird von einer DHEA-Behandlung abgeraten.

Dosierung: DHEA ist in Deutschland rezeptpflichtig und wird Off-Label (d.h. außerhalb des durch die Arzneimittelbehörden zugelassenen Gebrauchs) verabreicht. Eine Therapie funktioniert also nur gemeinsam mit deiner Kinderwunschärztin. Die Dosierung wird auf deine Hormonwerte abgestimmt. Oft liegt sie bei etwa 1- bis 3-mal 10–25 mg täglich bis zum positiven Schwangerschaftstest. Vor dem Beschaffen dieser Medikamente auf halbseidenen Wegen des Internets rate ich dir ausdrücklich ab!

NACHWORT

Am Ende dieses Weges wird dies alles ein wichtiges Kapitel in deinem Leben gewesen sein: Die Zeit des Kinderwunsches. Voller Hoffen, Bangen und intensiver Gefühle. Ich wünsche dir von Herzen, dass dieser Wunsch sich für euch erfüllt. Und dass du eines Tages ungläubig auf den Teststreifen schaust, bevor es in dein Bewusstsein sickert und du nicht weißt, ob du lachen oder *weinen sollst und vermutlich beides gleichzeitig tust: Du bist schwanger.*

Du hast nun neun Monate Zeit, das zu realisieren und wirst aus dem Staunen nicht herauskommen. Herzlichen Glückwunsch, vor dir liegt nun ein weiteres, grandioses Abenteuer.

Wir wissen nicht, wie sich die Weichen für unser Leben stellen, und wie es am Ende für uns ausgehen wird. Manchmal mündet der große Wunsch nach einem Baby nicht in einer Schwangerschaft. Auch dann wird sich ein neues Kapitel öffnen: über den Abschied vom Kinderwunsch – wie es gelingt, Frieden zu schließen damit, dass ein existenzieller Wunsch sich nicht erfüllen wollte. Auch dabei wirst du Begleitung gut gebrauchen können. Mögest du auch bei diesem wichtigen Schritt Kraft und Mut finden.

ANHANG

Informationsmaterialien des Bundesfamilienministeriums rund um den Kinderwunsch, auch zu den heute gängigen Behandlungsmethoden der modernen Kinderwunschbehandlung, zu Fördermöglichkeiten von Land und Bund und vielem mehr findest du unter **informationsportal-kinder-wunsch.de**. Dort gibt es auch eine Datenbank mit unterschiedlichen Anlaufstellen, auch etwa zur psychologischen Begleitung.

Auch die Bundeszentrale für gesundheitliche Aufklärung stellt unter **familienplanung.de** viele Informationen und Broschüren bereit.

Unterstützung für **queere Paare**, für Paare, die aus unterschiedlichen Gründen **nicht mit eigenen Spermien oder Eizellen** schwanger werden können oder wollen und für **Singles**:

Die Kriterien für eine assistierte Kinderwunschbehandlung unterliegen zurecht komplizierten juristischen Auflagen. Viele dieser Auflagen münden in das ethisch hochkomplexe Embryonenschutzgesetz. Andere dieser Auflagen liegen im Personenstandsgesetz, und damit auch in allen Details des Adoptions-, Erb- und Unterhaltsrechts – und dies in einem vielfach nicht besonders zeitgemäßen Familienbild: Paare, die eine bestimmte ärztliche Behandlung in Anspruch nehmen möchten, müssen miteinander verheiratet sein oder in einer eingetragenen Lebenspartnerschaft leben. Gleichgeschlechtlichen verheirateten Paaren begegnen dennoch oft Vorbehalte in der ärztlichen Begleitung. Auch für die gesetzlichen Krankenkassen ist das eine der Bedingungen für eine Kostenerstattung: heterosexuell und verheiratet. Wenn das keine Option für dich ist, oder wenn du queer oder single bist, findest du auf diesen Seiten weitere Informationen:

queer-baby.info, queerkids.de, donogene-insemination.de, solomamapluseins.de

Dorothee Struck, Frauenärztin aus Kiel und Autorin mehrerer Bücher zum Thema »hormonfreies Verhüten«, ist gleichzeitig auf verschiedenen Plattformen in Sachen »Kinderwunsch« unterwegs. In unregelmäßigen Abständen hält sie hier und dort fluffige Webinare zu unterschiedlichen Themen rund um *female health*. Du findest sie auf Instagram unter **@dorotheestruck**, im Netz unter **frauengesundheit-kiel.de**

Zyklus

Wenn du dich näher mit NFP (Natürlicher Familien Planung) beschäftigen möchtest, findest du alles, was du wissen musst, in folgendem Buch: *Elisabeth Raith-Paula/Petra Frank-Herrmann: Natürliche Familienplanung heute. Modernes Zykluswissen für Beratung und Anwendung (Springer Verlag 2013).*

Die Autorinnen forschen seit über 30 Jahren im Rahmen der Arbeitsgruppe NFP/Sektion Natürliche Fertilität der Deutschen Gesellschaft für Gynäkologische Endokrinologie und Fertilitätsmedizin (DGGEF) in der Abteilung für Endokrinologie und Fertilitätsstörungen an der Universität Heidelberg. Ihnen ist vieles von dem zu verdanken, was wir heute über Fertilität und Schwangerwerden wissen.

sektion-natuerliche-fertilitaet.de, netzwerk-frauengesundheit.com

Wenn du einen analogen Zugang per Journal oder Tagebuch magst, ist der Planer/Workbook von Katja Vogt, der ganz wunderbar zum Erkunden deines Zyklus einlädt, vielleicht etwas für dich. Mit vielen spannenden Infos, **@feelyourflow** auf Instagram oder im Netz **feelyourflow.de**.

Gadgets zum Bestimmen der fruchtbaren Tage

Gleich vorweg: Einen Zykluscomputer zur Bestimmung der fruchtbaren Tage für über 400 Euro braucht kein Mensch. Zumindest erhöht er die Wahrscheinlichkeit, über die Zyklusbeobachtung schwanger zu werden, um kein einziges Promille gegenüber den nachfolgenden Tools. Hier zähle ich einige der modernen Gimmicks auf, die hilfreich sein können, um deine fruchtbaren Tage gemäß den wichtigen NFP-Regeln auszuwerten. Und: Nur weil ein bestimmter Zyklustracker gerade die tollsten Influencer-Rabattcodes bereithält, muss er nicht das Tollste sein, was es auf dieser Welt gibt.

Explizit keine Fertilitäts-Apps sind reine Zyklustracker wie etwa **Clue**, da sie eine gute Kalender-App darstellen, aber keine Fertilitätszeichen auswerten, wie du sie im Kapitel *Der weibliche Zyklus* beschrieben findest.

Thermometer: Ein banales, aber hochwertiges **Basal-Thermometer** – mehr braucht man eigentlich nicht. Sie kosten sämtlich unter 20 Euro, etwa das Ovy-Basics-Basalthermometer. Ob du die Temperaturen analog oder digital eintragen möchtest, ist Geschmackssache.

Fertilitäts-Apps: Jede schicke App ist nur so gut, wie die Daten, mit denen man sie füttert. Und auch, wenn andere Zyklen in riesigen Datenbanken mit einbezogen werden – das ist nur Statistik und bietet keine Vorsehbarkeit für diesen einen, deinen Zyklus.

myNFP: Für mich die beste App, die ohne Bluetooth-Schnittstelle zum passenden Thermometer »solo« nutzbar ist. Die Basis-Version ist kostenlos, mit den smarten In-App-Käufen kostet sie derzeit 30 Euro im Jahr.

Apps plus Bluetooth-Thermometer: Ovy Bluetooth® verbindet sich mit der zugehörigen App. Die App kannst du kostenlos auch allein mit einem analogen Thermometer nutzen, musst dann die Daten allerdings per Hand eintragen.

Cyclotest mySense werten wie das Ovy regelkonform aus, auch hier koppelt sich ein Bluetooth-Thermometer mit einer App.

Persona ist kein NFP-Zykluscomputer, sondern stützt sich ausschließlich auf Hormonurintests. Er kostet in der Anschaffung einmalig 100 Euro und dann etwa 10 Euro monatlich an fortlaufenden Kosten für die Teststreifen. Hochsignifikante Marker wie der Zervixschleim und die Basaltemperatur werden nicht ausgewertet!

Trackle ist im Prinzip ein vaginales Thermometer. Nicht ganz billig: Es kostet 250 Euro. Alle zwei Jahre muss die Batterie des Sensors ausgetauscht werden (Folgekosten ca. 100 Euro). Trackle misst im Schlaf und ermittelt aus den erhobenen Daten innerhalb einer mindestens 4-stündigen Schlafphase den niedrigsten Wert. Diesen definiert es als Basaltemperatur. Für stillende Frauen oder Schichtarbeiterinnen könnte dieser Punkt interessant sein, da es quasi egal ist, wann du schläfst und wann du deine Aufwachtemperatur misst.

breathe ilo: Dieses kleine Gerät nutzt einen relativ unbekannten, aber mit dieser neuen Technologie gut nutzbaren Fruchtbarkeitsindikator: das Abfallen des CO_2-Partialdrucks in der Atemluft einige Tage vor dem Eisprung. Noch neu, aber sicher eine smarte Ergänzung auf dem Gebiet des Zyklustrackings. Man atmet einfach eine Minute lang in das Gerät hinein und bekommt das Ergebnis angezeigt. Kleiner Nachteil: funktioniert weniger gut bei langen Zyklen, eine tägliche Messung ist erforderlich.

Kochen/Ernährung

Wer seine Ernährung aufwendiger umstellen muss oder möchte, findet unter den Stichworten *Paleo* oder *AIP (Auto-Immun-Protokoll)* passende Anregungen in Form von Kochbüchern oder Instagram-Accounts.

Ein weiterer Foodtrend, der das Ganze alltagskompatibel machen kann, hieß früher »Vorkochen«, heute »Meal Prep«. Unter diesem Stichwort sind zahlreiche Blogs, Kochbücher und auch Podcasts zu finden.

Vieles rund um Kochen und Ernährung ist im wahrsten Sinne des Wortes Geschmackssache, und täglich kommen neue Blogs etc. hinzu. Einige wenige stelle ich beispielhaft vor – eine vollkommen unvollständige Liste:

Einer der Paleo-Pioniere in Deutschland, **Felix Olschewski,** bloggt auf **urgeschmack.de** und vloggt auf Youtube (Instagram: **@urgeschmack**). Er erklärt dort spannende Basics zu natürlichem, respektvollem und nachhaltigem Essen. Bücher schreibt er auch: *Einfach essen. Die beste Ernährung für mich (Books on demand 2016)* ist eines davon.

Mickey Trescott, die Autorin des Kochbuchs *Das Autoimmun-Paleo-Kochbuch. Das erfolgreiche Protokoll bei Allergien, Hashimoto, Zöliakie und weiteren chronischen Krankheiten (Unimedica 2016)* ist auch auf den üblichen Kanälen vertreten: **@mickeytrescott** oder **mickeytrescott.com**

Bei **Stefanie Grauer-Stojanovic** findet man auf ihrem Blog **kochtrotz.de** (Instagram: **@kochtrotz**), viele tolle Rezepte für alle denkbaren Allergien und Nahrungsmittelintoleranzen.

Veronika Pachala (@carrotsforclaire – carrotsforclaire.com) hat vor etlichen Jahren mit dem Foodbloggen begonnen, als sie Mutter wurde und schreibt seither über familienkompatibles, gesundes Essen.

Natürlich muss niemand beim Thema »gesund essen« auf den Faktor *sexy* und *instagrammable* verzichten. Auch Köche, die einfach gut kochen und bei Amazon nicht unter »Fruchtbarkeitsdiät« gelistet sind, bilden im Prinzip genau das ab, was modernes und gesundes Essen bedeutet. **Yotam Ottolenghi** ist nur einer von ihnen. Viele vegetarische und auch vegane Anregungen (und einen der schönsten Food-Accounts auf Instagram) findet man natürlich bei **@krautkopf**, einem preisgekrönten Blog. Und tolle Bücher gibt's von Susann und Yannic natürlich auch: **kraut-kopf.de**

Wenn du dein Leitungswasser auf Rückstände unterschiedlichster Art testen lassen möchtest, helfen deine Wasserwerke oder **wassertest-online.de**

Vitamine und Vitalstoffe

Aus unterschiedlichen Gründen habe ich mich entschieden, hier keine Produkt- oder Firmennamen zu nennen. Der Markt ist ausgesprochen groß, täglich kommen neue Anbieter hinzu, andere verschwinden in der Versenkung.

Im Folgenden findest du aber Kriterien dafür, was ein gutes und seriöses NEM ausmacht und wo du es findest. In meinen #dienstagssprechstunden auf Instagram (**@kareendannhauer**) oder in meinem Blog lasse ich mich manchmal zu Konkreterem hinreißen.

Einen guten **Vitamin D-Rechner** mit allen Infos zur Einnahme und Berechnung des individuellen Vitamin-D-Bedarfs gibt es unter **edubily.de/vitamin-d-rechner-kostenlos/**

WORAN ERKENNST DU EIN GUTES NAHRUNGS-ERGÄNZUNGSMITTEL?

Der Markt für Nahrungsergänzungsmittel (NEM) ist ziemlich unüberschaubar geworden und es ist für Laien ausgesprochen schwierig, in diesem Dschungel die Übersicht zu behalten. Welche Produkte sind überhaupt geeignet und von wirklich guter Qualität, und welchem Hersteller kannst du guten Gewissens vertrauen?

Wenn du deine Produkte im Internet kaufst, vergewissere dich der Seriosität des Herstellers. Schaue unbedingt ins Impressum, welche Menschen dahinterstecken, und gern auch, was die Geschäftsführer noch so machen. Sind da fachlich kompetente Leute am Werk (findest du überhaupt Informationen dazu?) oder eher solche, die in erster Linie auf ein schnell skalierbares Online-Business aus sind?

Es ist relativ einfach, mit einem gewissen Invest bei den großen Verkaufsplattformen sehr schnell auf den ersten Plätzen gerankt zu werden, spezialisierte Agenturen machen den ganzen Tag nichts anderes. Ein hübsches Design, ein knackiges Storytelling dahinter, ein paar Domains mit »Informationsportalen« gekauft, einen Online-Kurs dazu und einen großen Schwung 5-Sterne-Bewertungen – fertig ist das Geschäftsmodell.

- Wenn du sicher sein möchtest, dass die **strengen gesetzlichen Richtlinien** zu Inhaltsstoffen und Dosierungen, die in Deutschland gelten, eingehalten werden, solltest du einen Hersteller wählen, der in Deutschland produziert und aus Deutschland verschickt. Viele Produkte aus dem Ausland sind hierzulande schlicht nicht verkehrsfähig und dürften daher gar nicht in Deutschland verkauft werden.
- **Besonders »bio« oder »natürlich«?** Kommt sehr gut an und sieht auch schicker aus auf Instagram, so ein fancy Superfood-Extrakt aus fernen Ländern. Eine bestimmte Dosis konkreter Vitamine aus einem Pflanzenextrakt ist für ein NEM aber schwierig umzusetzen oder diese Vorgehensweise ist sogar nicht erlaubt, weil natürliche Stoffe nie standardisierte Mengen eines Wirkstoffes enthalten. Vor allem geht »natürlich« meist zulasten der Bioverfügbarkeit, weil die »aktivierten« Verbindungen aus dem Labor weniger von den komplexen Umbaupro-

zessen in deinem Stoffwechsel benötigen. Und man braucht auch viel größere Mengen, etwa »8 Kapseln für den Tagesbedarf«. Wenn da »aus Gojibeerenextrakt« steht – iss lieber die Gojibeere selbst (die heimische Blaubeere tuts auch).

- **Bioverfügbarkeit:** Bestimmt ist dies das Kriterium, das du ohne fachliches Hintergrundwissen am wenigsten einschätzen kannst. Da, wo es besonders relevant ist (etwa Folsäure, Coenzym Q10), findest du im Innenteil des Buches alle notwendigen Informationen dazu.

- **Wirkangaben:** Am liebsten würde man natürlich auf seinen Kapseln lesen, dass diese »auch richtig was bringen« und »wofür die genau sind«. Allerdings wären das Wirkaussagen mit gesundheitlichem Bezug, und die sind in Deutschland bei NEM verboten! Die einzige Ausnahme sind die eng definierte Healthclaims, also die etwas geschraubten Formulierungen wie »Zink trägt zu einer normalen Fruchtbarkeit und einer normalen Reproduktion bei«. Je zurückhaltender die Formulierungen sind, umso ernster nehmen die Hersteller die Gesetzeslage.

- **Der Preis:** Gute Zutaten in der entsprechenden Qualität sind nicht billig, Wirkstoffe in guter Bioverfügbarkeit kosten oft ein Vielfaches. Dennoch fallen die Preise der unterschiedlichen Präparate extrem auseinander. Schau auf den Preis der gesamten Tagesdosis, von manchen Produkten benötigst du für die vorgesehene Tagesdosis eine, von anderen zwei oder mehr pro Tag.

- **Nur eine Pille?** Wenn du dir einen individuellen Nährstoffplan zusammenstellst, landest du vermutlich bei einer Art »Baukasten«, den du dir ganz nach deinen Bedürfnissen und Gesundheitsthemen (etwa deiner Ernährungsform, deinem Alter, deiner medizinischen Vorgeschichte) individuell zusammenstellen kannst. Es wird also eher ein kleines Sammelsurium unterschiedlicher Präparate sein. Es gibt diese Baukästen auch schon fertig zusammengestellt, meist sind das die qualitativ hochwertigeren Produkte, die eben auch etwas teurer sind. Auch wenn es convenient erscheinen mag: In eine einzige Pille passen die benötigten Supplemente meist schon quantitativ nicht hinein.

VERZEICHNIS DER ABKÜRZUNGEN

5-Methyl-THF = Methylfolat (Folsäure, reduzierte Form)

ACC = N-Acetylcystein

AFC = Antral Follicle Count

ALA = Alpha-Linolensäure

AMH = Anti-Müller-Hormon

ASS = Acetylsalicylsäure

ATP = Adenosintriphosphat

ß-HCG = humanes Choriongonadotropin (zentrales Hormon der frühen Schwangerschaft)

BMI = Body-Mass-Index

BPA = Bisphenol A (ein Weichmacher)

CoQ10 = Coenzym Q10

DFI = DNA-Fragmentationsindex

DHA = Docosahexaensäure (eine Omega-3-Fettsäure)

DHEA = Dehydroepiandrosteron (Hormon, das die Ausgangssubstanz für weitere wichtige Steroidhormone darstellt)

EAA-Getränke = Essential-Amino-Acids-Getränke

EPA = Eicosapentaensäure, eine Omega-3-Fettsäure

EPH-Gestose = englische Kürzel für E = Ödeme, P = Proteinurie, H = Hypertonie

FSH = Follikelstimulierendes Hormon

GABA = Gamma-aminobutyric acid (γ-Aminobuttersäure)

GALT = Gut Associated Lymphoid Tissue (immunkompetentes Gewebe im Darm)

GL = Glykämische Last

Glyx (GI) = Glykämischer Index

HbA1c = Glykohämoglobin (eine Form des roten Blutfarbstoffs Hämoglobin, an den Glukose gebunden ist)

HDL (High Density Lipoproteine)-Cholesterin = »gutes Cholesterin«

HELLP-Syndrom = eine schwere Sonderform der Präklampsie, gebildet aus den engl. Kürzeln für »Hemolysis« (Hämolyse), »Elevated Liver Enzymes« (erhöhte Leberwerte) und »Low Platelets« (zu geringe Anzahl an Blutplättchen)

HOMA-Index = Homeostasis Model Assessment (Laborparameter, in dem die Blutzuckerwerte dem Insulinwert gegenübergestellt werden)

HPU-Test = Test auf Hämopyrrollaktamurie (einer Stoffwechselkrankheit, die dem Körper Pyridoxal-5-Phosphat, die aktive Form von Vitamin B6, Zink und Mangan entzieht)

HyCoSy = Hysterosalpingo-Kontrastsonografie (eine Untersuchungsmethode der Eierstöcke auf Durchgängigkeit)

ICSI = Intracytoplasmatische Spermieninjektion (ein ausgewähltes, aufbereitetes Spermium wird direkt in die Eizelle injiziert)

IE = Internationale Einheit

IVF = In-vitro-Fertilisation (Befruchtung außerhalb der Gebärmutter)

KH = Kohlenhydrate

LDL (Low Density Lipoprotein)-Cholesterin = »böses Cholesterin«

LH = Luteinisierendes Hormon

MAR-Test = Mixed-Antiglobulin-Reaction-Test

MCT = mittelkettige Fettsäuren

MTHFR (Methylentetrahydrofolat-Reduktase)-Mutation = angeborener Gendefekt, bei dem es zu erhöhten Blutspiegeln der Aminosäure Homocystein kommt

NEM = Nahrungsergänzungsmittel

Neu5Gc = eine Sialinsäure

NFP = Natürliche Familienplanung

NO-Stoffwechsel= Stickstoffmonoxid-Stoffwechsel

oGTT = oraler Glukosetoleranz-Test

PCOS = Polyzystisches Ovar-Syndrom

PiP-Studie = Probiotics-in-Pregnancy-Studie

PlGF = Placental Growth Factor, Schlüsselfaktor für die Bildung von Blutgefäßen in der Plazenta

PRISM-Studie = Progesterone In Spontaneous Miscarriage

POI = Primäre ovarielle Insuffizienz

ROS = Reactive Oxygen Species

SCMPT = Spermien-Cervikalmucus-Penetrationstest (Kremer-Test)

SCSA-Test (HALO-Test) = Sperm-Chromatin-Structure-Assay

sFLT-1 = Soluble fms-like tyrosinekinase-1, Gefäßwachstum hemmender Marker

SHBG = Sexualhormon-bindendes Globulin

Sirt1 = Sirtuin-1 (ein Enzym)

SSRI = Serotonin-Wiederaufnahmehemmer

TSH = Schilddrüsen stimulierendes Hormon

QUELLEN

Die Quellenangaben entsprechen der Reihenfolge ihrer Bezüge oder Erwähnungen im Text.

Prolog

Frank-Herrmann, P/Jacobs, C/Jenetzky, E/Gnoth, C/Pyper, C/Baur, S/Freundl, G/Goeckenjan, M/Strowitzki, T, *Natural conception rates in subfertile couples following fertility awareness training,* Arch Gynecol Obstet. 2017; 295: 1015–1024

Lorenz, T-K/Heiman, JR/Demas, GE, *Sexual activity modulates shifts in Th1/Th2 cytokine profile across the menstrual cycle: An observational study,* Fertil Steril. 2015 Dec; 104(6): 1513–1521.e4

Der weibliche Zyklus

Gnoth, C/Godehardt, D/Godehardt, E/Frank-Herrmann, P/Freundl, G, *Time to pregnancy: results of the German prospective study and impact on the management of infertility,* Hum Reprod. 2003 Sep; 18(9): 1959–1966

Takasaki, A/Tamura, H/Miwa, I/Taketani, T/Shimamura, K/Sugino, N, *Endometrial growth and uterine blood flow: a pilot study for improving endometrial thickness in the patients with a thin endometrium,* Fertil Steril. 2010 Apr; 93(6): 1851–1858

Hashemi, Z/Sharifi, N/Khani, B/Aghadavod, E/Asemi, Z, *The effects of vitamin E supplementation on endometrial thickness/and gene expression of vascular endothelial growth factor and inflammatory cytokines among women with implantation failure,* J Matern Fetal Neonatal Med. 2019 Jan; 32(1): 95–102

Lazzarin, N/Vaquero, E/Exacoustos, C/Bertonotti, E/Romanini, ME/Arduini, D, *Low-dose aspirin and omega-3 fatty acids improve uterine artery blood flow velocity in women with recurrent miscarriage due to impaired uterine perfusion,* Fertil Steril. 2009 Jul; 92(1): 296–300

Weiss, NS/van Vliet, MN/Limpens, J/Hompes, PGA/Lambalk, CB/Mochtar, MH/van der Veen, F/Mol, BWJ/van Wely, M/*Endometrial thickness in women undergoing IUI with ovarian stimulation. How thick is too thin? A systematic review and meta-analysis,* Hum Reprod. 2017 May 1; 32(5): 1009–1018

Raith-Paula, E, Frank-Herrmann, P/Freundl, G/Strowitzki, Th, *Natürliche Familienplanung heute,* Heidelberg 2008 (4. Aufl.)

Small, CM/Manatunga, AK/Klein, M/Feigelson, HS/Dominguez, CE/McChesney, R/Marcus, M, *Menstrual cycle characteristics: associations with fertility and spontaneous abortion,* Epidemiology. 2006 Jan; 17(1): 52–60

Nawroth, F/Ludwig, M/Gnoth, C/Krüssel, J/Albring, C/Rabe, TJ, *Bewertung von ovarieller Reserve und Fertilität mit steigendem Lebensalter,* Reproduktionsmed. Endokrinol. 2014; 11 (1)/6–11

Deine Eizellen

Abdalla, H/Thum, MY, *Repeated testing of basal FSH levels has no predictive value for IVF outcome in women with elevated basal FSH*, Human Reproduction. 2006; 21: 171–174

Freeman, EW/Sammel, MD/Lin, H/Gracia, CR, *Anti-Müllerian hormone as a predictor of time to menopause in late reproductive age women*, J Clin Endocrinol Metab. 2012; 97: 1673–1680

Weghofer, A/Dietrich, W/Barad, D/Gleicher, N, Live birth chances in women with extremely low-serum anti-Mullerian hormone levels, Human Reproduction. 2011 July; 26(7): 1905–1909

Hagen, CP/Vestergaard, S/Juul, A/Skakkebæk, NE/Andersson, AM et al., *Low concentration of circulating AMH is not predictive of reduced fecundability in young healthy women: a prospective cohort study*, Fertil Steril. 2012; 98: 1602–1608

Brodin, T/Bergh, T/Berglund, L/Hadziosmanovic, N/Holte, J, *Menstrual cycle length is an age-independent marker of female fertility: results from 6271 treatment cycles of in vitro fertilization*, Fertil Steril. 2008 Nov; 90(5): 1656–1661

Small, CM/Manatunga, AK/Klein, M/Feigelson, HS/Dominguez, CE/McChesney, R/Marcus, M, *Menstrual cycle characteristics: associations with fertility and spontaneous abortion*, Epidemiology. 2006 Jan; 17(1): 52–60

Overbeek, A/Broekmans, FJ/Hehenkamp, WJ/Wijdeveld, ME/van Disseldorp, J et al., *Intra-cycle fluctuations of anti-Müllerian hormone in normal women with a regular cycle: a re-analysis*, Reprod Biomed Online. 2012; 24: 664–669

Broer, SL/Eijkemans, MJ/Scheffer, GJ/van Rooij, IA/de Vet, A et al., *Anti-mullerian hormone predicts menopause: a long-term follow-up study in normoovulatory women*, J Clin Endocrinol Metab. 2011; 96: 2532–9

Klonoff-Cohen, H/Natarajan, L/Marrs, R/Yee, B, *Effects of female and male smoking on success rates of IVF and gamete intra-Fallopian transfer*, Hum Reprod. 2001; 16: 1382–1390

Bidet, M/Bachelot, A/Bissauge, E/Golmard, JL/Gricourt, S et al., *Resumption of ovarian function and pregnancies in 358 patients with premature ovarian failure*, J Clin Endocrinol Metab. 2011; 96: 3864–3872

Bentzen, JG/Forman, JL/Pinborg, A/Lidegaard, Ø/Larsen, EC et al., *Ovarian reserve parameters: a comparison between users and non-users of hormonal contraception*, Reprod Biomed Online. 2012; 25: 612–619

Kallio, S/Puurunen, J/Ruokonen, A/Vaskivuo, T/Piltonen, T/Tapanainen, JS, *Anti-müllerian hormone levels decrease in women using combined contraception independently of administration route*, Fertil Steril. 2013; 99: 1305–1310

Gleicher, N/Kushnir, VA/Weghofer, A/Barad, DH, *The importance of adrenal hypoandrogenism in infertile women with low functional ovarian reserve: a case study of associated adrenal insufficiency*, Reprod Biol Endocrinol. 2016 Apr 26; 14:23

Yilmaz, N/Uygur, D/Inal, H/Gorkem, U/Cicek, N/Mollamahmutoglu, L, *Dehydroepi-*

androsterone supplementation improves predictive markers for diminished ovarian reserve: serum AMH, inhibin B and antral follicle count, Eur J Obstet Gynecol Reprod Biol. 2013 Jul; 169(2): 257–260

Barad, D/Brill, H/Gleicher, N, Update on the use of dehydroepiandrosterone supplementation among women with diminished ovarian function, J Assist Reprod Genet. 2007 Dec; 24(12): 629–634

Fusi, FM/Ferrario, M/Bosisio, C/Arnoldi, M/Zanga, L, DHEA supplementation positively affects spontaneous pregnancies in women with diminished ovarian function, Gynecol Endocrinol, 2013 Oct; 29(10): 940–943

Irani, M/Merhi, Z, Role of vitamin D in ovarian physiology and its implication in reproduction: a systematic review, Fertil Steril, 2014 Aug; 102(2): 460–468.e3

Nagaoka, SI/Hassold, TJ/Hunt, PA, Human aneuploidy: mechanisms and new insights into an age-old problem, Nat Rev Genet. 2012 Jun 18; 13(7): 493–504

Zeng, HT/Ren, Z/Yeung, WS/Shu, YM/Xu, YW/Zhuang, GL/Liang, XY, Low mitochondrial DNA and ATP contents contribute to the absence of birefringent spindle imaged with PolScope in in vitro matured human oocytes, Hum Reprod. 2007 Jun; 22(6): 1681–1686

Wilding, M/De Placido, G/De Matteo, L/Marino, M/Alviggi, C/Dale, B, Chaotic mosaicism in human preimplantation embryos is correlated with a low mitochondrial membrane potential, Fertil Steril. 2003 Feb; 79(2): 340–346

Van Blerkom, J/Davis, PW/Lee, J, ATP content of human oocytes and developmental potential and outcome after in-vitro fertilization and embryo transfer, Hum Reprod. 1995 Feb;10(2): 415–24

Van Blerkom, J, Mitochondrial function in the human oocyte and embryo and their role in developmental competence, Mitochondrion. 2011 Sep; 11(5): 797–813

Dumollard, R/Carroll, J/Duchen, MR/Campbell, K/Swann, K, Mitochondrial function and redox state in mammalian embryos, Semin Cell Dev Biol. 2009 May; 20(3): 346–353

Ge, H/Tollner, TL/Hu, Z/Dai, M/Li, X/Guan, H/Shan, D/Zhang, X/Lv, J/Huang, C/Dong, Q, The importance of mitochondrial metabolic activity and mitochondrial DNA replication during oocyte maturation in vitro on oocyte quality and subsequent embryo developmental competence, Mol Reprod Dev. 2012 Jun; 79(6): 392–401

Bentov, Y/Yavorska, T/Esfandiari, N/Juriscova, A/Casper, RF, The Contribution of mitochondral function to reproductive aging, J Assist Reprod. 2011 Sep; 28(9): 773–783

Shigenaga, MK/Hagen, TM/Ames, BN, Oxidative damage and mitochondrial decay in aging, Proc Natl Acad Sci U S A. 1994 Nov 8; 91(23): 10771–10778

Eichenlaub-Ritter, U/Wieczorek, M/Lüke, S/Seidel, T, Age related changes in mitochondrial function and new approaches to study redox regulation in mammalian oocytes in response to age or maturation conditions, Mitochondrion. 2011 Sep; 11(5): 783–796

Eichenlaub-Ritter, U/Vogt, E/Yin, H/Gosden, R., *Spindles, mitochondria and redox potential in ageing oocytes*, Reprod Biomed Online. 2004 Jan; 8(1): 45–58

Bonomi, M/Somigliana, E/Cacciatore, C/Busnelli, M/Rossetti, R/Bonetti, S/Paffoni, A/Mari, D/Ragni, G/Persani, L, Italian Network for the study of Ovarian Dysfunctions, Blood cell mitochondrial DNA content and premature ovarian aging, PLoS One. 2012; 7(8):e42423.

Bartmann, AK/Romão, GS/Ramos, Eda S/Ferriani, RA, *Why do older women have poor implantation rates? A possible role of the mitochondria*, J Assist Reprod Genet. 2004 Mar; 21(3): 79–83

Shaum, KM/Polotsky, AJ, *Nutrition and reproduction: is there evidence to support a »Fertility Diet« to improve mitochondrial function?*, Maturitas. 2013 Apr; 74(4): 309–312

Polak, G/Kozioł-Montewka, M/Gogacz, M/Błaszkowska, I/Kotarski, J, *Total antioxidant status of peritoneal fluid in infertile women*, Eur J Obstet Gynecol Reprod Biol. 2001 Feb; 94(2): 261–3

Wang Y, Sharma RK, Falcone T, Goldberg J, Agarwal A, *Importance of reactive oxygen species in the peritoneal fluid of women with endometriosis or idiopathic infertility*, Fertil Steril. 1997 Nov; 68(5): 826–830

Agarwal, A/Aponte-Mellado, A/Premkumar, BJ/Shaman, A/Gupta, S, *The effects of oxidative stress on female reproduction: a review*, Reprod Biol Endocrinol. 2012 Jun 29; 10:49

Song, Y/Liu, J/Qiu, Z/Chen, D/Luo, C/Liu, X/Hua, R/Zhu, X/Lin, Y/Li, L/Liu, W/Quan, S, *Advanced oxidation protein products from the follicular microenvironment and their role in infertile women with endometriosis*, Exp Ther Med. 2018 Jan; 15(1): 479–486

Victor, VM/Rovira-Llopis, S/Bañuls, C/Diaz-Morales, N/Martinez de Marañon, A/Rios-Navarro, C/Alvarez, A/Gomez, M/Rocha, M/Hernández-Mijare, A, *Insulin Resistance in PCOS Patients Enhances Oxidative Stress and Leukocyte Adhesion: Role of Myeloperoxidase*, PLoS One. 2016; 11(3): e0151960

Ruder, EH/Hartman, TJ/Reindollar, RH/Goldman, MB, *Female dietary antioxidant intake and time to pregnancy among couples treated for unexplained infertility*, Fertil Steril. 2014 Mar; 101(3): 759–766

Leonard, S. et al., *Resveratrol scavenges reactive oxygen species and effects radical-induced cellular responses*, Biochem. Biophys. Res. Commun. 309(2003), 1017–1026

Martinez, J/Moreno, JJ, *Effect of resveratrol. A natural polyphenolic compound on reactive oxygen species and prostaglandin production*, Biochem. Pharmacol. 59(2000), 865–870

Baur, JA/Pearson, KJ/Price, NL/Jamieson, HA/Lerin, C/Kalra, A/Prabhu, VV/Allard, JS/Lopez-Lluch, G/Lewis, K/Pistell, PJ/Poosala, S/Becker, KG/Boss, O/Gwinn, D/Wang, M/Ramaswamy, S/Fishbein, KW/Spencer, RG/Lakatta, EG/Le Couteur, D/Shaw, RJ/Navas, P/Puigserver, P/Ingram, DK/de Cabo, R/Sinclair, DA, *Resveratrol improves health and survival of mice on a high-calorie diet*, Nature. 2006 Nov 16; 444(7117): 337–342

Wood, JG/Rogina, B/Lavu, S/Howitz, K/Helfand, SL/Tatar, M/Sinclair, D, *Sirtuin activators mimic caloric restriction and delay ageing in metazoans*, Nature. 2004 Aug 5; 430(7000): 686–689

Juan, EM et al., *Trans-Resveratrol, a natural Antioxidant from Grapes, increases Sperm Output in Healthy Rats*, Journal of Nutrition. 2005 April, 135: 757–760

Santos, ECSA/Somfai, TA et al., *The effects of resveratrol during in vitro maturation on the developmental competence of porcine oocytes vitrified at the immature stage*, Reproduction Fertility and Development. 2017 Jan, 29(1): 127ff.

Torres, VA/Muñoz, LB et al., *Resveratrol during in vitro maturation improves the quality of bovine oocyte and enhances embryonic development in vitro*, Reproduction Fertility and Development. 2017 Jan, 29(1): 199ff.

Banaszewska, B et al., *Effects of Resveratrol on Polycystic Ovary Syndrome: A Double-blind, Randomized, Placebo-controlled Trial*, The Journal of Clinical Endocrinology & Metabolism. 2016 Nov, 101(11):4322–4328 (Wirkung von Resveratrol auf das polyzystische Ovarial-Syndrom. Eine doppelblinde, randomisierte, placebokontrollierte Studie)

Botelho, GG/Bufalo, AC/Boareto, AC/Muller, JC/Morais, RN/Martino-Andrade, AJ/Lemos, KR/Dalsenter, PR, *Vitamin C and resveratrol supplementation to rat dams treated with di (2-ethylhexyl) phthalate: impact on reproductive and oxidative stress end points in male offspring*, Arch Environ Contam Toxicol. 2009 Nov; 57(4): 785–793

Bentov, Y et al., *The use of mitochondrial nutrients to improve the outcome of infertility treatment in older patients*, Fertility and sterility. 2010; 93(1): 272–275

Bentov, Y/Casper, RF, *The aging oocyte – can mitochondrial function be improved?*, Fertil Steril. 2013 Jan; 99(1): 18–22

Mancini, A/Balercia, G, *Coenzyme Q10 in male infertility: physiopathology and therapy*, BioFactors. 2011; 37(5): 374–380

Keefe, DL et al., *Mitochondrial deoxyribonucleic acid deletions in oocytes and reproductive aging in women*, Fertility and sterility. 1995; 64(3): 577–583

Bartmann, AK et al., *Why do older women have poor implantation rates? A possible role of the mitochondria*, Journal of assisted reproduction and genetics. 2004 Mar; 21(3): 79–83

Balercia, G et al., *Coenzyme Q10 supplementation in infertile men with idiopathic asthenozoospermia: an open, uncontrolled pilot study*, Fertility and sterility. 2004; 81(1): 93–98

Noia, G/Littaru, GP/De Santis, M et al., *Coenzyme Q10 in pregnancy*, Fetal Diagn Ther. 1996 Jul-Aug; 11 (4): 264–270

Teran, E/Hernandez, I/Nieto, B et al., *Coenzyme Q10 supplementatio during pregnancy reduces the risk of preeclampsia*, Int J Gynaecol Obstet 2009; 105(1): 43–45

Giannubilo, SR/Orlando, P/Silvestri, S/Cirilli, I/Marcheggiani, F/Ciavattini, A/Tiano, L, *CoQ10 Supplementation in Patients Undergoing IVF-ET: The Relationship with Follicular Fluid Content and Oocyte Maturity*, Antioxidants (Basel). 2018 Oct 13;7(10). pii: E14

Xu, Y/Nisenblat, V/Lu, C/Li, R/Qiao, J/Zhen, X/Wang, S, *Pretreatment with coenzyme Q10 improves ovarian response and embryo quality in low-prognosis young women with decreased ovarian reserve: a randomized controlled trial*, Reprod Biol Endocrinol. 2018 Mar 27; 16(1): 29

Van Blerkom J/Davis PW/ Lee J, *ATP content of human oocytes and developmental potential and outcome after in-vitro fertilization and embryo transfer*, Hum Reprod. 1995 Feb; 10(2): 415–424

Santos TA/El Shourbagy S/ St John JC, *Mitochondrial content reflects oocyte variability and fertilization outcome*, Fertil Steril. 2006 Mar; 85(3): 584–591

Bentov Y/Esfandiari N/ Burstein E/ Casper RF, *The use of mitochondrial nutrients to improve the outcome of infertility treatment in older patients*, Fertil Steril. 2010 Jan; 93(1): 272–275

Dumollard R/Carroll J/ Duchen MR/ Campbell K/ Swann K, *Mitochondrial function and redox state in mammalian embryos*, Semin Cell Dev Biol. 2009 May; 20(3): 346–353.

Akarsu S/ Gode F/Isik AZ/ Dikmen ZG/ Tekindal MA, *The association between coenzyme Q10 concentrations in follicular fluid with embryo morphokinetics and pregnancy rate in assisted reproductive techniques*, J Assist Reprod Genet. 2017 May; 34(5): 599–605

Turi A/Giannubilo SR/ Brugè F/ Principi F/ Battistoni S/ Santoni F/ Tranquilli AL, Littarru G/ Tiano L, *Coenzyme Q10 content in follicular fluid and its relationship with oocyte fertilization and embryo grading*, Arch Gynecol Obstet. 2012 Apr; 285(4): 1173–1176

Singh, RB/Niaz, MA/Kumar, A/Sindberg, CD/Moesgaard, S/Littarru, GP, *Effect on absorption and oxidative stress of different oral Coenzyme Q10 dosages and intake strategy in healthy men*, Biofactors. 2005; 25(1–4): 219–224

Männliche Fruchtbarkeit

Tiemessen, C.H/Evers, JL/Bots, RS, *Tight-fitting underwear and sperm quality*, Lancet. 1996 Jun 29; 347(9018): 1844–1845

Jung, A/Leonhardt, F/Schill, WB/Schuppe, HC, *Influence of the type of undertrousers and physical activity on scrotal temperature*, Hum Reprod. 2005 Apr; 20(4): 1022–1027

Sharma, R/Harlev, A/Agarwal, A/Esteves, SC, *Cigarette Smoking and Semen Quality: A New Meta-analysis Examining the Effect of the 2010 World Health Organization Laboratory Methods for the Examination of Human Semen*, Eur Urol. 2016; 70: 635–645

Jungwirth, A/Giwercman, A/Tournaye, H et al., *European Association of Urology guidelines on Male Infertility: the 2012 update*, Eur Urol. 2012; 62:324

Swerdloff, RS/Wang, C, *Treatment of male infertility*, UpToDate 12, 2016

Esteves, SC/Agarwal, A, *Novel concepts in male infertility*, Int Braz J Urol. 2011 Jan-Feb; 37(1): 5–15

Kumar, K/Deka, D/Singh, A/Mitra, DK/Vanitha, BR/Dada, R, *Predictive value of DNA integrity analysis in idiopathic recurrent pregnancy loss following spontaneous conception*, J Assist Reprod Genet. 2012 Sep; 29(9): 861–867

Simon, L/Zini, A/Dyachenko, A/Ciampi, A/Carrell, DT, *A systematic review and meta-analysis to determine the effect of sperm DNA damage on in vitro fertilization and intracytoplasmic sperm injection outcome*, Asian J Androl. 2017 Jan-Feb; 19(1): 80–90

Jayasena, CN/Radia, UK/Figueiredo, M/Revill, LF/Dimakopoulou, A/Osagie, M/Vessey, W/Regan, L/Rai, R/Dhillo, WS, *Reduced Testicular Steroidogenesis and Increased Semen Oxidative Stress in Male Partners as Novel Markers of Recurrent Miscarriage*, Clin Chem. 2019 Jan; 65(1): 161–169

Demtschenko, X, *Untersuchungen zum Einfluss verschiedener experimenteller Faktoren auf die Reproduzierbarkeit und Sensitivität gängiger Methoden zur DNA-Fragmentationsanalyse an Spermien beim Menschen*, Dissertation zur Erlangung des Grades eines Doktortitels der Medizin an der medizinischen Fakultät der Universität Hamburg / 09.07.2013

Levine, H/Jørgensen, N/Martino-Andrade, A/Mendiola, J/Weksler-Derri, D/Mindlis, I/Pinotti, R/Swan, SH, *Temporal trends in sperm count: a systematic review and meta-regression analysis*, Human Reproduction Update. 2017 Nov-Dec; 23(6), 646–659

Auger, J/Eustache, F/Andersen, AG/Irvine, DS/Jørgensen, N/Skakkebaek, NE/Suominen, J/Toppari, J/Vierula, M/Jouannet, P, *Sperm morphological defects related to environment, lifestyle and medical history of 1001 male partners of pregnant women from four European cities*, Hum Reprod. 2001 Dec; 16(12): 2710–2717

Mahfouz, R/Sharma, R/Thiyagarajan, A/Kale, V/Gupta, S/Sabanegh, E/Agarwal, A, *Semen characteristics and sperm DNA fragmentation in infertile men with low and high levels of seminal reactive oxygen species*, Fertil Steril. 2010 Nov; 94(6): 2141–2146

Meseguer, M/Martínez-Conejero, JA/O'Connor, JE/Pellicer, A/Remohí, J/Garrido, N, *The significance of sperm DNA oxidation in embryo development and reproductive outcome in an oocyte donation program: a new model to study a male infertility prognostic factor*, Fertil Steril. 2008 May; 89(5): 1191–1199

Agarwal, A/Desai, NR/Makker, K/Varghese, A/Mouradi, R/Sabanegh, E/Sharma, R, *Effects of radiofrequency electromagnetic waves (RF-EMW) from cellular phones on human ejaculated semen: an in vitro pilot study*, Fertil Steril. 2009 Oct; 92(4): 1318–1325

Agarwal, A/Singh, A/Hamada, A/Kesari, K, Cell phones and male infertility: a review of recent innovations in technology and consequences, Int Braz J Urol. 2011 Jul-Aug; 37(4): 432–454

Oehlmann, J/Schulte-Oehlmann, U/Kloas, W/Jagnytsch, O/Lutz, I/Kusk, KO/Wollenberger, L/Santos, EM/Paull, GC/Van Look, KJW/Tyler, CR, *A critical analysis of the biological impacts of plasticizers on wildlife*, Philos Trans R Soc Lond B Biol Sci. 2009 Jul 27; 364(1526): 2047–2062

Jensen, K et al., *Habitual alcohol consumption associated with reduced semen quality and changes in reproductive hormones; a cross-sectional study among 1221 young Danish men*, BMJ Open. 06.10.2014

Zalata, A/El-Samanoudy, AZ/Shaalan, D/El-Baiomy, Y/Mostafa, T, *In Vitro Effect of Cell Phone Radiation on Motility, DNA Fragmentation and Clusterin Gene Expression in Human Sperm*, Int J Fertil Steril. 2015 Apr-Jun; 9(1): 129–136

Siddighi, S/Chan, CA/Patton, WC/Jacobson, JD/Chan, PJ, *Male age and sperm necrosis in assisted reproductive technologies*, Urol Int. 2007;79(3): 231–234

Singh, NP/Muller, CH/Berger, RE, *Effects of age on DNA double-strand breaks and apoptosis in human sperm*, Fertil Steril. 2003 Dec; 80(6): 1420–1430

Wyrobek, AJ/Eskenazi, B/Young, S/Arnheim, N/Tiemann-Boege, I/Jabs, EW/Glaser, RL/Pearson, FS/Evenson, D, *Advancing age has differential effects on DNA damage, chromatin integrity, gene mutations/and aneuploidies in sperm*, PNAS. 2006 June 20, 103(25): 9601–9606

Schmid, TE/Eskenazi, B/Baumgartner, A/Marchetti, F/Young, S/Weldon, R/Anderson, D/Wyrobek, AJ, *The effects of male age on sperm DNA damage in healthy nonsmokers*, Hum Reprod. 2007 Jan; 22(1): 180–187

Herwig, R, *Vitamin-Cocktail gibt lahmen Spermien wieder mehr Schwung*, Ärztezeitung 27.04.2005, Uni Innsbruck

Leonhartsberger, N/Tosun, K/Pinggera, G/Mitterberger, M/Rehder, P/Gozzi, C/Bartsch, G/Herwig, R, *Plasma Homocysteine as a Possible Marker for Male Infertility: Does Nutrition Influence Sperm Quality?*, The Journal of Urology. 2005. 173. 371. 10.1016, S0022–5347(18)35501-0

Nieschlag, E/Vorona, E, *Medical consequences of doping with anabolic androgenic steroids: effects on reproductive functions*, Eur J Endocrinol. 2015 Aug; 173(2): R47–58

Tanrikut, C/Feldman, AS/Altemus, M/Paduch, DA/Schlegel, PN, *Adverse effect of paroxetine on sperm*, Fertil Steril. 2010 Aug; 94(3): 1021–1026

Akmal, M/Qadri, JQ/Al-Waili, NS/Thangal, S/Haq, A/Saloom, KY, *Improvement in human semen quality after oral supplementation of vitamin C*, J Med Food. 2006 Fall; 9(3): 440–442

Govindaiah, V/Naushad, SM/Prabhakara, K/Krishna, PC/Radha, Rama Devi A, *Association of parental hyperhomocysteinemia and C677T Methylene tetrahydrofolate reductase (MTHFR) polymorphism with recurrent pregnancy loss*, Clin Biochem. 2009 Mar; 42(4–5): 380–6

Lafuente, R/González-Comadrán, M/Solà, I/López, G/Brassesco, M/Carreras, R/Checa, MA, *Coenzyme Q10 and male infertility: a meta-analysis*, J Assist Reprod Genet. 2013 Sep; 30(9): 1147–1156

Nadjarzadeh, A/Shidfar, F/Amirjannati, N/Vafa, MR/Motevalian, SA/Gohari, MR/Na-zeri Kakhki, SA/Akhondi, MM/Sadeghi, MR, *Effect of Coenzyme Q10 supplementation on antioxidant enzymes activity and oxidative stress of seminal plasma: a double-blind randomised clinical trial*, Andrologia. 2014 Mar; 46(2): 177–183

Ross, C/Morriss, A/Khairy, M/Khalaf, Y/Braude, P/Coomarasamy, A/El-Toukhy, T, A systematic review of the effect of oral antioxidants on male infertility, Reprod Biomed Online. 2010 Jun; 20(6): 711–723

Showell, MG/Brown, J/Yazdani, A/Stankiewicz, MT/Hart, RJ, *Antioxidants for male subfertility*, Cochrane Database Syst Rev. 2011 Jan 19; (1):CD007411

Kos, BJP/Leemaqz, SY/McCormack, CD/Andraweera, PH/Furness, DL/Roberts, CT/Dekker, GA, *The association of parental methylenetetrahydrofolate reductase polymorphisms (MTHFR 677C > T and 1298A > C) and fetal loss: a case–control study in South Australia*, The Journal of Maternal-Fetal & Neonatal Medicine. 2020 Mar; 33(5): 752–757

Wong, EW/Cheng, CY, *Impacts of environmental toxicants on male reproductive dysfunction*, Trends Pharmacol Sci. 2011 May; 32(5): 290–299

Levine, H/Jørgensen, N/Martino-Andrade, A/Mendiola, J/Weksler-Derri, D/Mindlis, I/Pinotti, R/Swan, SH, *Temporal trends in sperm count: a systematic review and meta-regression analysis*, Human Reproduction Update. 2017 Nov-Dec; 23(6): 646–659

Safarinejad, MR/Hosseini, SY/Dadkhah, F/Asgari MA, *Relationship of omega-3 and omega-6 fatty acids with semen characteristics, and anti-oxidant status of seminal plasma: A comparison between fertile and infertile men*, Clinical Nutrition. 2010 Feb; 29(1): 100–105

Matalliotakis, I.et al., *L-carnitine levels in the seminal plasma of fertile and infertile men: correlation with sperm quality*, Int Fertil Women Med. 2000; 45(3): 236–240

Costa, M et al., *L-carnitine in idiopathic asthenozoospermia: a multicenter study. Italian Study Group on Carnitine and Male Infertility*, Italian Study Group on Carnitine and Male infertility Andrologia 1994 May-Jun; 26(3): 155–159

Schachter, A/Goldman, JA/Zukerman, Z, *Treatment of oligospermia with the amino acid arginine*/J Urol. 1973; 110: 311–313

Papp, G et al., *Importance of arginine content and arginase activity in fertility*, Andrologie. 1979 Jan; 11(1): 37–41

Scibona, M/Meschini, P/Capparelli, S et al., *L-arginine and male infertility*, Minerva UrolNefrol. 1994; 46: 251–253.

Fraga, CG/Motchnik, PA/Shigenaga, MK et al., *Ascorbic acid protects against endogenous oxidative DNA damage in human sperm*, Proc Natl Acad Sci U S A. 1991; 88: 11003–11006

Dawson, EB/Harris, WA/Teter, MC/Powell, LC, *Effect of ascorbic acid supplementation on the sperm quality of smokers*, Fertil Steril. 1992; 58: 1034–1039

Dawson, EB/Harris, WA/Rankin, WE et al., *Effect of ascorbic acid on male fertility*, Ann N Y Acad Sci 1987; 498: 312–323

Corbett, ST/Hill, O/Nangia, AK/Fertility Society of Australia conference in Brisbane – paper presented by D. Clark – research was part of a doctoral study by University of Sydney student Laura Thomson, *Vitamin D receptor found in human sperm*, Urology. 2006 Dec; 68(6): 1345–1349

Suleiman, SA/Ali, ME/Zaki, ZM et al., *Lipid peroxidation and human sperm motility: protective role of vitamin E*, J Androl. 1996; 17: 530–537

Kessopoulou, E/Powers, HJ/Sharma, KK et al., *A double-blind randomized placebo cross-over controlled trial using the antioxidant vitamin E to treat reactive oxygen species associated with male infertility*, Fertil Steril. 1995; 64: 825–831

Vezina, D/Mauffette, F/Roberts, KD/Bleau, G., *Selenium-vitamin E supplementation in infertile men. Effects on semen parameters and micronutrient levels and distribution*, Biol Trace Elem Res. 1996; 53: 65–83

Netter, A/Hartoma, R/Nahoul, K., *Effect of zinc administration on plasma testosterone, dihydrotestosterone/and sperm count*, ArchAndrol 1981; 7: 69–73

Colagar, AH/Marzonyac, ET/Chaichibc, MJ, *Zinc levels in seminal plasma are associated with sperm quality in fertile and infertile men*, Nutrition Research. 2009 Feb; 29(2): 82–88

Oostingh, EC/Steegers-Theunissen, RP/de Vries, JH/Laven, JS/Koster, MP, *Strong adherence to a healthy dietary pattern is associated with better semen quality/especially in men with poor semen quality*, Fertility and Sterility. 2017 April; 107(4): 916–923

Hunt, CD/Johnson, PE/Herbel, J/Mullen, LK, *Effects of dietary zinc depletion on seminal volume and zinc loss, serum testosterone concentrations, and sperm morphology in young men*, The American Journal of Clinical Nutrition. 1992 July; 56(1): 148–157

Carreras, A/Mendoza C, *Zinc levels in seminal plasma of fertile and infertile men. Zink-Werte im Spermaplasma von fertilen und infertilen Männern*, Andrologia. 1990 May-June; 22(3): 279–283

Tikkiwal, M/Ajmera, RL/Mathur, NK, Effect of zinc administration on seminal zinc and fertility of oligospermic males, Indian J Physiol Pharmacol. 1987; 31: 30–34

Lewin, A/Lavon, H, *The effect of coenzyme Q-10 on sperm motility and function*, Mol Aspects Med. 1997; 18 Suppl: 213–219

Ernährung und Vitalstoffe

Vujkovic, M/de Vries, JH/Lindemans, J/Macklon, NS/van der Spek, PJ/Steegers, EA/Steegers-Theunissen, RP, *The preconception Mediterranean dietary pattern in couples undergoing in vitro fertilization, intracytoplasmic sperm injection treatment increases the chance of pregnancy*, Fertil Steril. 2010 Nov; 94(6): 2096–2101

Toledo, E/Lopez-del Burgo, C/Ruiz-Zambrana, A/Donazar, M/Navarro-Blasco, Í/Martínez-González, M/Irala, J, *Dietary patterns and difficulty conceiving: a nested case-control study*, Fertility and Sterility. 2011 Nov; 96(5): 1149–1153

Gaskins, AJ/Chavarro, JE, *Diet and fertility: a review*, American Journal of Obstetrics and Gynecology. 2018 April; 218(4): 379–389

Shaum, KM/Polotsky, AJ, *Nutrition and reproduction: is there evidence to support a »Fertility Diet« to improve mitochondrial function?*, Maturitas. 2013 Apr; 74(4): 309–312

Matorras, R/Ruiz, JI/Mendoza, R/Ruiz, N/Sanjurjo, P/Rodriguez-Escudero, FJ, *Fatty acid composition of fertilization-failed human oocytes*, Hum Reprod. 1998 Aug; 13(8): 2227–2230

Wise, LA/Wesselink, AK/Tucker, KL/Saklani, S/Mikkelsen, EM/Cueto, H/Riis, AH/Trolle, E/McKinnon, CJ/Hahn, KA/Rothman, KJ/Sørensen, HT/Hatch, EE, *Dietary Fat Intake and Fecundability in 2 Preconception Cohort Studies*, Am J Epidemiol. 2018 Jan 1; 187(1): 60–74

Feng, Y/Wang, Y/Wang, P/Huang, Y/Wang, F, *Short-Chain Fatty Acids Manifest Stimulative and Protective Effects on Intestinal Barrier Function Through the Inhibition of NLRP3 Inflammasome and Autophagy*, Cell Physiol Biochem. 2018; 49(1): 190–205

Moran, LJ/Tsagareli, V/Noakes, M/Norman, R, *Altered Preconception Fatty Acid Intake Is Associated with Improved Pregnancy Rates in Overweight and Obese Women Undertaking in Vitro Fertilisation*, Nutrients. 2016 Jan; 4;8(1)

Nehra, D/Le, Hau D/Fallon, EM/Carlson, SJ/Woods, D, *Prolonging the female reproductive lifespan and improving egg quality with dietary omega-3 fatty acids*, Aging Cell. 2012 Dec; 11(6): 1046–1054

Safarinejad, MR/Hosseini, SY/Dadkhah, F/Asgari, MA, *Relationship of omega-3 and omega-6 fatty acids with semen characteristics, and anti-oxidant status of seminal plasma: A comparison between fertile and infertile men*, Clinical Nutrition. 2010 Feb, 29 (1): 100–105

Chiu, YH/Karmon, AE/Gaskins, AJ/Arvizu, M/Williams, PL/Souter, I/Rueda, BR/Hauser, R/Chavarro, JE/EARTH Study Team, *Serum omega-3 fatty acids and treatment outcomes among women undergoing assisted reproduction*, Hum Reprod. 2018 Jan 1; 33(1): 156–165

Hammiche, F/Vujkovic, M/Wijburg, W/de Vries, JH/Macklon, NS/Laven, JS/Steegers-Theunissen, RP, *Increased preconception omega-3 polyunsaturated fatty acid intake improves embryo morphology*, Fertil Steril. 2011 Apr; 95(5): 1820–1823

Gaskins, AJ/Sundaram, R/Buck, Louis, GM/Chavarro, JE, *Seafood Intake, Sexual Activity and Time to Pregnancy*, J Clin Endocrinol Metab. 2018 Jul 1; 103(7): 2680–2688

Agarwal, A/Sengupta, P/Durairajanayagam, D, Role of L-carnitine in female infertility, Reprod Biol Endocrinol. 2018 Jan 26; 16(1):5

Giorgi, VS/Da Broi, MG/Paz, CC et al., *N Acetyl-Cysteine and l-Carnitine Prevent Meiotic Oocyte Damage Induced by Follicular Fluid From Infertile Women With Mild Endometriosis*, Reprod Sci. 2016 Mar; 23(3): 342–351

Matalliotakis, I/Koumantaki, Y/Evageliou, A/Matalliotakis, G/Goumenou, A/Koumantakis, E, *L-carnitine levels in the seminal plasma of fertile and infertile men/*

correlation with sperm quality, International Journal of Fertility and Women's Medicine. 2000 May, 45(3): 236–240

Aliabadi, E/Soleimani Mehranjani, M/Borzoei, Z/Talaei-Khozani, T/Mirkhani, H/Tabesh, H, *Effects of L-carnitine and L-acetyl-carnitine on testicular sperm motility and chromatin quality*, Iran J Reprod Med. 2012 Mar; 10(2): 77–82

Zhou, X/Liu, F/Zhai, S, *Effect of L-carnitine and/or L-acetyl-carnitine in nutrition treatment for male infertility. A systematic review*, Asia Pac J Clin Nutr. 2007; 16 Suppl 1: 383–390

Shang, XJ/Wang, LL/Mo, DS/Cai, HC/Zheng, DD/Zhou, YZ, *Effect and safety of L-carnitine in the treatment of idiopathic oligoasthenozoospermia: a systemic review*, Zhonghua Nan Ke Xue. 2015 Jan; 21(1): 65–73

Machtinger, R/Gaskins, AJ/Mansur, A/Adir, M/Racowsky, C/Baccarelli, AA/Hauser, R/Chavarro, JE, *Association between preconception maternal beverage intake and in vitro fertilization outcomes*, Fertil Steril. 2017 Dec; 108(6): 1026–1033

Hatch, EE/Wesselink, AK/Hahn, KA/Michiel, JJ/Mikkelsen, EM/Sorensen, HT/Rothman, KJ/Wise, LA, *Intake of Sugar-sweetened Beverages and Fecundability in a North American Preconception Cohort*, Epidemiology. 2018 May; 29(3): 369–378

McGrice, M/Porter, J, *The Effect of Low Carbohydrate Diets on Fertility Hormones and Outcomes in Overweight and Obese Women: A Systematic Review*, Nutrients. 2017 Feb 27; 9(3). pii: E204

Russell, JB et al., *Does changing a patient's dietary consumption of proteins and carbohydrates impact blastocyst development and clinical pregnancy rates from one cycle to the next?*, Fertility and Sterility, 2012; 98/(3): S47

Brewer, CJ1/Balen, AH, *The adverse effects of obesity on conception and implantation*, Reproduction. 2010 Sep; 140(3): 347–364

Belanger, C et al., *Adipose Tissue Intracrinology: Potential Importance of Local Androgen/Estrogen Metabolism in the Regulation of Adiposity*, Horm Metab Res. 2002; 34: 737–745

Lintsen, AM/Pasker-de Jong, PC/de Boer, EJ/Burger, CW/Jansen, CA et al., *Effects of subfertility cause, smoking and body weight on the success rate of IVF*, Hum Reprod. 2005; 20: 1867–1875.

Metwally, M/Ong, KJ/Ledger, WL/Li, TC, *Does high body mass index increase the risk of miscarriage after spontaneous and assisted conception? A meta-analysis of the evidence*, Fertil Steril. 2008; 90: 714–726

Craig, LB/Ke, RW/Kutteh, WH, *Increased prevalence of insulin resistance in women with a history of recurrent pregnancy loss*, Fertil Steril. 2002 Sep; 78(3): 487–490

Tian, L/Shen, H/Lu, Q/Norman, RJ/Wang, J, *Insulin resistance increases the risk of spontaneous abortion after assisted reproduction technology treatment*, J Clin Endocrinol Metab. 2007 Apr; 92(4): 1430–1433

Hassan, MA/Killick, SR, *Negative lifestyle is associated with a significant reduction in fecundity*, Fertil Steril 2004; 81: 384–392.

Matthews, DR/Hosker, JP et al., *Homeostasis model assessment: insulin resistance and beta-cell function from fasting plasma glucose and insulin concentrations in man*, Diabetologia. 1985; 28: 412–419

Mojiminiyi, OA/Abdella, NA, *Effect of homeostasis model assessment computational method on the definition and associations of insulin resistance*, Clin Chem Lab Med. 2010; 48(11): 1629–1634

Manley, SE/Luzio, SD/Stratton, IM/Wallace, TM/Clark, PM, *Preanalytical, Analytical and Computational Factors Affect Homeostasis Model Assessment Estimates*, Diabetes Care. 2008 Sep; 31(9): 1877–1883

Snapp, C/Donaldson, S, *Gestational Diabetes Mellitus/Physical Exercise and Health Outcomes*, Biol Res Nurs. 2008; 10: 145–155

Facco, F et al., *Short sleep duration is associated with the development of gestational diabetes mellitus*, American Journal of Obstetrics & Gynecology. 2015 Jan; 212(1): S141

Giordano, D/Corrado, F/Santamaria, A/ Quattrone, S/Pintaudi, B/Di Benedetto, A/D'Anna, R, *Effects of myo-inositol supplementation in postmenopausal women with metabolic syndrome*, Menopause. 2011; 18(1): 102–104

Genazzani, A/Lanzoni, C/Ricchieri, F/Jasonni, V, *Myoinositol administration positively affects hyperinsulinemia and hormonal parameters in overweight patients with polycystic ovary syndrome*, Gynecol Endocrinol. 2008; 24(3): 139–144

Karimi, P. et al., *The Therapeutic Potential of Resistant Starch in Modulation of Insulin Resistance, Endotoxemia, Oxidative Stress and Antioxidant Biomarkers in Women with Type 2 Diabetes: A Randomized Controlled Clinical Trial*, Ann Nutr Metab. 2015 Dec 12; 68(2): 85–93

Luoto, R/Laitinen, K/Nermes, M/Isolauri, E, *Impact of maternal probiotic-supplemented dietary counselling on pregnancy outcome and prenatal and postnatal growth: a double-blind, placebo-controlled study*, Br J Nutr. 2010; 103: 1792–1799

Albert, BB/Derraik, JGB/Brennan, CM et al., *Higher omega-3 index is associated with increased insulin sensitivity and more favourable metabolic profile in middle-aged overweight me*, SciRep. 2014 Oct 21; 4:6697

Zhao, G et al., *Associations of Serum Concentrations of 25-Hydoxivitamin D and Parathyroid Hormone with Surrogate Markers of Insulin Resistance among US Adults without Physician-Diagnosed Diabetes*, Diabetes Care 2010 Feb; 33(1): 344–347

Jacob, S et al., *Oral administration of RACalfalipoic acid modulates insulin sensitivity in patients with type-2 diabetes mellitus: a placebo-controlled pilot trial*, Free Radic Biol Med. 1999 Aug; 27(3–4): 309–314

Galecka, M et al, *Faecalibacterium prausnitzii and Crohn's disease – is there any connection?*, PolJMicrobiol. 2013; 62(1): 91–95

Foster, JA/McVeyNeufeld, K-A, *Gut–brain axis: how the microbiome influences anxiety and depression*, Trends in Neurosciences. 2013 May; 36 (5): 305–312

Tang, ML/Lahtinen, SJ/Boyle, RJ, *Probiotics and prebiotics: clinical effects in allergic disease*, Curr Opin Pediatr. 2010; 22: 626–634

Penders, J/Kummeling, I/Thijs, C, *Infant antibiotic use and wheeze and asthma risk: a systematic review and meta-analysis*, Eur Respir J. 2011; 38(2): 295–302

Spector, T, Mythos Diät. *Was wir wirklich über gesunde Ernährung wissen*, Berlin Verlag 2016

Barthow, C et al., *The Probiotics in Pregnancy Study (PiP Study): rationale and design of a double-blind randomised controlled trial to improve maternal health during pregnancy and prevent infant eczema and allergy*, BMC Pregnancy and Childbirth. 2016 Jun 3, 16(1): 133

Pelucchi, C/Chatenoud, L/Turati, F/Gale-One, C/Moja, L/Bach, JF/La Vecchia, C, *Probiotics supplementation during pregnancy or infancy for the prevention of atopic dermatitis: a meta-analysis*, Epidemiology. 2012; 23(3): 402–414

Baker, JM/Al-Nakkash, L/Herbst-Kralovetz, MM, *Estrogen-gut microbiome axis: Physiological and clinical implications*, 2017 Sep; 103: 45–53

Flores, R et al., *Fecal microbial determinants of fecal and systemic estrogens and estrogen metabolites: a cross-sectional study*, J Transl Med. 2012 Dec 21; 10:253

Nuriel-Ohayon, M et al., *Progesterone Increases Bifidobacterium Relative Abundance during Late Pregnancy*, Cell Reports. 2019 Apr 16; 27(3): 730–736

Morrison, DJ/Preston, T, *Formation of short chain fatty acids by the gut microbiota and their impact on human metabolism*, Gut Microbes. 2016; 7: 189–200

Cryan, JF/O'Mahony, SM, *The microbiome-gut-brain axis: from bowel to behaviour*, Neurogastroenterology and motility: the official journal of the European Gastrointestinal Motility Society. 2011; 23: 187–92

Cryan, JF/Dinan, TG, *More than a gut feeling: the microbiota regulates neurodevelopment and behaviour*, Neuropsychopharmacol 2015;40:241–2

Kawar, N/Alrayyes, S, *Periodontitis in pregnancy: the risk of preterm labor and low birth weight*, Dis Mon. 2011; 57: 192–202

Leon, R/Silva, N/Ovalle, A/Chaparro, A/Ahumada, A/Gajard, M/Martinez, M/Gamonal, J, *Detection of Porphyromonas gingivalis in the Amniotic Fluid in Pregnant Women With a Diagnosis of Threatened Premature Labor*, Journal of Periodontology Online. 2007 July; 78(7): 1249–1255

Offenbacher, S/Katz, V/Fertik, G et al., *Periodontal infection as a possible risk factor for preterm low birth weight*, J Periodontol. 1996 Oct; 67(10 Suppl): 1103–1113

Offenbacher, S/Jared, HL/O'Reilly, PG et al., *Potential pathogenic mechanisms of periodontitis-associated pregnancy complications*, Ann Periodontol. 1998 Jul; 3(1): 233–250

Jeffcoat, MK/Hauth, JC/Geurs, NC et al., *Periodontal disease and preterm birth: Results of a pilot intervention study*, J Periodontol. 2003 Aug; 74(8): 1214–1218

Söderling, E et al., *Influence of maternal xylitol consumption on acquisition of mutans streptococci by infants*, Journal of Dental Research. 2000; B. 79(3): 882–887

Dubach, UC/Lejeune, R/Forgo, I/Bückert, A, *Untersuchungen über den Einfluß von Xylit auf die Stuhlflora*. Dtsch med Wochenschr 1973; 98(42): 1960–1964

Salminen, S/Salminen, E/Koivistoinen, P/Bridges, J/Marks, V, *Gut microflora interac-*

tions with xylitol in the mouse, rat and man, Food and Chemical Toxicology. 1985 Nov; 23(11): 985–990

Fasano, A, *Zonulin, regulation of tight junctions, and autoimmune diseases*, Ann N Y Acad Sci. 2012 Jul; 1258: 25–33

Bonggi, L/Kyoung, MM/Choon Young, K, Tight Junction in the Intestinal Epithelium: Its Association with Diseases and Regulation by Phytochemicals, J Immunol Res. 2018 Dec; (11): 1–11

Fasano, A., Leaky *Gut and Autoimmune Diseases*, Clin Rev Allergy Immunol. 2011; 42(1): 71–78

Jeffcoat, MK/Hauth, JC/Geurs, NC et al., *Periodontal disease and preterm birth: Results of a pilot intervention study*, J Periodontol. 2003 Aug; 74(8): 1214–1218

Vogt, M/Sallum, AW/Cecatti, JG/Morais, SS, *Periodontal disease and some adverse perinatal outcomes in a cohort of low risk pregnant women*, Reprod Health. 2010 Nov 3; 7:29

Farrell, S/Ide, M/Wilson, RF, The relationship between maternal periodontitis, adverse pregnancy outcome and miscarriage in never smokers, J Clin Periodontol. 2006 Feb; 33(2): 115–20

Hart, R/Doherty, DA/Pennell, CE/Newnham, IA/Newnham, JP, *Periodontal disease: a potential modifiable risk factor limiting conception*, Hum Reprod. 2012 May; 27(5): 1332–1342

Punder, K de/Pruimboom, L, *The Dietary Intake of Wheat and other Cereal Grains and Their Role in Inflammation*, Nutrients. 2013; 5(3): 771–787

Marco, ML/Heeney, D/Binda, S/Cifelli, CJ/Cotter, PD/Foligné, B/Gänzle, M/Kort, R/ Pasin, G/Pihlanto, A/Smid, EJ/Hutkins, R, *Health benefits of fermented foods: microbiota and beyond*, Curr Opin Biotechnol. 2017 Apr; 44: 94–102

Pruimboom, L/de Punder, K, *The opioid effects of gluten exorphins: asymptomatic celiac disease*, J Health Popul Nutr. 2015; 33:24

Choi, JM/Lebwohl, B/Wang, J/Lee, SK/Murray, JA/Sauer, MV/Green, PH, *Increased prevalence of celiac disease in patients with unexplained infertility in the United States*, J Reprod Med. 2011 May-Jun; 56(5–6): 199–203

Kumar, A/Meena, M/Begum, N/Kumar, N/Gupta, RK/Aggarwal, S/Prasad, S/Batra, S, *Latent celiac disease in reproductive performance of women*, Fertil Steril. 2011 Mar 1; 95(3): 922–927

Machado, AP/Silva, LR/Zausncr, B/Oliveira Jde, A/Diniz, DR/de Oliveira, J, *Undiagnosed celiac disease in women with infertility*, J Reprod Med. 2013 Jan-Feb; 58(1–2): 61–66

Ciacci, C/Cirillo, M/Auriemma, G/Di Dato, G/Sabbatini, F/Mazzacca, G, *Celiac disease and pregnancy outcome*, Am J Gastroenterol. 1996 Apr; 91(4): 718–22

Hallert, C/Grant, C/Grehn, S/Grännö, C/Hultén, S/Midhagen, G/Ström, M/Svensson, H/Valdimarsson, T, *Evidence of poor vitamin status in coeliac patients on a gluten-free diet for 10 years*, Aliment Pharmacol Ther. 2002 Jul; 16(7): 1333–1339

Sroga, JM/Wu, DH/Ma, F/Tecle, E/Ressler, IB/Maxwell, R/Ferrari, R/Whigham, L/Gagneux, P/Lindheim, S, Detection of the Dietary xenoglycan N-glycolylneuraminic Acid (Neu5Gc) and anti-Neu5Gc Antibodies within Reproductive Tracts of Male and Female Infertility Subjects, Clinical Obstetrics, Gynecology and Reproductive Medicine, 2015

Ma, F/Deng, L/Secrest, P/Shi, L/Zhao, J/Gagneux, P, *A Mouse Model for Dietary Xenosialitis, Antibodies to xenoglycan can reduce fertility*, The Journal of Biological Chemistry. 2016 August; 26(291): 18222–18231

Maruyama, K/Oshima, T/Ohyama, K, *Exposure to exogenous estrogen through intake of commercial milk produced from pregnant cows*, Pediatr Int. 2010 Feb; 52(1): 33–38

Pape-Zambito, DA/Roberts, RF/Kensinger, RS, *Estrone and 17beta-estradiol concentrations in pasteurized-homogenized milk and commercial dairy products*, J Dairy Sci. 2010 Jun; 93(6): 2533–2540

Afeiche, MC/Chiu, YH/Gaskins, AJ/Williams, PL/Souter, I/Wright, DL/Hauser, R/Chavarro, JE; EARTH Study team, Dairy intake in relation to in vitro fertilization outcomes among women from a fertility clinic, Hum Reprod. 2016 Mar; 31(3): 563–571

Koloverou, E/Panagiotakos, DB/Pitsavos, C et al.; ATTICA Study Group, *Adherence to Mediterranean diet and 10-year incidence (2002–2012) of diabetes: correlations with inflammatory and oxidative stress biomarkers in the ATTICA cohort study*, Diabetes Metab Res Rev. 2016 Jan; 32(1): 73–81

Arouca, A/Michels, N/Moreno, LA/González-Gil, EM/Marcos, A/Gómez, S/Díaz, LE/Widhalm, K/Molnár, D/Manios, Y/Gottrand, F/Kafatos, A et al., *Associations between a Mediterranean diet pattern and inflammatory biomarkers in European adolescents*, Eur J Nutr. 2018 Aug; 57(5): 1747–1760

Kornsteiner, M/Singer, I/Elmadfa, I, *Very low n-3 long-chain polyunsaturated fatty acid status in Austrian vegetarians and vegans*, Ann Nutr Metab. 2008; 52(1): 37–47

Sanders, TA, *DHA status of vegetarians*, Prostaglandins Leukot Essent Fatty Acids. 2009; 81(2–3): 137–141

Säemann, MD/Böhmig, GA/Osterreicher, CH/Burtscher, H/Parolini, O/Diakos, C/Stöckl, J/Hörl, WH/Zlabinger, GJ, *Anti-inflammatory effects of sodium butyrate on human monocytes: potent inhibition of IL-12 and up-regulation of IL-10 production*, FASEB J. 2000 Dec; 14(15): 2380–2382

Larqué, E/Krauss-Etschmann, S/Campoy, C/Hartl, D/Linde, J/Klingler, M/Demmelmair, H/Caño, A/Gil, A/Bondy, B/Koletzko, B, *Docosahexaenoic acid supply in pregnancy affects placental expression of fatty acid transport proteins*, Am J Clin Nutr. 2006 Oct; 84(4): 853–861

Dunstan, JA/Mori, TA/Barden, A/Beilin, LJ/Holt, PG/Calder, PC/Taylor, AL/Prescott, SL, *Effects of n-3 polyunsaturated fatty acid supplementation in pregnancy on maternal and fetal erythrocyte fatty acid composition*, Eur J Clin Nutr. 2004 Mar; 58(3): 429–437

Makrides, M/Duley, L/Olsen, SF, *Marine oil and other prostaglandin precursor, supplementation for pregnancy uncomplicated by pre-eclampsia or intrauterine growth restriction*, Cochrane Database Syst Rev. 2006 Jul; 19(3)

Olsen, SF/Osterdal, ML/Salvig, JD/Weber, T/Tabor, A/Secher, NJ, *Duration of pregnancy in relation to fish oil supplementation and habitual fish intake: a randomised clinical trial with fish oil*, Eur J Clin Nutr. 2007 Aug; 61(8): 976–985

Hibbeln, JR, *Seafood consumption, the DHA content of mothers' milk and prevalence rates of postpartum depression: a cross-national, ecological analysis*, J Affect Disord. 2002 May; 69(1–3): 15–29

Dunstan, A/Simmer, K/Dixon, G/Prescott, SL, *Cognitive assessment at 2 ½ years following fish oil supplementation in pregnancy*: a randomized controlled trial, Arch Dis Child Fetal Neonatal. 2006 Dec; 21

Helland, B/Smith, L/Saarem, K/Saugsted, OD/Drevon, CA, *Maternal supplementation with very-long-chain n-3 fatty acids during pregnancy and lactation augments children's IQ at 4 years of age*, Pediatrics. 2003 Jan; 111(1)

Harris, WS/Connor, WE/Lindsey, S, *Will dietary omega-3 fatty acids change the composition of human milk?*, Am J Clin Nutr. 1984 Oct; 40(4): 780–785

Bouwstra, H/Dijck-Brouwer, DAJ/Wildeman, JAL/Tjoonk, HM/van der Heide, JC/Boersma, ER/Muskiet, FAJ/Hadders-Algra, M, *Long-chain polyunsaturated fatty acids have a positive effect on the quality of general movements of healthy term infants*, Am J Clin Nutr. 2003 Aug; 78(2): 313–318

Hauner, H/Much, D/Vollhardt, C/Brunner, S/Schmid, D/Sedlmeier, E-M/Heimberg, E/Schuster, T/Zimmermann, A/Schneider, K-TM/Bader, BL/Amann-Gassner, U, *Effect of reducing the n-6, n-3 long-chain polyunsaturated fatty acid (LCPUFA) ratio during pregnancy and lactation on infant adipose tissue growth within the first year of life (INFAT-study): an open-label, randomized, controlled trial*, The American Journal of Clinical Nutrition. 2011 Dec; 95(2): 383–394

Marsch, U, *Fischöl in der Schwangerschaft schützt nicht vor Übergewicht*, Pressemitteilung der TU München vom 4. Januar 2012

Koletzko, B et al., *Dietary fat intakes for pregnant and lactating women*, Br J Nutr. 2007 Nov; 98(5): 873–877

Agrawa, R/Burt, E/Gallagher, AM/Butler, L/Venkatakrishnan, R/Peitsidis, P, *Prospective randomized trial of multiple micronutrients in subfertile women undergoing ovulation induction: A pilot study*, Reprod Biomed Online. 2012 Jan; 24(1): 54–60

Westphal, LM/Polan, ML/Trant, AS, *Double-blind, placebo-controlled study of Fertilityblend: a nutritional supplement for improving fertility in women*, Clin Exp Obstet Gynecol. 2006; 33(4): 205–208

Ruder, EH/Hartman, TJ/Reindollar, RH/Goldman, MB, *Female dietary antioxidant intake and time to pregnancy among couples treated for unexplained infertility*, Fertil Steril. 2014 Mar; 101(3): 759–766

Ebisch, IM/Thomas, CM/Peters, WH/Braat, DD/Steegers-Theunissen, RP, *The impor-*

tance of folate, zinc and antioxidants in the pathogenesis and prevention of subfertility, Hum Reprod Update. 2007 Mar-Apr; 13(2): 163–74

Ray, JG/Laskin, CA, Folicacidandhomocyst(e)ine metabolic defects and the risk of placental abruption, pre-eclampsia and spontaneous pregnancy loss: A systematic review, Placenta. 1999 Sep; 20(7): 519–529

Vollset, SE/Refsum, H/Irgens, LM/Emblem, BM/Tverdal, A/Gjessing, HK/Monsen, AL/Ueland, PM, Plasma total homocysteine, pregnancy complications, and adverse pregnancy outcomes: the Hordaland Homocysteine study, Am J Clin Nutr. 2000 Apr; 71(4): 962–968

Mignini, LE/Latthe, PM/Villar, J/Kilby, MD/Carroli, G/Khan, KS, Mapping the theories of preeclampsia: the role of homocysteine, Obstet Gynecol. 2005 Feb; 105(2): 411–425

Herrmann, W/Hübner, U/Koch, I/Obeid, R/Retzke, U/Geisel, J, Alteration of homocysteine catabolism in pre-eclampsia, HELLP syndrome and placental insufficiency, Clin Chem Lab Med. 2004; 42(10): 1109–1116

Ocal, P/Ersoylu, B/Cepni, I/Guralp, O/Atakul, N/Irez, T/Idil, M, The association between homocysteine in the follicular fluid with embryo quality and pregnancy rate in assisted reproductive techniques, J Assist Reprod Genet. 2012 Apr; 29(4): 299–304

Dell'Edera, D/L'Episcopia, A/Simone, F/Lupo, MG/Epifania, AA/Allegretti, A, Methylenetetrahydrofolate reductase gene C677T and A1298C polymorphisms and susceptibility to recurrent pregnancy los, Biomed Rep. 2018 Feb; 8(2): 172–175

Chakraborty, P/Goswami, SK/Rajani, S/Sharma, S/Kabir, SN/Chakravarty, B/Jana, K, Recurrent pregnancy loss in polycystic ovary syndrome: role of hyperhomocysteinemia and insulin resistance, PLoS One. 2013 May 21; 8(5): e64446

Wouters, MG/Boers, GH/Blom, HJ/Trijbels, FJ/Thomas, CM/Borm, GF/Steegers-Theunissen, RP/Eskes, TK, Hyperhomocysteinemia: a risk factor in women with unexplained recurrent early pregnancy loss, Fertil Steril. 1993 Nov; 60(5): 820–825

Ronnenberg, AG/Venners, SA/Xu, X/Chen, C/Wang, L/Guang, W/Huang, A/Wang, X, Preconception B-vitamin and homocysteine status, conception, and early pregnancy loss, Am J Epidemiol. 2007 Aug 1; 166(3): 304–312

Ozkan, S et al., Replete vitamin D stores predict reproductive success following in vitro fertilization, Fertility and Sterility. 2010 Sept; 94(4): 1314–1319

Lazzarin, N/Vaquero, E/Exacoustos, C/Bertonotti, E/Romanini, ME/Arduini, D, Low-dose aspirin and omega-3 fatty acids improve uterine artery blood flow velocity in women with recurrent miscarriage due to impaired uterine perfusion, Fertility and Sterility. 2009 July; 92(1): 296–300

Agrawa, R/Burt, E/Gallagher, AM/Butler, L/Venkatakrishnan, R/Peitsidis, P, Prospective randomized trial of multiple micronutrients in subfertile women undergoing ovulation induction: A pilot study, Reprod Biomed Online. 2012 Jan; 24(1): 54–60

Westphal, LM/Polan, ML/Trant, AS, Double-blind, placebo-controlled study of Fertility blend: a nutritional supplement for improving fertility in women, Clin Exp Obstet Gynecol. 2006; 33(4):2 05–208

Chavarro, JE/Rich-Edwards, JW/Rosner, BA/Willett, WC, *Use of multivitamins, intake of B vitamins, and risk of ovulatory infertility*, Fertil Sterility. 2008 Mar; 89(3): 668–676

Research Group, *Prevention of neural tube defects: results of the Medical Research Council Vitamin Study*, Lancet. 1991 Jul 20; 338(8760): 131–137

Frosst, P et al., *A candidate genetic risk factor for vascular disease: A common mutation in methylenetetrahydrofolate reductase*, Nat Genet 1995 (10), 111–113

Thamm, M, *Folsäureversorgung von Frauen im gebärfähigen Alter*, Berliner Ärzte 2001 (8): 21–24

Gehrmann-Gödde, S et al., *Die Ernährung der Schwangeren unter besonderer Berücksichtigung kritischer Nährstoffe*, Gynäkologe. 2001; 34: 229–243

Bree, A de et al., *Folate intake in Europe: recommended/actual and desired intake*, Eur J Clin Nutr. 1997; 51: 643–660

Nationale Verzehrsstudie II (NVS II), herausgegeben vom Max-Rubner-Institut, Bundesforschungsinstitut für Ernährung und Lebensmittel, im Auftrag des Bundesministeriums für Ernährung, Landwirtschaft und Verbraucherschutz, 2008

Ray, JG/Laskin, CA, *Folicacidandhomocyst(e)ine metabolic defects and the risk of placental abruption, pre-eclampsia and spontaneous pregnancy loss: A systematic review*, Placenta. 1999 Sep; 20(7): 519–529

Stengl, S/Schmidt, A/Salzer, H, *Folsäure zum Schutz vor Neuralrohrschlussstörungen: Informationsstand von Patientinnen und Ärzten. Folic Acid Supplementation for the Prevention of Neural Tube Defects: What Do Patients and Physicians Know?*, Geburtshilfe Frauenheilkd. 2000; 60(1): 26–29

Gaskins, AJ/Mumford, SL/Chavarro, JE/Zhang, C/Pollack, AZ/Wactawski-Wende, J/Perkins, NJ/Schisterman, EF, *The impact of dietary folate intake on reproductive function in premenopausal women: a prospective cohort study*, LoS One. 2012; 7(9): e46276

Boxmeer, JC/Brouns, RM/Lindemans, J/Steegers, EA/Martini, E/Macklon, NS/Steegers-Theunissen, RP, *Preconception folic acid treatment affects the microenvironment of the maturing oocyte in humans*, Fertil Steril. 2008 Jun; 89(6): 1766–1770

Hekmatdoost, A/Vahid, F/Yari, Z/Sadeghi, M/Eini-Zinab, H/Lakpour, N/Arefi, S, *Methyltetrahydrofolate vs Folic Acid Supplementation in Idiopathic Recurrent Miscarriage with Respect to Methylenetetrahydrofolate Reductase C677T and A1298C Polymorphisms: A Randomized Controlled Trial*, PLoS One. 2015 Dec 2; 10(12): e0143569

Kos, BJP/Leemaqz, SY/McCormack, CD/Andraweera, PH/Furness, DL/Roberts, CT/Dekker, GA, *The association of parental methylenetetrahydrofolate reductase polymorphisms (MTHFR 677C > T and 1298A > C) and fetal loss: a case-control study in South Australia*; J Matern Fetal Neonatal Med. 2018 Sep; 19: 1–6

Blount, BC/Ames, BN, *DNA damage in folate deficiency*, Baillière's Clinical Haematology. 1995 Sep; 8(3): 461–478

Acin-Perez, R/Hoyos, B/Zhao, F/Vinogradov, V/Fischman, DA/Harris, RA/Leitges, M/Wongsiriroj, N/Blaner, WS/Manfredi, G/Hammerling, U, *Control of oxidative phos-*

phorylation by vitamin A illuminates a fundamental role in mitochondrial energy homoeostasis, FASEB J. 2010 Feb; 24(2): 627–36

Buss, NE/Tembe, EA/Prendergast, BD/Renwick, AG/George, CF, *The teratogenic metabolites of vitamin A in women following supplements and liver*, Hum Exp Toxicol. 1994; 13: 33–43

Takasaki, A/Tamura, H/Miwa, I/Taketani, T/Shimamura, K/Sugino, N, *Endometrial growth and uterine blood flow: a pilot study for improving endometrial thickness in the patients with a thin endometrium*, Fertil Steril. 2010 Apr; 93(6): 1851–1858

Ronnenberg, AG/Venners, SA/Xu, X/Chen, C/Wang, L/Guang, W/Huang, A/Wang, X, *Preconception B-vitamin and homocysteine status, conception, and early pregnancy loss*, Am J Epidemiol. 2007 Aug 1; 166(3): 304–312

Hamilton, SA/McNeil, R/Hollis, BW/Davis, DJ/Winkler, J/Cook, C/Warner, G/Bivens, B/McShane, P/Wagner, CL, *Profound Vitamin D Deficiency in a Diverse Group of Women during Pregnancy Living in a Sun-Rich Environment at Latitude 32 N*, Int J Endocrinol. 2010; 2010:917428

Wuertz, C/Gilbert, P/Baier, W/Kunz, C, *Cross-sectional study of factors that influence the 25-hydroxyvitamin D status in pregnant women and in cord blood in Germany*, British Journal of Nutrition; online veröffentlicht am 23. Mai 2013

Pressestelle der Justus-Liebig-Universität Gießen, *Vitamin D-Versorgung in der Schwangerschaft nicht ausreichend – Studie zeigt gravierende Versorgungsmängel – Gießener Ernährungswissenschaftler plädiert für routinemäßige Bestimmung des Vitamin D-Status bei Schwangeren*, 23. Mai 2013, Nr. 94

Hollis, BW/Wagner, CL, *Assessment of dietary vitamin D requirements during pregnancy and lactation*, Am J Clin Nutr. 2004 May 2004; 79(5): 717–726

Minnemann, T/Ludwig, M/Bullmann, C, *Vitamin-D-Substitution – Die neue Leitlinie und ihre mögliche Anwendung in der täglichen Praxis*, Frauenarzt 52 (2011); Nr. 10: 992–997

Bodnar, LM/Simhan, HN/Powers, RW et al., *High prevalence of vitamin D insufficiency in black and white pregnant women residing in the northern United States and their neonates*, J Nutr. 2007; 137: 447–452

Holick, MF/Binkley, NC/Bischoff, F/Haidar, M/Grundmann, M/von Versen-Höynck, F, *Vitamin D fördert das angiogene Potential von endothelialen Vorläuferzellen*, Geb. Neonat. 2011; 215

Perez-Ferre, N/Torrejon, MJ et al., *Association of low serum 25-Hydroxyvitamin D levels in pregnancy with glucose homeostasis and obstetric and newborn outcomes*, Endocr Pract. 2012 May; 1: 1–18

Wei, SQ et al., *Longitudinal vitamin D status in pregnancy and the risk of pre-eclampsia*, BJOG online 29.03.2012

Robinson, C/Wagner, C et al., *Association of maternal vitamin D and placental growth factor with early-onset evere preeclampsia*, Gestose-Weltkongress Genf, CH 2012

Abstract Band

Ruder, EH/F Hartman, TJ/Reindollar, RH/Goldman, MB, *Female dietary antioxidant intake and time to pregnancy among couples treated for unexplained infertility*, Fertil Steril. 2014 Mar; 101(3): 759–66

Hashemi, Z/Sharifi, N/Khani, B/Aghadavod, E/Asemi, Z, *The effects of vitamin E supplementation on endometrial thickness, and gene expression of vascular endothelial growth factor and inflammatory cytokines among women with implantation failure*, J Matern Fetal Neonatal Med. 2019 Jan; 32(1): 95–102

Kuehn, B, *Iodine Deficiency May Impair Fertility*, JAMA. 2018 Feb 27; 319(8): 760

Erkekoglu, P/Rachidi, W/Yuzugullu, OG/Giray, B/Favier, A/Ozturk, M/Hincal, F, *Valuation of cytotoxicity and oxidative DNA damaging effects of di(2-ethylhexyl)-phthalate (DEHP) and mono(2-ethylhexyl)-phthalate (MEHP) on MA-10 Leydig cells and protection by selenium*, Toxicol Appl Pharmacol. 2010 Oct 1; 248(1): 52–62

Paszkowski, T/Traub, AI/Robinson, SY/McMaster, D, *Selenium dependent glutathione peroxidase activity in human follicular fluid*, Clin Chim Acta. 1995 May 15; 236(2): 173–80

Rytlewski, K/Olszanecki, R/Korbut, R/Zdebski, Z, *Effects of prolonged oral supplementation with L-arginine on pressure and nitric oxide synthesis in pre-eclampsia*, Eur J Clin Invest. 2005; 35: 32–37

Rytlewski, K/Olszanecki, R/Lauterbach, R/Grzyb, A/Basta, A, *Effects of oral L-arginine on the fœtal condition and neonatal outcome in pre-eclampsia: A preliminary report*, Basic Clin Pharmacol Toxicol. 2006; 99: 146–152

Neri, I/Jasonni, VM/Gori, GF/Blasi, I/Facchinetti, F, *Effect of L-arginine on blood pressure in pregnancy-induced hypertension: a randomized placebo-controlled trial*, J Matern Fetal Neonatal Med. 2006; 19: 277–281

Modernes Leben

Alur, S/Wang, H/Hoeger, K/Swan, SH/Sathyanarayana, S/Redmon, BJ/Nguyen, R/Barrett, ES, *Urinary phthalate metabolite concentrations in relation to history of infertility and use of assisted reproductive technology*, Fertil Steril. 2015 Nov; 104(5): 1227–1235

Toft, G/Jönsson, BA/Lindh, CH/Jensen, TK/Hjollund, NH/Vested, A/Bonde, JP, *Association between pregnancy loss and urinary phthalate levels around the time of conception*, Environ Health Perspect. 2012 Mar; 120(3): 458–463

Smith, KW/Souter, I/Dimitriadis, I/Ehrlich, S/Williams, PL/Calafat, AM/Hauser, R, *Urinary Paraben Concentrations and Ovarian Aging among Women from a Fertility Center*, Environ Health Perspect. 2013 Nov-Dec; 121(11–12): 1299–1305

Schaus, K, *Der Weg zu nachhaltiger Kleidung – Standards, Siegel und politische Rahmenbedingungen.* Gutachten im Auftrag der Bundestagsfraktion Grüne/Bündnis 90. Juni 2013

Taskinen, HK/Kyyrönen, P/Sallmén, M/Virtanen, SV/Liukkonen, TA/Huida, O/Lindbohm, ML/Anttila, A, *Reduced fertility among female wood workers exposed to formaldehyde*, Am J Ind Med. 1999 Jul; 36(1): 206–12

Ng, TP/Foo, SC/Yoong, T, *Risk of spontaneous abortion in workers exposed to toluene*, Br J Ind Med. 1992 Nov; 49(11): 804–808

Plenge-Bönig, A/Karmaus, W, *Exposure to toluene in the printing industry is associated with subfecundity in women but not in men*, Occup Environ Med. 1999 Jul; 56(7): 443–448

Gupta, RK/Singh, JM, *Di-(ethylhexyl)phthalate and mono-(2-ethylhexyl)phthalate inhibit growth and reduce estradiol levels of antral follicels in vitro*, Toxicol Appl Pharmacol 2010 Jan 15; 242(2): 224–230.

Huang, XF/Li, Y/Gu, YH/Liu, M/Xu, Y/Yuan, Y/Sun, F/Zhang, HQ/Shi, HJ, *The effects of Di-(2-ethylhexyl)-phthalate exposure on fertilization and embryonic development in vitro and testicular genomic mutation in vivo*, PLoS One. 2012; 7(11): e50465

Pant, N/Pant, A/Shukla, M/Mathur, N/Gupta, Y/Saxena, D, *Environmental and experimental exposure of phthalate esters: the toxicological consequence on human sperm*, Hum Exp Toxicol. 2011 Jun; 30(6): 507–514

Duty, SM/Singh, NP/Silva, MJ et al., *The relationship between environmental exposures to phthalates and DNA damage in human sperm using the neutral comet assay*, Environ Health Perspect. 2003 Jul; 111(9): 1164–1169

Rudel, RA/Gray, JM/Engel, CL/Rawsthorne, TW/Dodson, RE/Ackerman, JM/Rizzo, J/ Nudelman, JL/Brody, JG, *Food packaging and bisphenol A and bis(2-ethyhexyl) phthalate exposure: findings from a dietary intervention*, Environ Health Perspect. 2011 Jul; 119(7): 914–920

Lang, IA/Galloway, TS/Scarlett, A et al., *Association of Urinary Bisphenol A Concentration With Medical Disorders and Laboratory Abnormalities in Adults*, JAMA. 2008; 300(11): 1303–1310.

Welshons, WV/Nagel, SC/vom Saal, FS, *Large effects from small exposures. III. Endocrine mechanisms mediating effects of bisphenol A at levels of human exposure*, Endocrinology. 2006 Jun; 147(6 Suppl): 56–69

Mok-Lin. E/Ehrlich. S/Williams. PL/Petrozza. J/Wright. DL/Calafat. AM/Ye. X/Hauser. R, *Urinary bisphenol A concentrations and ovarian response among women undergoing IVF*, Int J Androl. 2010 Apr; 33(2): 385–393

Aldad, TS/Rahmani, N/Leranth, C/Taylor, HS, *Bisphenol-A exposure alters endometrial progesterone receptor expression in the nonhuman primate*, Fertil Steril. 2011 Jul; 96(1): 175–179

Varayoud, J/Ramos, JG/Bosquiazzo, VL/Lower, M/Muñoz-de-Toro, M/Luque, EH, *Neonatal exposure to bisphenol A alters rat uterine implantation-associated gene expression and reduces the number of implantation sites*, Endocrinology. 2011 Mar; 152(3): 1101–1111

Matuszczak, E/Komarowska, MD/Debek, W/Hermanowicz, A, *The Impact of Bisphenol A on Fertility, Reproductive System and Development: A Review of the Literature*, Int J Endocrinol. 2019 Apr 10; 2019: 4068717

Xin, F/Susiarjo, M/Bartolomei, MS, *Multigenerational and transgenerational effects of endocrine disrupting chemicals. A role for altered epigenetic regulation?*, Semin Cell Dev Biol. 2015 Jul; 43: 66–75

Butcher, J, *Bisphenol A, Where to now?*, Environmental Health Perspectives. 2009 March; 117(3): A96

Hunt, PA/Koehler, KE/Susiarjo, M/Hodges, CA/Ilagan, A/Voigt, RC/Thomas, S/Thomas, BF/Hassold, TJ, *Bisphenol a exposure causes meiotic aneuploidy in the female mouse*, Curr Biol. 2003 Apr 1; 13(7): 546–53

Lamb, JD et al., *Serum Bisphenol A (BPA) and reproductive outcomes in couples undergoing IVF*, Fertility and Sterility. 2008 Sept; 90(Suppl): S186

Sugiura-Ogasawara, M/Ozaki, Y/Sonta, S/Makino, T/Suzumori, K, *Exposure to bisphenol A is associated with recurrent miscarriage*, Hum Reprod. 2005 Aug; 20(8): 2325–2329

Lathi, R.B. et al., Maternal serum biphenol-A (BPA) level is positively associated with miscarriage risk, Fertility and Sterility. 2013 Sept; 100(3): S19

Saal, FS vom/Akingbemi, BT/Belcher, SM et al., *Chapel Hill bisphenol A expert panel consensus statement: integration of mechanisms, effects in animals and potential to impact human health at current levels of exposure*, Reprod Toxicol. 2007; 24(2): 131–138

Vandenberg, LN/Chahoud, I/Heindel, JJ/Padmanabhan, V/Paumgartten, FJ/Schoenfelder, G, *Urinary, circulating and tissue biomonitoring studies indicate widespread exposure to bisphenol A*, Environ Health Perspect. 2010; 118(8): 1055–1070

Mínguez-Alarcón, L/Gaskins, AJ/Chiu, YH/Souter, I/Williams, PL/Calafat, AM/Hauser, R/Chavarro, JE; EARTH Study team, *Dietary folate intake and modification of the association of urinary bisphenol A concentrations with in vitro fertilization outcomes among women from a fertility clinic*, Reprod Toxicol. 2016 Oct; 65: 104–112

Cecconi, S/Gualtieri, G/Di Bartolomeo, A/Troiani, G/Cifone, MG/Canipari, R, *Evaluation of the effects of extremely low frequency electromagnetic fields on mammalian follicle development*, Human Reproduction. 2000 Nov; 15(11): 2319–2325

Mutter, J, Entgiftung: *Effektiv bei vielen Krankheiten*, OM – Zs. f. Orthomol. Med. 2016; 4: 5–15

The Nobel Assembly at Karolinska Institutet, Press release. The 2017 Nobel Prize in Physiology or Medicine, awarded jointly to Jeffrey C. Hall, Michael Rosbash and Michael W. Young for their discoveries of molecular mechanisms controlling the circadian rhythm. 02.10.2017

Ekirch, AR, *Sleep We Have Lost: Pre-industrial Slumber in the British Isles*, The American Historical Review. 2001 April; 106(2): 343–386

Harvard Medical School, *Blue light has a dark side. What is blue light? The effect blue light has on your sleep and more.* Harvard Health Letter, Published: May, 2012, Updated: August 13, 2018

Chang, AM/Aeschbach, D/Duffy, JF/Czeisler, CA, *Evening use of light-emitting eRea-*

ders negatively affects sleep, circadian timing and next-morning alertness, Proc Natl Acad Sci U S A. 2015 Jan 27; 112(4): 1232–1237

Woo, MM/Tai, CJ/Kang, SK/Nathwani, PS/Pang, SF/Leung, PC, *Direct action of melatonin in human granulosa-luteal cell*, J Clin Endocrinol Metab. 2001 Oct; 86(10): 4789–4797

No authors listed, *Coffee consumption and health: umbrella review of meta-analyses of multiple health outcomes*, BMJ. 2018 Jan 12; 360: k194

Gaskins, AJ/Rich-Edwards, JW/Williams, PL/Toth, TL/Missmer, SA/Chavarro, JE, *Pre-pregnancy caffeine and caffeinated beverage intake and risk of spontaneous abortion*, Eur J Nutr. 2018 Feb; 57(1): 107–117

Chen, LW/Wu, Y1/Neelakantan, N/Chong, MF/Pan, A/van Dam, RM, *Maternal caffeine intake during pregnancy and risk of pregnancy loss: a categorical and dose-response meta-analysis of prospective studies*, Public Health Nutr. 2016 May; 19(7): 1233–1244

Amsterdam, JD/Panossian, AG, *Rhodiola rosea L. as a putative botanical antidepressant*, Phytomedicine. 2016 Jun 15; 23(7): 770–83

Aslanyan, G et al., *Double-blind, placebo-controlled, randomised study of single dose effects of ADAPT-232 on cognitive functions*, Phytomedicine. 2010, 17(7): 494–499

Darbinyan, V et al., *Rhodiola rosea in stress induced fatigue. A double blind cross-over study of a standardized extract SHR-5 with a repeated low-dose regimen on the mental performance of healthy physicians during night duty*, Phytomedicine. 2000 Oct; 7(5): 365–371

Edwards, D et al., *Therapeutic effects and safety of Rhodiola rosea extract WS® 1375 in subjects with life-stress symptoms. Results of an open-label study*, Phytother Res. 2012 Aug; 26(8): 1220–1225

Hung, SK et al., *The effectiveness and efficacy of Rhodiola rosea L.: a systematic review of randomized clinical trials*, Phytomedicine. 2011 Feb 15; 18(4): 235–44

Olsson, EM et al., *A randomised, double-blind, placebo-controlled, parallel-group study of the standardised extract shr-5 of the roots of Rhodiola rosea in the treatment of subjects with stress-related fatigue*, Planta Med. 2009 Feb; 75(2): 105-12

Boeschen, D/Günther, J/Chytrek, D/Schoch, G-G/Glaeske, G unter medizinischer Beratung von Prof. Dr. Petra Thürmann (Universität Bremen) mit Unterstützung der Techniker Krankenkasse (TK), *Pillenreport 2015. Ein Statusbericht zu oralen Kontrazeptiva.*

Bundesinstitut für Arzneimittel und Medizinprodukte, *Rote-Hand-Brief zu hormonellen Kontrazeptiva: Neuer Warnhinweis zu Suizidalität als mögliche Folge einer Depression unter der Anwendung hormoneller Kontrazeptiva*, 21.01.2019

Mehr Medizin

Levine, J et. al., *Controlled trials of inositol in psychiatry*, European Neuropsychopharmacology. 1997 May; 7(2/1): 147–155

Oliva, MM/Minutolo, E/Lippa, A/Iaconianni, P/Vaiarelli, A, *Effect of Myoinositol and*

Antioxidants on Sperm Quality in Men with Metabolic Syndrome, Int J Endocrinol. 2016 Sept; 26

Calogero, AE/Gullo, G/La Vignera, S/Condorelli, RA/Vaiarelli, A, *Myoinositol improves sperm parameters and serum reproductive hormones in patients with idiopathic infertility: a prospective double-blind randomized placebo-controlled study*, Andrology. 2015; 3: 491–495

Crystal, CD/Gower, BA/Darnell, BE et al., *Role of diet in the treatment of polycystic ovary syndrome*, Fertility and Sterility. 2006 March; 85(3): 679–688

Regidor, PA/Schindler, AE/Lesoine, B/Druckman, R, *Management of women with PCOS using myo-inositol and folic acid. New clinical data and review of the literature.* Horm Mol Biol Clin Investig. 2018 March 2; 43(2)

Papaleo, E/Unfer, V/Baillargeon, JP/De Santis, L/Fusi, F/Brigante, C/Marelli, G/Cino, I/Redaelli, A/Ferrari, A, *Myo-inositol in patients with polycystic ovary syndrome: a novel method for ovulation induction*, Gynecol Endocrinol. 2007 Dec; 23(12): 700–703

Costantino, D/Minozzi, G/Minozzi, E/Guaraldi, C, *Metabolic and hormonal effects of myo-inositol in women with polycystic ovary syndrome: a double-blind trial*, Eur Rev Med Pharmacol Sci. 2009 Mar-Apr; 13(2): 105–110

D'Anna, R/Di Benedetto, V/Rizzo, P/Raffone, E/Interdonato, ML/Corrado, F/Di Benedetto, A, *Myo-inositol may prevent gestational diabetes in PCOS women*, Gynecol Endocrinol. 2012 Jun; 28(6): 440–442

Sortino, MA/Salomone, S/Carruba, MO/Drago, F, *Polycystic Ovary Syndrome: Insights into the Therapeutic Approach with Inositols*, Front Pharmacol. 2017 June 8; 8: 341

Victor, VM/Rocha, M/Bañuls, C/Alvarez, A/de Pablo, C/Sanchez-Serrano, M/Gomez, M/Hernandez-Mijares, A, *Induction of oxidative stress and human leukocyte, endothelial cell interactions in polycystic ovary syndrome patients with insulin resistance*, J Clin Endocrinol Metab. 2011 Oct; 96(10): 3115–3122

González, F/Rote, NS/Minimum, J/Kirwan, JP, *Reactive oxygen species-induced oxidative stress in the development of insulin resistance and hyperandrogenism in polycystic ovary syndrome*, J Clin Endocrinol Metab. 2006 Jan; 91(1): 336–340

Palacio, JR/Iborra, A/Ulcova-Gallova, Z/Badia, R/Martínez, P, *The presence of antibodies to oxidative modified proteins in serum from polycystic ovary syndrome patients*, Clin Exp Immunol. 2006 May; 144(2): 217–222

Banaszewska, B et al., *Effects of Resveratrol on Polycystic Ovary Syndrome: A Double-blind/Randomized, Placebo-controlled Trial*, The Journal of Clinical Endocrinology & Metabolism, 2016 Nov; 101(11): 4322–4328

Bo, S/Ponzo, V/Evangelista, A/Ciccone, G/Goitre, I/Saba, F/Procopio, M/Cassader, M/Gambino, R, *Effects of 6 months of resveratrol versus placebo on pentraxin 3 in patients with type 2 diabetes mellitus: a double-blind randomized controlled trial*, Acta Diabetol. 2017 May; 54(5): 499–507

Ortega, I/Villanueva, JA/Wong, DH/Cress, AB/Sokalska, A/Stanley, SD/Duleba, AJ,

Resveratrol reduces steroidogenesis in rat ovarian theca-interstitial cells: the role of inhibition of Akt, PKB signaling pathway, Endocrinology. 2012 Aug; 153(8): 4019–4029

Badawy, A/State, O/Abdelgawad, SN, *Acetyl cysteine and clomiphene citrate for induction of ovulation in polycystic ovary syndrome: a cross-over trial*, Acta Obstet Gynecol Scand. 2007; 86(2): 218–22

Thakker, D/Raval, A/Patel, I/Walia, R, *N-acetylcysteine for polycystic ovary syndrome: a systematic review and meta-analysis of randomized controlled clinical trials*, Obstet Gynecol Int. 2015; 2015:817849

Salehpour, S/Sene, AA/Saharkhiz, N/Sohrabi, MR/Moghimian, F, *N-Acetylcysteine as an adjuvant to clomiphene citrate for successful induction of ovulation in infertile patients with polycystic ovary syndrome*, J Obstet Gynaecol Res. 2012 Sep; 38(9): 1182–1186

Mezawa, M/Takemoto, M/Onishi, S/Ishibashi, R/Ishikawa, T/Yamaga, M/Fujimoto, M/Okabe, E/He, P/Kobayashi, K/Yokote, K, *The reduced form of coenzyme Q10 improves glycemic control in patients with type 2 diabetes: an open label pilot study*, Biofactors. 2012 Nov-Dec; 38(6): 416–421

Rago, R/Marcucci, I/Leto, G/Caponecchia, L/Salacone, P/Bonanni, P/Fiori, C/Sorrenti, G/Sebastianelli, A, *Effect of myo-inositol and alpha-lipoic acid on oocyte quality in polycystic ovary syndrome non-obese women undergoing in vitro fertilization: a pilot study*, J Biol Regul Homeost Agents. 2015 Oct-Dec; 29(4): 913–923

De Cicco, S/Immediata, V/Romualdi, D/Policola, C/Tropea, A/Di Florio, C/Tagliaferri, V/Scarinci, E/Della Casa, S/Lanzone, A/Apa, R, *Myoinositol combined with alpha-lipoic acid may improve the clinical and endocrine features of polycystic ovary syndrome through an insulin-independent action*, Gynecol Endocrinol. 2017 Sep; 33(9): 698–701

Tagliaferri, V/Romualdi, D/Scarinci, E/Cicco, S/Florio, CD/Immediata, V/Tropea, A/Santarsiero, CM/Lanzone, A/Apa, R, *Melatonin Treatment May Be Able to Restore Menstrual Cyclicity in Women With PCOS: A Pilot Study*/Reprod Sci. 2018 Feb; 25(2): 269–275

Pacchiarotti, A/Carlomagno, G/Antonini, G/Pacchiarotti, A, *Effect of myo-inositol and melatonin versus myo-inositol, in a randomized controlled trial, for improving in vitro fertilization of patients with polycystic ovarian syndrome*, Gynecol Endocrinol. 2016; 32(1): 69–73

Ismail, AM/Hamed, AH/Saso, S/Thabet, HH, *Adding L-carnitine to clomiphene resistant PCOS women improves the quality of ovulation and the pregnancy rate. A randomized clinical trial*, Eur J Obstet Gynecol Reprod Biol. 2014 Sep; 180: 148–152

Salehpour, S/Nazari, L/Hoseini, S/Moghaddam, PB/Gachkar, L, *Effects of L-carnitine on Polycystic Ovary Syndrome*, JBRA Assist Reprod. 2019 Oct 14; 23(4): 392–395

Latifian, S/Hamdi, K/Totakhneh, R, *Effect of Addition of L-Carnitine in Polycystic Ovary Syndrome (PCOS) Patients with Clomiphene Citrate and Gonodotropin Re-*

sistant, International Journal of Current Research and Academic Review. 2015 Aug; 3(8): 469–476

Chakraborty, P/Goswami, SK/Rajani, S/Sharma, S/Kabir, SN/Chakravarty, B/Jana, K, *Recurrent pregnancy loss in polycystic ovary syndrome: role of hyperhomocysteinemia and insulin resistance*, PLoS One. 2013 May 21; 8(5): e64446

Jamilian, M/Farhat, P/Foroozanfard, F/Afshar Ebrahimi, F/Aghadavod, E/Bahmani, F/ Badehnoosh, B/Jamilian, H/Asemi, Z, *Comparison of myo-inositol and metformin on clinical/metabolic and genetic parameters in polycystic ovary syndrome: A randomized controlled clinical trial*, Clin Endocrinol (Oxf). 2017 Aug; 87(2): 194–200

Giudice, LC/Legro, RS/Azziz, R, *Polycystic Ovary Syndrome and Hyperandrogenism*, Best Practice & Research Clinical Endocrinology & Metabolism. 2006 June; 20(2): 167–336

Chen, MJ/Yang, WS/Yang, JH/Hsiao, CK/Yang, YS/Ho, HN, *Low sex hormone-binding globulin is associated with low high-density lipoprotein cholesterol and metabolic syndrome in women with PCOS*, Hum Reprod. 2006 Sep; 21(9): 2266–2271

Macklon, NS/Geraedts, JP/Fauser, BC, *Conception to ongoing pregnancy: the ›black box‹ of early pregnancy los*, Hum Reprod Update. 2002 Jul-Aug; 8(4): 333–343

Qin, JZ/Pang, LH/Li, MQ/Xu, J/Zhou, X, *Risk of Chromosomal Abnormalities in Early Spontaneous Abortion after Assisted Reproductive Technology: A Meta-Analysis*, PLoS One. 2013 Oct 10; 8(10): e75953

Sugiura-Ogasawara, M/Ozaki, Y/Katano, K/Suzumori, N/Kitaori, T/Mizutani, E, *Abnormal embryonic karyotype is the most frequent cause of recurrent miscarriage*, Hum Reprod. 2012 Aug; 27(8): 2297–2303

Kushnir, VA et al., *Aneuploidy in abortuses following IVF and ICSI*, J Assist Reprod. 2009 March; 26(2–3): 93–97

Kim, JW/Lee, WS/Yoon, TK/Seok, HH/Cho, JH/Kim, YS/Lyu, SW/Shim, SH, *Chromosomal abnormalities in spontaneous abortion after assisted reproductive treatment*, BMC Med Genet. 2010 Nov 3; 11:153

McCall, CA/Grimes, DA/Lyerly, AD, *»Therapeutic« bed rest in pregnancy: unethical and unsupported by data*, Obstetrics & Gynecology. 2013; 121(6): 1305–1308

Coomarasamy, A et al., *A Randomized Trial of Progesterone in Women with Bleeding in Early Pregnancy*, New England Journal of Medicine. 2019; 380(19): 1815–1824

Marziali, M/Venza, M/Lazzaro, S/Lazzaro, A/Micossi, C/Stolfi, VM, *Gluten-free diet: a new strategy for management of painful endometriosis related symptoms?*, Minerva Chir. 2012 Dec; 67(6): 499–504

Marziali, M/Capozzolo, T, *Role of Gluten-Free Diet in the Management of Chronic Pelvic Pain of Deep Infiltranting Endometriosis*, J Minim Invasive Gynecol. 2015 Nov-Dec; 22(6S): S51–S52

Cobellis, L/Latini, G/De Felice, C/Razzi, S/Paris, I/Ruggieri, F/Mazzeo, P/Petraglia, F, *High plasma concentrations of di-(2-ethylhexyl)-phthalate in women with endometriosis*, Hum Reprod. 2003 Jul; 18(7): 1512–1515

Da Broi, MG/Jordão, AA/Ferriani, RA/Navarro, PA, *Oocyte oxidative DNA damage may be involved in minimal, mild endometriosis-related infertility*, Mol Reprod Dev. 2018 Feb; 85(2): 128–136

Giorgi, VS/Da Broi, MG/Paz, CC/Ferriani, RA/Navarro, PA, *N-Acetyl-Cysteine and l-Carnitine Prevent Meiotic Oocyte Damage Induced by Follicular Fluid From Infertile Women With Mild Endometriosis*, Reprod Sci. 2016 Mar; 23(3): 342–351

Porpora, MG/Brunelli, R/Costa, G/Imperiale, L/Krasnowska, EK/Lundeberg, T/Nofroni, I/Piccioni, MG/Pittaluga, E/Ticino, A/Parasassi, T, *A promise in the treatment of endometriosis: an observational cohort study on ovarian endometrioma reduction by N-acetylcysteine*, Evid Based Complement Alternat Med. 2013; 2013:240702

Unfried, G/Griesmacher, A/Weismüller, W/Nagele, F/Huber, JC/Tempfer, CB, *The C677T polymorphism of the methylenetetrahydrofolate reductase gene and idiopathic recurrent miscarriage*, Obstet Gynecol. 2002 Apr; 99(4): 614–619

Yang, Y/Luo, Y/Yuan, J/Tang, Y/Xiong, L/Xu, M/Rao, X/Liu, H, *Association between maternal/fetal and paternal MTHFR gene C677T and A1298C polymorphisms and risk of recurrent pregnancy loss: a comprehensive evaluation*, Arch Gynecol Obstet. 2016 Jun; 293(6): 1197–1211

Puri, M/Kaur, L/Walia, GK/Mukhopadhhyay, R/Sachdeva, MP/Trivedi, SS/Ghosh, PK/Saraswathy, KN, *MTHFR C677T polymorphism, folate, vitamin B12 and homocysteine in recurrent pregnancy losses: a case control study among North Indian women*, J Perinat Med. 2013 Sep 1; 41(5): 549–554

Chen, H/Yang, X/Lu, M, *Methylenetetrahydrofolate reductase gene polymorphisms and recurrent pregnancy loss in China: a systematic review and meta-analysis*, Arch Gynecol Obstet. 2016 Feb; 293(2): 283–290

Pérez-Sanchez, C/Aguirre, MÁ/Ruiz-Limón, P et al., *Ubiquinol effects on antiphospholipid syndrome prothrombotic profile: a randomized, placebo-controlled trial*, Arteriosclerosis, thrombosis and vascular biology. 2017 Oct; 37(10): 1923-1932

Amin, AF/Shaaban, OM/Bediawy, MA, N-acetyl cysteine for treatment of recurrent unexplained pregnancy loss, Reprod Biomed Online. 2008 Nov; 17(5): 722–726

Craig, LB/Ke, RW/Kutteh, WH, *Increased prevalence of insulin resistance in women with a history of recurrent pregnancy loss*, Fertil Steril. 2002 Sep; 78(3): 487–490

Negro, R/Schwartz, A/Gismondi, R/Tinelli, A/Mangieri, T/Stagnaro-Green, A, *Increased pregnancy loss rate in thyroid antibody negative women with TSH levels between 2.5 and 5.0 in the first trimester of pregnancy*, J Clin Endocrinol Metab. 2010 Sep; 95(9): E44–48

Stagnaro-Green, A, *Thyroid Antibodies and Miscarriage: Where are we at a Generation later?*, Thyroid Res. 2011; 2011: 841949

Dendrinos, S/Papasteriades, C/Tarassi, K/Christodoulakos, G/Prasinos, G/Creatsas, G, *Thyroid autoimmunity in patients with recurrent spontaneous miscarriages*, Gynecol Endocrinol. 2000 Aug; 14(4): 270–274

Pratt, DE/Kaberlein, G/Dudkiewicz, A/Karande, V/Gleicher, N, *The association of an-*

tithyroid antibodies in euthyroid nonpregnant women with recurrent first trimester abortions in the next pregnancy, Fertil Steril. 1993 Dec; 60(6): 1001–1005

Negro, R/Formoso, G/Mangieri, T/Pezzarossa, A/Dazzi, D/Hassan, H, Levothyroxine treatment in euthyroid pregnant women with autoimmune thyroid disease: effects on obstetrical complications, J Clin Endocrinol Metab. 2006 Jul; 91(7): 2587–2591

Abalovich, M/Mitelberg, L/Allami, C/Gutierrez, S/Alcaraz, G/Otero, P/Levalle, O, Subclinical hypothyroidism and thyroid autoimmunity in women with infertility, Gynecol Endocrinol. 2007 May; 23(5): 279–283

Janssen, OE/Mehlmauer, N/Hahn, S/Offner, AH/Gärtner, R, High prevalence of autoimmune thyroiditis in patients with polycystic ovary syndrome, Eur J Endocrinol. 2004 Mar; 150(3): 363–369

Rath, W/Pecks, U, Management der drohenden Frühgeburt ohne vorzeitigen Blasensprung, Geburtshilfe Frauenheilkd 2008; 68(11): 1061–1068

Goldenberg, R, The management of preterm labor, Obstet Gynecol. 2002; 100: 1020–1037

Fonseca, EB/Bittar, RE/Carvalho, MH et al., Prophylactic administration of progesterone by vaginal suppository to reduce the incidence of spontaneous preterm birth in women at increased risk, Am J Obstet Gynecol. 2003; 188: 419–424

Gomez, R/Romero, R/Medina, L et al, Cervicovaginal fibronectin improves the prediction of preterm deliveries based on sonographic cervical length in patients with preterm uterine contractions and intact membranes, Am J Obstet Gynecol. 2005; 192: 350–359

Kim, YH/Kim, CH/Cho, MK/Na, JH/Song, TB/Oh, JS, Hydrogen peroxide-producing lactobacilli in the vaginal flora of pregnant women with preterm labor with intact membrane, Int J Gynaecol Obstet. 2000; 93: 22–27

Wilks, M/Wiggins, R/Whiley, A/Hennessy, E/Warwick, S/Porter, H/Corfield, A/Millar, M, Identification and H2O2-production of vaginal lactobacilli from pregnant women at high risk of preterm Birth and relation with outcome, J Clin Microbiol. 2004 Feb; 42:713–717

Onderdonk, AB et al., Quantitative Microbiologic Models for Preterm Delivery, J Clin Microbiol. 2003 Mar; 41(3): 1073–1079

Farr, A/Hagmann, M/Kiss, H/Marschalek, J/Husslein, PW/Petricevic, L, K.I.S.S., Konsequentes Infektionsscreening in der Schwangerschaft zur Reduktion der Frühgeburtenrate, Geburtshilfe und Frauenheilkunde. 2015 Sep; 74(S 01)

Agrawal, BM/Agrawal, S/Rizvi, G/Ansari, KH, Role of non-H2O2-producing lactobacilli and anaerobes in normal and complicated pregnancy, Journal of the Indian Medical Association. 2002 Dec; 100(11): 652/654–655,

Mendling, W/Schwiertz, A, Rezidivierende Infektionen und Frühgeburten durch veränderte Döderlein-Flora?, Frauenarzt 48/2007; (10): 936–939

Verstraelen, H/Swidsinski, A, The biofilm in bacterial vaginosis: implications for epidemiology, diagnosis and treatment. Current Opinion in Infectious Diseases. 2013 Feb; 26(1): 86–89

Metts, J/Famula, TR/Trenev, N et al, *Lactobacillus acidophilus strain NAS (H2O2 positive) in reduction of recurrent Candidal vulvovaginitis*, Journal of Applied Research. 2003; 3(4): 340–348

Roderick, A/MacPhee, R/Hummelen, JE/Bisanz, WL/Miller, GR, *Probiotic strategies for the treatment and prevention of bacterial vaginosis*, Expert Opinion on Pharmacotherapy. 2010 Dec; 11(18): 2986–2995

Stein, E/Vollset, H/Refsum, LM/Irgens, BM/Emblem, A/Tverdal, H/Gjessing, K/ Bjørke Monsen, AL/Ueland, PM, *Plasma total homocysteine, pregnancy complications, and adverse pregnancy outcomes: the Hordaland Homocysteine Study*, Am J Clin Nutr. 2000; 71(4): 962–968

Scholl, TO/Leskiw, M/Chen, X/Sims, M/Stein, TP, *Oxidative stress, diet and the etiology of preeclampsia*, Am J Clin Nutr. 2005; 81(6): 1390–1396

Chappell, LC/Seed, PT/Briley, AL et al., *Effects of antioxidants on the occurrence of pre-eclampsia in woman at increased risk: a randomized trial*, Lancet. 1999; 354: 810–816

Haidar, M/Grundmann, M/von Versen-Höynck, F, *Vitamin D improves the angiogenic properties of endothelial progenitor cells*, Am J Physiol Cell Physiol. 2012 Nov 1; 303(9): C954-962

Perez-Ferre, N/Torrejon, MJ et al., *Association of low serum 25-Hydroxyvitamin D levels in pregnancy with glucose homeostasis and obstetric and newborn outcomes*, Endocr Pract. 2012 Sep–Oct; 18(5): 676–684

Wei, SQ et al., *Longitudinal vitamin D status in pregnancy and the risk of pre-eclampsia*, BJOG. 2012 Jun; 119(7): 832–839

Robinson, C/Wagner, C et al., *Association of maternal vitamin D and placental growth factor with early-onset evere preeclampsia*, Gestose-Weltkongress Genf, CH 2012; Abstract Band

Bar, J/Ben-Haroush, A/Feldberg, D/Hod, M, *The pharmacologic approach to the prevention of preeclampsia: from antiplatelet, antithrombosis and anti-oxidant therapy to anticonvulsants*, Curr Med Chem Cardiovasc Hematol Agents. 2005; 42: 181–185

Knight, M/Duley, L/Henderson-Smart, DJ/King, JF, *Antiplatelet agents for preventing and treating pre-eclampsia*, Cochrane Database Syst Rev 2000

Klockenbusch, W/Rath, W, *Prävention der Präeklampsie mit Acetylsalicylsäure – eine kritische Analyse*, Zeitschrift für Geburtshilfe Neonatologie 2002; 206(4): 125–130

Maas, R/Baschat, A/Hecher, K/Böger, RH, *Asymmetrisches Dimethylarginin (ADMA): Ein endogener Hemmstoff der NO-Synthase – und auch ein Risikomarker der Präeklampsie?*, Geburtshilfe Frauenheilkd 2007; 67(6): 611–619

Rytlewski, K/Olszanecki, R/Korbut, R/Zdebski, Z, *Effects of prolonged oral supplementation with L-arginine on pressure and nitric oxide synthesis in pre-eclampsia*, Eur J Clin Invest. 2005; 35: 32–37

Rytlewski, K/Olszanecki, R/Lauterbach, R/Grzyb, A/Basta, A, *Effects of oral L-argi-*

nine on the fœtal condition and neonatal outcome in pre-eclampsia: A preliminary report, Basic Clin Pharmacol Toxicol. 2006; 99: 146–152

Neri, I/Jasonni, VM/Gori, GF/Blasi, I/Facchinetti, F, Effect of L-arginine on blood pressure in pregnancy-induced hypertension: a randomized placebo-controlled trial, J Matern Fetal Neonatal Med. 2006; 19: 277–281

Battaglia, C/Salvatori, M/Maxia, N/Petraglia, F/Facchinetti, F/Volpe, A, Adjuvant L-arginine treatment for in-vitro fertilization in poor responder patients, Hum. Reprod. 14/1999; 1690–1697

Fouany, MR/Sharara, FI, Is there a role for DHEA supplementation in women with diminished ovarian reserve?, J Assist Reprod Genet. 2013 Sep; 30(9): 1239–1244

Barad, D/Gleicher, N, Effect of dehydroepiandrosterone on oocyte and embryo yields, embryo grade and cell number in IVF, Hum Reprod. 2006 Nov; 21(11): 2845–2849

Barad, D/Brill, H/Gleicher, N, Update on the use of dehydroepiandrosterone supplementation among women with diminished ovarian function, J Assist Reprod Genet. 2007 Dec; 24(12): 629–634

Gleicher, N/Barad, DH, Dehydroepiandrosterone (DHEA) supplementation in diminished ovarian reserve (DOR), Reprod Biol Endocrinol. 2011 May 17; 9:67

Zhang, M/Niu, W/Wang, Y/Xu, J/Bao, X/Wang, L/Du, L/Sun, Y, Dehydroepiandrosterone treatment in women with poor ovarian response undergoing IVF or ICSI: a systematic review and meta-analysis, J Assist Reprod Genet. 2016 Aug; 33(8): 981–91

Schwarze, JE/Canales, J/Crosby, J/Ortega-Hrepich, C/Villa, S/Pommer, R, DHEA use to improve likelihood of IVF/ICSI success in patients with diminished ovarian reserve: A systematic review and meta-analysis, JBRA Assist Reprod. 2018 Nov 1; 22(4): 369–374

Fusi, FM/Ferrario, M/Bosisio, C/Arnoldi, M/Zanga, L, DHEA supplementation positively affects spontaneous pregnancies in women with diminished ovarian function, Gynecol Endocrinol. 2013 Oct; 29(10): 940–943

Gleicher, N/Ryan, E/Weghofer, A/Blanco-Mejia, S/Barad, DH, Miscarriage rates after dehydroepiandrosterone (DHEA) supplementation in women with diminished ovarian reserve: a case control study, Reprod Biol Endocrinol. 2009 Oct; 7(1): 108

Kurkuma

Gupta, SC/Patchva, S/Koh, W/Aggarwal, BB, *Discovery of curcumin/a component of the golden spice and its miraculous biological activities*, Clinical and Experimental Pharmacology and Physiology. 2012 March; 39(3): 283–299

Maca

Ruiz-Luna, AC/Salazar, S/Aspajo, NJ/ Rubio, J/Gasco, M/Gonzales, GF, *Lepidium meyenii (Maca) increases litter size in normal adult female mice*, Reproductive Biology and Endocrinology. 2005 May 3; 3(16)

Mönchspfeffer

Hajdú, Z/Hohmann, J/Forgó, P/Martinek, T/Dervarics, M/Zupkó, I/Falkay, G/Cossuta, D/Máthé, I, *Diterpenoids and flavonoids from the fruits of Vitex agnus-castus and antioxidant activity of the fruit extracts and their constituents*, Phytotherapie Research. 2007 Apr; 21(4): 391–394

Milewicz, A/Gejdel, E/Sworen, H/Sienkiewicz, K et al., *Vitex agnus-castus extract in the treatment of luteal phase defects due to latent hyperprolactinemia. Results of a randomized placebo-controlled double-blind study*, Arzneimittelforschung. 1993 July; 43(7): 752–756

Van Die, MD/Burger, HG/Teede, HJ/Bone, KM, *Vitex agnus-castus extracts for female reproductive disorders: a systematic review of clinical trials*, Planta Med. 2013; 79(7): 562–575

Traubensilberkerze

Powell, SL et al., *In vitro serotonergic activity of black cohosh and identification of N(Omega)-methylserotonin as a potential active constituent*, J Agric Food Chem. 2008; 56: 11718–11726.

Shahin, AY/Mohammed, SA, *Adding the phytoestrogen Cimicifugae Racemosae to clomiphene induction cycles with timed intercourse in polycystic ovary syndrome improves cycle outcomes and pregnancy rates – a randomized trial*, Gynecol Endocrinol. 2014 July; 30(7): 505–510

Shahin, AY/Ismail, AM/Zahrana, KM/Makhlouf, AM, *Adding phytoestrogens to clomiphene induction in unexplained infertility patients – a randomized trial*, Reproductive BioMedicine Online. 2008; 16(4): 580–588

Rosenwurz

Amsterdam, JD/Panossian, AG., *Rhodiola rosea L. as a putative botanical antidepressant*. Phytomedicine. 2016 June 15; 23(7): 770–783

Darbinyan, V/Aslanyan, G/Amroyan, E/Gabrielyan, E/Malmström, C/Panossian, A, *Clinical trial of Rhodiola rosea L. extract SHR-5 in the treatment of mild to moderate depression*, Nordic Journal of Psychiatry. 2007; 61(5): 343–348

Spasov, AA/Wikman, GK/Mandrikov, VB/Mironova, A/Neumoin, VV, *A double-blind, placebo-controlled pilot study of the stimulating and adaptogenic effect of Rhodiola rosea SHR-5 extract on the fatigue of students caused by stress during an examination period with a repeated low-dose regimen*, Phytomedicine. 2000 Apr; 7(2): 85–89

STICHWORTREGISTER

28-Tage-Zyklus 33, 35 f., 43

Adrenal Fatigue s. Nebenniereninsuffizienz

Adrenalin 57, 116, 121, 163, 191 f., 194 f.

Agnus Castus s. **Heilpflanzen**,
Mönchspfeffer

Agrimony s. **Bachblüten**

Akrosinaktivität 98

Algenöl 112 f.

Alkohol 16, 89, 100, 103 f., 179

Allergie 47, 132, 138, 141, 260

Alpha-Liponsäure 85, 125, 208

Amalgam 175, 180

Aminosäuren 90, 101, 105, 116 f., 139, 145,
163 f., 208, 249, 264

Anovulatorischer Zyklus 33 f., 60 f., 122,
202

Antientzündliche Ernährung 141–143,
211 f., 215

Anti-Müller-Hormon (AMH) 65, 71–73

Antioxidantien 73, 80–85, 92, 98, 100 f.,
104, 108, 114, 125, 144, 150, 154, 159 f.,
162, 180, 191, 196, 207 f., 212 f., 215,
248

Antralfollikel 36, 70 f., 202

Arginin s. L-Arginin

Aspirin® (ASS) s. **Medikamente**

ATP (Adenosintriphosphat) 77, 82 f., 85,
95, 162, 164, 191

Ausleitung s. Detoxen

Ausschabung s. Curettage

Autoimmunes Geschehen 57, 97, 130,
135, 141, 150, 210, 215

Bachblüten 20 f., 229

Mimulus 21, 136

Impatiens 21, 49

Agrimony 21, 209

Gentian 21, 59

Gorse 21, 253

Holly 21, 199

Scleranthus 21, 29

Star of Bethlehem 21, 240

Walnut 21, 26

White Chestnut 21, 186

Ballaststoffe s. Präbiotika

Basaltemperatur 44–46, 258 f.

ß-HCG 39 f., 49, 229

Bifidobakterien 131

Bio-Lebensmittel 125, 156, 171

Bioverfügbarkeit 85, 125, 140, 144, 151 f.,
153 f., 160, 163, 208, 213, 261 f.

Bisphenol A (BPA) 17, 79, 102, 151, 169,
172–175, 215

Blastozyste 76

Blue Zones 110, 112

Blutgerinnungsdiagnostik 23, 159, 220 f.

Blutwerte s. Laboruntersuchung

Blutzuckerwert 79, 117 f., 120, 122–124, 205

Body Mass Index (BMI) 120

Bryophyllum s. **Heilpflanzen**

Buttersäure (Butansäure, Butyrat) 115,
129, 131, 244

Carnitin s. L-Carnitin

Casomorphine 138 f.

Catecholamine 40

Chlamydien 27, 93

Cholesterin 57, 77, 110 f., 251

Cimicifuga s. Traubensilberkerze

Clomifen 60–62, 208, 250

Coenzym Q10 (CoQ10) 73, 80, 82–85, 90,
92, 101, 105, 149 f., 180, 252

Corpus luteum s. Gelbkörper

Cortisol 17, 56 f., 65, 121, 124, 156, 187,
192, 194 f., 197, 251

Curettage 231–237

Cyanocobalamin s. Vitamin B12

Cytotec® (Misoprostol) s. **Medikamente**

Darmflora 27, 115, 124, 128–133, 178, 180,
245 f.

Detoxen 54, 175, 178–183, 235, 239, 253

DHEA 71, 73, 177, 195, 197, 251 f., 254

Diabetes s. auch Insulinresistenz 57, 118,
124, 130, 191, 204 f., 210, 249

Diabetes-Screening 28, 123
Distelöl 115
DNA-Fragmentationsindex (DFI) 92f.
DNA-Fragmentierung 91, 97, 102f.
Docosahexaensäure (DHA) 41, 111–114
Dopamin 15, 62, 185, 207
Doping 103

EAA-Getränke 117
Eicosapentaensäure (EPA) 41, 111–114
Eierstock s. Ovar
Einnistung s. Nidation
Einnistungsblutung 40
Eisprung 16, 24, 32–35, 37–39, 41, 43,
   45–48, 50f., 59f., 60, 63, 65–67, 69f.,
   74, 76f., 116, 121, 173, 178, 203, 206,
   219, 252, 259
Eisprungphase 35, 37, 47
Eisprung-Teststreifen (LH-Teststreifen)
   49–51
Eizell-Boostering 75
Elektrosmog s. auch Handy 79, 100, 102
Empfängnisverhütung 34, 39, 43, 44, 54,
   88, 150, 176, 178
Endokrine Disruptoren 102, 173
Endokrine Erkrankungen 57
Endometriose 22, 40, 72, 80, 138, 141,
   150, 165, 213–215
Endometrium 38, 40f., 62, 159
Endorphin 137
Erektile Dysfunktion 164
Estrobolom 131
Exorphin 137f.

Faecalibacterium prausnitzii 129, 131
Fast Food 104, 110, 116, 131, 170f., 198
Fasten 78, 143, 179
Fehlgeburt s. auch Missed Abortion,
   s. auch Habitueller Abort 28, 41, 54,
   59, 65f., 74, 78, 83, 85, 91, 97, 113, 120,
   135f., 145f., 150, 152f., 158f., 163, 169,
   172, 181, 193, 203, 207, 210, 213–242,
   247, 252f.
Female health 34, 257
Fertilitätsmedizin 11, 19, 88, 250f., 254,
   257

Fettarme Ernährung 57, 65
Fettsäuren-Verhältnis 111–115
Fisch 16, 110, 112, 114, 156, 161, 176
Fisch- oder Krillöl 113
Fleisch 104, 110, 112, 117, 125, 137, 140,
   143, 156f., 160, 165, 168f., 198
Follikel 22, 33, 36, 38f., 48, 65, 69, 71f.,
   74, 77, 82, 202–204, 214
Follikelphase 35–37, 43, 46, 57, 70
Folsäure 27f., 82, 85, 145f. 150–154, 156,
   161, 175, 178, 207f., 212f., 248, 262
Frauenmantel s. Heilpflanzen
Freie Radikale 79–81
Fruchtbarkeitszeichen 16, 34, 36f., 39,
   43–59, 65f., 89, 258
Frühgeburt 113, 146, 181, 225, 241f.
Fruktose 92, 143
FSH (follikelstimulierendes Hormon)
   36–39, 53, 60f., 64, 69–72, 92, 94, 116,
   121, 138, 202

Gänsefingerkraut 236
Gebärmutterhals (Zervix) 37, 47f., 93,
   241
Gebärmutterschleimhaut 22, 37–42, 55,
   97, 159, 164, 183, 213
Gelbkörper (Corpus luteum) 38–40, 45,
   53, 55, 65, 151, 226
Gelbkörperhormon s. Progesteron
Gelbkörperschwäche (Lutealschwäche)
   45, 63–67, 151, 214
Gentian s. Bachblüten
Gerinnungsstörung 220f.
Gestagen 55, 156
Gestagengabe s. auch Utrogest® 66
Gestationsdiabetes s. Schwangerschafts-
   diabetes
Gestose s. Präeklampsie
Gingivitis 133
Gliadin-Antikörper 137, 165
Gluten 18, 125, 129, 135, 137–139, 141–143,
   212
Glutensensitivität 137, 139, 210
Glykämische Last (GL) 118
Glykämischer Index (Glyx) 118f.
Gorse s. Bachblüten

Gundelrebe s. **Heilpflanzen**

Gynäkologische Basisuntersuchung 22 f., 222

Habitueller Abort s. auch Fehlgeburt 152, 219

HALO-Test 97

Hämopyrrollaktamurie (HPU-Syndrom) 156, 212

Handy 103, 168, 172, 188, 236

Hashimoto-Thyreoiditis (Morbus Hashimoto) 57, 72, 138, 141, 150, 165, 210–212, 260

Heilpflanzen

Traubensilberkerze (Cimicifuga racemosa) 62, 207, 296

Mönchspfeffer (Vitex agnus-castus) 66 f., 296

Himbeere 41 f., 55

Kurkuma 144, 296

Rosenwurz 196, 297

Bryophyllum 224, 227, 229

Frauenmantel 41, 55, 183, 227 f.

Gundelrebe 183, 239

Maca 52, 296

Melisse 55, 183, 190

HELLP-Syndrom 152, 222, 246

Heparin s. **Medikamente**

Himbeerblättertee 41 f.

Himbeere s. **Heilpflanzen**

Hirtentäscheltee 234

Hoden 82, 85, 90–93, 102 f., 160, 173, 204, 210

Holly s. **Bachblüten**

HOMA-Index 28, 123 f., 165, 207, 250

Homocystein 28, 150, 152–154, 156 f., 213, 247 f.

Homocysteinwert 28, 152–154, 165, 203, 207, 247

Hormon-Check-up s. auch Laboruntersuchung 17, 23, 49, 63

Hormonwerte s. auch Laboruntersuchung 60, 63, 72, 254

HPU-Test s. Hämopyrrollaktamurie

Hyaluronan-Bindungstest 99

Hydroxocobalamin s. Vitamin B12

Hypophyse 37, 50, 54, 60 f., 70, 90 f., 121, 178, 203

Hypothalamus 36, 38, 60

Hypothyreose s. Schilddrüsenunterfunktion

Hysterosalpingo-Kontrastsonografie (HyCoSy) 23

Inositol s. Myo-Inositol

Impatiens s. **Bachblüten**

Inhibin B 71 f.

Insemination 98, 256

Insulinresistenz 28, 56, 73, 79, 85, 89, 102, 104, 120–122, 124 f., 165, 195, 203–205, 207, 225, 249 f., 254

Intracytoplasmatische Spermieninjektion (ICSI) 61, 83, 97–99, 102, 217 f.

Inulin 131

In-vitro-Fertilisation (IVF) 61, 71, 74, 77, 82–84, 97 f., 119, 163, 186 f., 206, 217 f., 252 f.

Jod 146, 161 f., 211 f.

Joghurttampon 245

Junkfood s. Fast Food

Kaffee 52, 66, 119, 142 f., 189, 191–194, 206

Kalendermethode 43 f.

Kasein 138 f.

Kinderwunschtee 42

Kinesiologie 143

Koffein s. Kaffee

Kohlenhydrate 104, 108, 117–121, 207

Kondom 32, 44

Konzeption 41, 150, 152, 193, 222

Kremer-Test s. Spermien-Cervikalmucus-Penetrationstest (SCMPT)

Krüger-Kriterien 95

Kurkuma s. **Heilpflanzen**

Laboruntersuchung 17, 23, 25, 45, 50, 63–66, 70, 102 f., 122 f., 129, 137, 146–148, 150, 152, 159, 161, 163, 165, 202, 244, 262

Laktobazillen 130–133, 242–244

L-Arginin 41, 90, 101, 105, 117, 163 f., 248 f.

Laurinsäure 115

L-Carnitin 90, 101, 105, 117, 125, 163–165, 208

Leaky-Gut-Syndrom 128 f., 141, 165

Leber 54, 62, 111, 115 f., 125, 144, 155 f., 178–180, 193, 203, 207, 246

Leinöl 114

Lektin 140 f.

LH (luteinisierendes Hormon) 37, 50, 61 f., 70, 92, 116, 121, 138, 203

LH-Peak 37, 50 f., 64

LH-Pulsation 37

LH-Teststreifen s. Eisprung-Teststreifen

Lutealphase 35, 38 f., 43, 53, 66, 178

Lutealschwäche s. Gelbkörperschwäche

Maca s. **Heilpflanzen**

Magnesium 159, 162 f., 165, 178, 249

Maiskeimöl 115

MAR-Test 98

Medikamente
Agnolyt® 67
Agnucaston® 67
Aspirin® (ASS) 41, 159, 221, 248
Heparin 221
Metafolin® 153 f.
Metformin 205
Cytotec® (Misoprostol) 233, 235 f.
Utrogest® Luteal (Progesteron-Gelb-körperhormon) 66, 226, 230, 242
Remifemin® 62

Melatonin 80, 185, 187 f., 207 f.

Melisse s. **Heilpflanzen**

Menarche 32, 54

Menstruation 213, 215, 233, 236 f., 245

Metabolisches Syndrom 203

Metafolin® s. **Medikamente**

Metformin s. **Medikamente**

Methylcobalamin s. Vitamin B12

Methylfolat (5-Methyl-THF) 150, 153 f.

Mikrobiom 108, 128, 130 f., 244

Milch 52, 104, 108, 110, 112, 125, 132, 138–140, 142 f., 144, 174, 189, 212

Milcheiweiß s. auch Kasein 18, 129, 138 f.

Mimulus s. **Bachblüten**

Mineralien 145, 154, 162

Misoprostol (Cytotec®) s. **Medikamente**

Missed abortion s. auch Fehlgeburt 222, 230 f., 235

Mitochondrien 76–78, 81–83, 85, 95 f., 162, 164, 251 f.

Mittelkettige Fettsäuren (MCT) 115

Mittelmeerküche 16, 110, 112, 143, 152

Mittelschmerz 47 f.

Mönchspfeffer s. **Heilpflanzen** 66 f.

Morbus Hashimoto s. Hashimoto-Thyreoiditis

MTHFR-Mutation 85, 146, 150, 153, 156, 212 f.

Multivitaminpräparat 105, 152–154, 160

Mundflora 28, 119, 133 f.

Muttermund 23, 37 f., 42, 44, 48, 50, 223

Myo-Inositol 119, 124, 205–208, 250

N-Acetylcystein (ACC) 153 f., 208, 213, 215

Nahrungsergänzungsmittel (NEM) 41, 73, 79, 90, 100 f., 105, 114, 145, 148 f., 163, 208, 215, 261

Nativabstrich 243 f.

Natürliche Familienplanung (NFP) 44, 46, 257 f.

Nebenniereninsuffizienz 57, 197

Nest-Tees s. auch **Teemischungen** 183, 237, 239

Neu5Gc 140 f., 143

Neuralrohrdefekt 28, 151, 153, 247

Nidation (Einnistung) 28, 35, 37, 40–43, 55, 66, 88, 91, 97, 112, 159, 163 f., 214, 220–223, 227, 246 f.

Normwert 65, 148, 229, 231

NO-Stoffwechsel 85, 163, 249

Off-Label-Verfahren 41, 205, 235 f., 254

Olivenöl 110, 114

Omega-3-Fettsäuren 28, 150, 152–154, 156 f., 213, 247 f.

Omega-6-Fettsäuren 111 f., 115

Oraler Glukosetoleranz-Test (oGTT) 122 f.

Orthorexie 56

Östradiol 36, 71 f.

Östrogen 17, 33, 36–38, 46, 48, 55, 57, 62,
    69, 116, 120 f., 131, 138, 140, 169, 173,
    179, 195, 203, 211, 252
Östrogendominanz 131, 138, 169, 203, 211
Ovar 22–24, 33 f., 36, 39, 48, 54, 56 f., 61,
    69–72, 74–77, 82 f., 85, 90, 145, 149,
    151, 158, 160 f., 202, 204, 207, 209 f.,
    213 f., 250–253
Ovarielle Reserve 57, 60, 63, 71–73, 79,
    82, 85, 135, 149, 150, 165, 250–252
Ovarielle Response 63, 83, 250 f.
Ovulation s. Eisprung
Ovulationstest s. Eisprung-Teststreifen
Oxidativer Stress 79 f., 90, 96–98, 100,
    162, 169, 204, 208, 248, 250

Parodontitis 28, 133 f.
PCOS (Polyzystisches Ovar-Syndrom) 57,
    60, 62, 65, 72, 79, 81, 85, 121 f., 124 f.,
    141, 148, 150, 165, 187, 202–208, 210,
    213, 254
Pearl-Index 32, 43 f., 176
Peritonealer Reiz 48
Phthalat 17, 79, 102, 169–173, 215
Phytinsäure 139, 141
Pille, die 12, 32 f., 36, 38 f., 44, 54, 72, 156,
    176–179, 183, 204, 213
PRISM-Studie 226
Plazenta 39, 41, 113, 152, 164, 173, 221 f.,
    226, 247, 249
Plazentainsuffizienz 146, 152, 246 f.
Polyphenole 80 f., 101, 104, 110, 114, 144
Portioschiebeschmerz 48
Postpartale Depression 113, 130
Präbiotika 108, 119, 124, 131 f., 180
Präeklampsie (Gestose) 41, 113, 146,
    159, 163, 181, 214 f., 221 f., 225,
    246–249
Pregnenolon 57, 65, 77, 111, 195, 251 f., 254
Premester 27, 155, 182
Primäre ovarielle Insuffizienz (POI)
    57, 141
Probiotika 124, 130–133, 145
Progesteron (Gelbkörperhormon) 33,
    38–40, 45, 55, 57, 62, 64–67, 77, 111,
    151, 173, 195, 203 f., 226 f., 230, 242, 251 f.

Prolaktin 56, 65, 67, 94
Prostaglandin 40, 112, 214

Rainfarn-Tinktur 234
Rauchen 16, 73, 78, 89, 96, 100, 102, 168
Remifemin® s. Medikamente
Resistente Stärke 124, 132
Resveratrol 73, 80 f., 101, 150, 208, 212
Retinol s. Vitamin A
Risikoschwangerschaft 150, 165, 181,
    241, 243
Rosenwurz s. Heilpflanzen
Röteln-Titer 27

Saft 119, 124, 143, 179
Schilddrüse s. auch Hashimoto-Thyreoi-
    ditis 17, 57, 73, 140, 155, 160–162, 210 f.
Schilddrüsendiagnostik 23, 211
Schilddrüsenunterfunktion (Hypo-
    thyreose) 45, 146, 161, 210 f.
Schleim s. Zervixschleim
Schleimsignal 47, 51
Schwangerschaftsdiabetes (Gestations-
    diabetes) 113, 130, 133, 146, 158, 181,
    206, 249 f.
Schwangerschaftstest 45, 49 f., 84, 88,
    217, 229, 254
Schwangerschaftsvergiftung
    s. Präeklampsie
Schwermetalle 175 f., 212
Scleranthus s. Bachblüten
SCSA-Test 97
Selen 90, 101, 146, 162, 165, 178, 180, 212
Senfmehlfußbad 235
Sensiplan® 44
Serotonin 62, 103, 128, 185, 206
Sex 11, 16 f., 24, 27, 30, 32, 37 f., 47,
    50–52, 89, 96, 98, 176 f., 184
Sexualhormon-bindendes Globulin
    (SHBG) 62, 178, 202–204, 206 f.
Silent inflammation 81, 128, 137
Sirtuin-1 (Sirt1) 81
Soja 112, 117, 125, 139–141, 143, 156
Sonnenblumenöl 115
Spermien-Cervikalmucus-Penetrations-
    test (SCMPT, Kremer-Test) 98

Spermien-Oozyten-Interaktion
s. Akrosinaktivität
Spermiogramm 23, 25, 88, 90, 93–96,
105, 135, 150, 161
Spermium 40 f., 74, 76–78, 88, 94 f., 98,
100, 109, 160, 219
Spirale (Kupfer-/Gold-) 39
Sport 78, 89, 103, 109, 121, 180, 185, 189,
192, 198
Spurenelemente 80, 90, 101, 127, 145,
154, 160 f.
Star of Bethlehem s. **Bachblüten**
Stress 10, 17, 56 f., 61, 64–67, 96,
121, 124, 163, 187, 190, 192–197,
251
Symptothermale Methode 16, 44

Tätowierung 175
Teemischungen
Happy Nest 183
Neun Monde 190
Wunschbaby 1 55
Wunschbaby 2 55
Temperaturkurve 23, 45, 63
Temperaturmessen 23, 44 f., 53, 63, 65,
258 f.
Testosteron 37, 62, 92, 94, 103 f., 179, 195,
202–206, 252, 254
Thermometer 46, 258
Thrombophilie 220
Tight junctions 115, 128 f.
Tocopherol s. Vitamin E
Transfettsäuren 116
Traubensilberkerze s. **Heilpflanzen**
Trophoblast 40

Übergewicht 17, 56, 73, 89, 102, 120–122,
203–206, 250
Ubiquinol/Ubiquinon s. Coenzym Q10
Umweltfaktoren 79, 179
Untergewicht 17, 56
Utrogest® Luteal (Progesteron-Gelb-
körperhormon) s. **Medikamente**

Vaginale Flora 27, 131, 242–245
Varikozele 93

Vegane Ernährung 56, 112 f., 117, 126–128,
153, 157, 160, 165, 260
Vitalstoffdiagnostik 23, 105, 146, 148,
181
Vitalstoffe 16 f., 28, 54, 80, 82, 90,
101 f., 104 f., 107, 109, 117, 125, 139 f.,
145–165, 175, 180 f., 207, 247, 250, 260,
Umschlaginnenseiten
Vitamin A 155 f., 160
Vitamin B6 152–154, 156, 165, 178, 212
Vitamin B12 125, 152–154, 156 f., 165, 178
Vitamin-B12-Mangel 127, 157
Vitamin D 27, 82, 105, 124, 148, 150, 155,
157–160, 165, 212, 248
Vitamin-D-Mangel 73, 158 f., 248
Vitamin-D-Rechner 159, 260
Vitamin E 41, 80, 101, 159
Vitex agnus-castus s. **Heilpflanzen**,
Mönchspfeffer

Walnut s. **Bachblüten**
Weichmacher s. Bisphenol A, s. Phthalat
Weißmehl 108–110, 124, 134
White Chestnut s. **Bachblüten**

Xenoautoantigene 140
Xenoöstrogene 90, 100, 169
Xylit 119, 134

Zahnarzt 28, 88, 133 f.
Zervix s. Gebärmutterhals
Zervixinsuffizienz 241, 243
Zervixschleim 34, 37 f., 46 f., 51, 65 f.
Zink 90, 101, 160 f., 165, 178, 180, 212
Zöliakie 72, 137, 210, 260
Zöliakie-Screening 18
Zonulin 129, 165
Zucker 108, 117, 119, 124 f., 134, 206
Zweiphasenpille 39
Zykluscomputer 16, 46, 257 f.
Zyklusmonitoring 11, 61
Zyklusschwankung 36, 43, 53–59
Zyklusstörung 33, 36, 45, 53 f., 204
Zyklustee 42, 53, 55
Zyklustracken 43, 45, 53, 257–259

Wichtiger Hinweis

Alle Hinweise, Maßnahmen und Behandlungsansätze in diesem Buch sind von der Autorin sorgfältig geprüft worden. Sie ersetzen jedoch nicht die persönliche Begleitung und Abklärung durch behandelnde Ärzt*Innen oder andere Fachpersonen, die zur Ausübung der Heilkunde berechtigt sind. Im Zweifelsfall, bei akuten Ereignissen oder deutlichen Symptomen, die Sie beunruhigen und die Sie nicht einordnen können, bei Vorerkrankungen oder bestehender Schwangerschaft muss für eine konkrete Diagnose und fachkundige Behandlung stets ein Arzt oder eine Ärztin aufgesucht werden. Eine Haftung vonseiten der Autorin oder des Verlags wird ausdrücklich ausgeschlossen.

Die Autorin bittet um Verständnis, dass sie individuelle Fragen per E-Mail oder auf anderen Kanälen leider nicht beantworten kann. Bitte wenden Sie sich vertrauensvoll an Ihre betreuende Frauenärztin oder Hebamme.

Sollte diese Publikation Links auf Webseiten Dritter enthalten, so übernehmen wir für deren Inhalte keine Haftung, da wir uns diese nicht zu eigen machen, sondern lediglich auf deren Stand zum Zeitpunkt der Erstveröffentlichung verweisen.

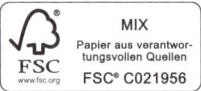 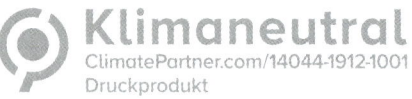

Penguin Random House Verlagsgruppe FSC® N001967

2. Auflage 2021
Copyright © 2020 Kösel-Verlag, München,
in der Penguin Random House Verlagsgruppe GmbH,
Neumarkter Str. 28, 81673 München
Umschlag und Layout: Tanja Maus Grafikdesign
Umschlagmotiv und Innenillustrationen: Claudia Meitert
Satz: Uhl + Massopust, Aalen
Redaktion: Melanie Hartmann, Fürstenfeldbruck
Druck und Bindung: Litotipografia Alcione srl, Lavis
Printed in Italy
ISBN 978-3-466-31133-0
www.koesel.de

 Dieses Buch ist auch als E-Book erhältlich.